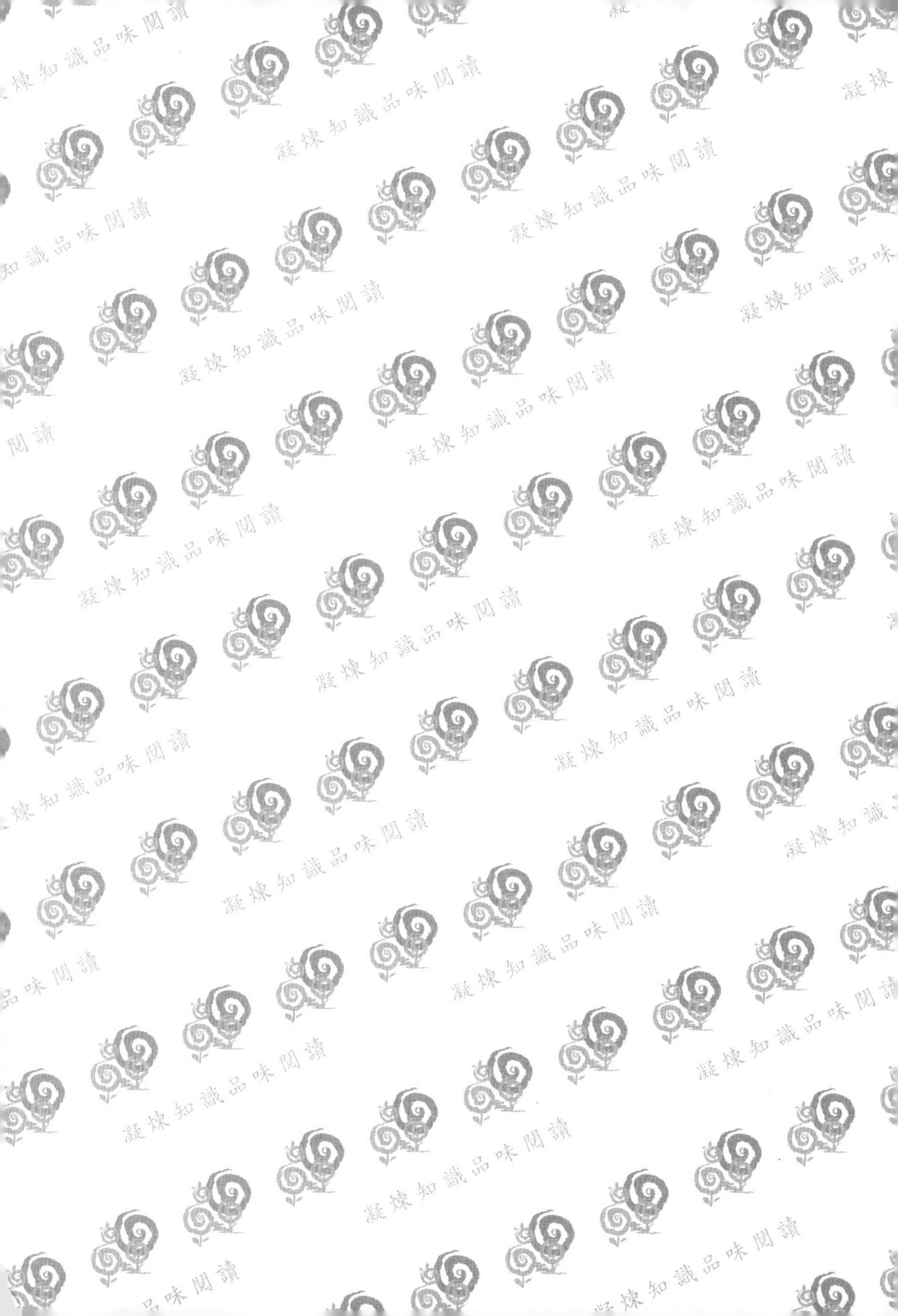
凝煉知識品味閱讀

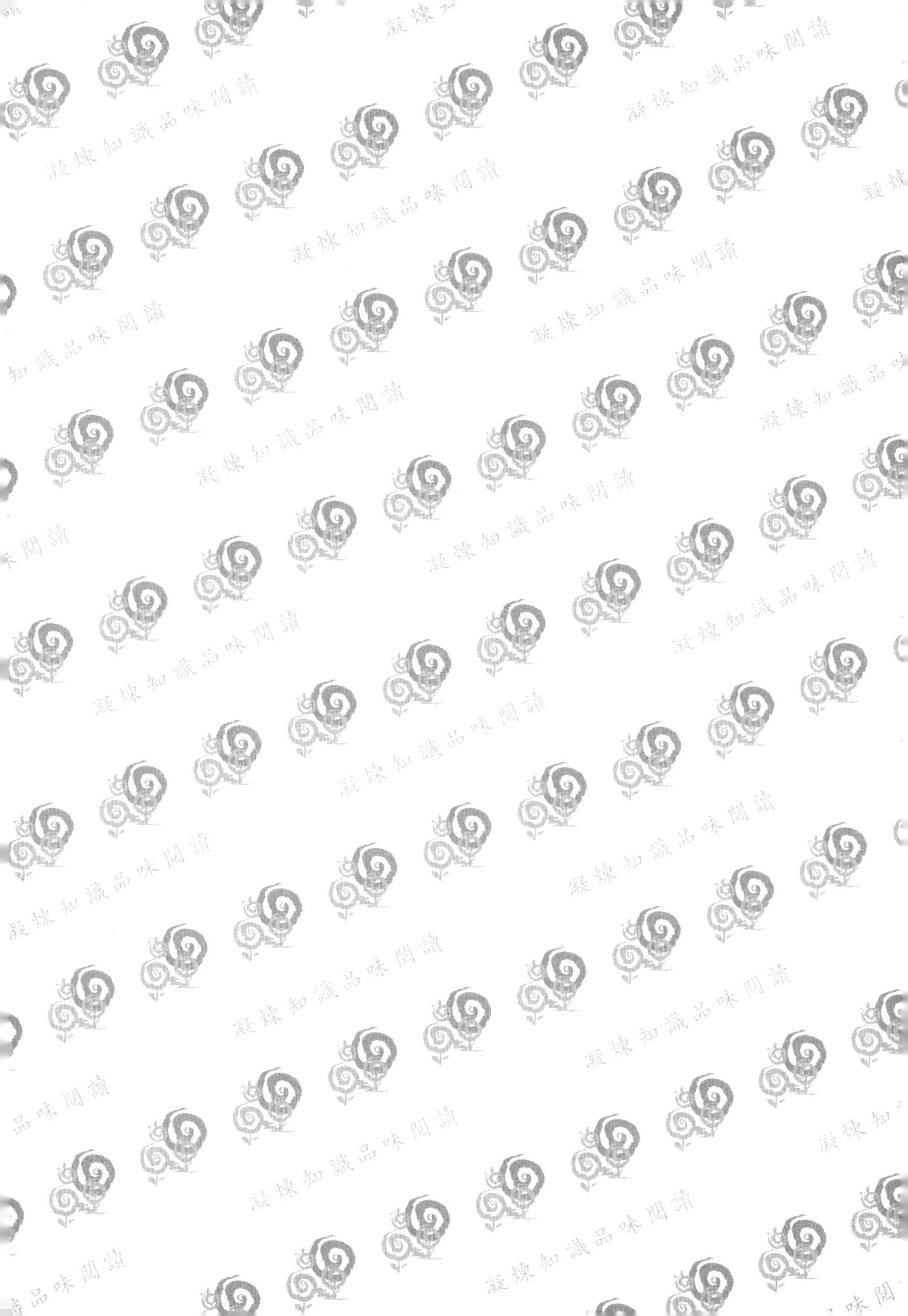
凝煉知識品味閱讀

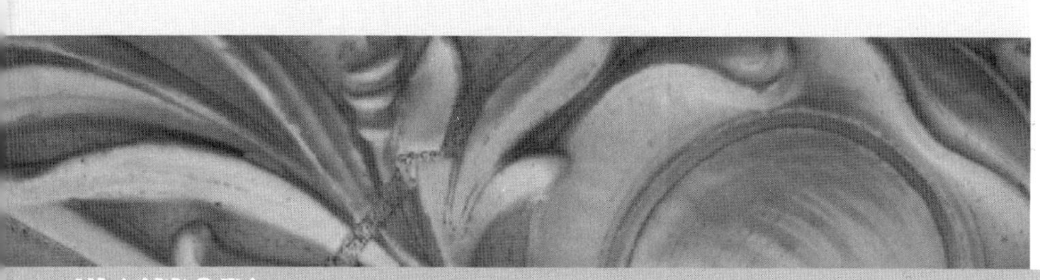

增訂第9版

臨床案例醫療法律

楊哲銘 編著

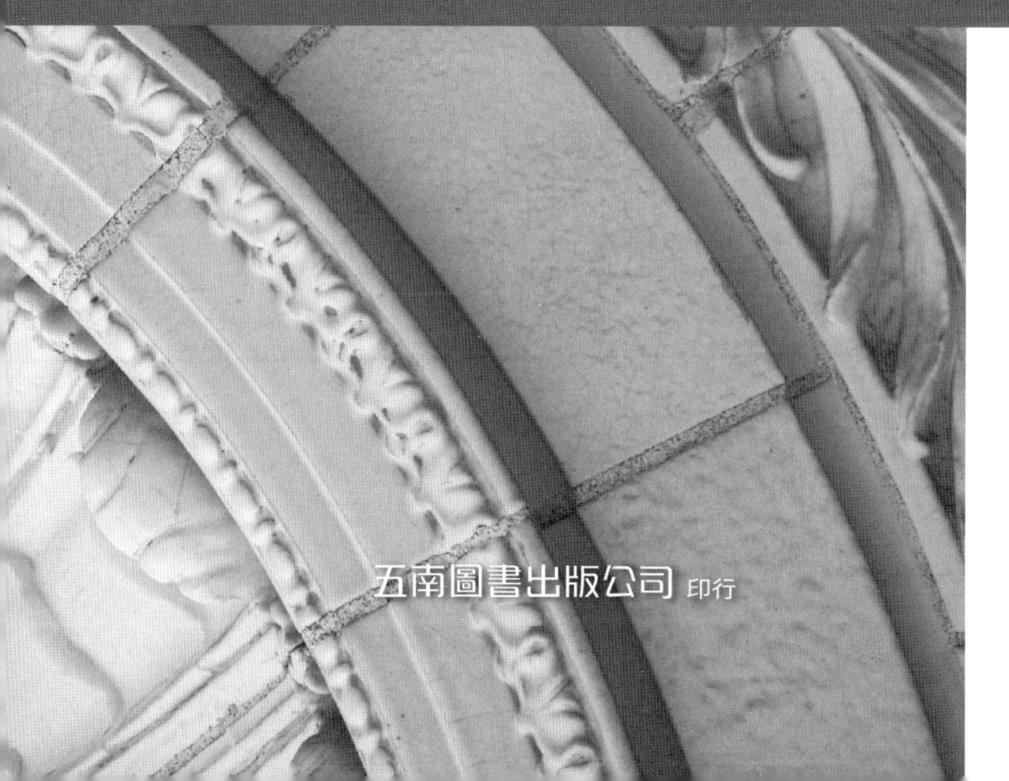

五南圖書出版公司 印行

賴　序

醫事法學跨越醫學和法律兩個領域，不但法界同仁必須重視，醫界人士更有切身利害的關係。醫療法第83條明文規定，司法院應指定法院設立醫事專業法庭，由具有醫事相關專業知識或審判經驗的法官，辦理醫事糾紛訴訟案件。這一條規定，充分反映醫事訴訟案件在各級法院的份量。近年來，大法官曾就健保法相關問題數度發布解釋，引起各界廣泛的討論。展望未來，醫事法學將越來越成為法界同仁必須具備的專業知識。另方面，在這個人權意識高漲的時代，醫療人員如果能夠從多元的角度了解醫事法律，再由法律的角度改善自己的執業環境，相信對整體醫療的提昇，會有很大的幫助。事實上，許多醫療法規和民眾的生活息息相關，最明顯的就是全民健康保險法，任何實質的改變，都直接影響到社會大眾的生活。因此，應該重視醫事法學的人，也不限於法、醫兩界而已。

楊哲銘醫師擁有醫學專業背景，更有深厚的法學素養，而且教學與實務工作都有豐富的經驗，是一位傑出的醫事法學專才。楊醫師以多年研究心得，彙集實務案例，寫成《臨床案例醫療法律》，以貼近現實生活的案例，及重要司法判決，交叉探討與分析。有志從事醫事法學研究的人士，可以藉由本書窺探醫事法學的堂奧，不僅有助於醫事法學教育的推展，並可營造醫病互信的醫療環境，增進社會整體的福祉。

看到這樣一本好書，欣喜之餘，特為推薦。

大法官

賴英照

〈已卸任〉

侯序

醫事法律目前在醫學界是一個新的顯學，許多醫事人員都再進入法學院去修習法律的課程，希望能夠對醫療法律有更深入的研究，以提昇醫療執業環境，這也是台灣社會往更先進的法治國家邁進一個很好的現象。

衛生署的政策也是鼓勵醫事人員能夠更了解醫事法律。目前醫師法規定醫師在換執業執照的時候必須要有繼續教育的學分，在這些繼續教育學分裡面，就包含了醫學倫理和醫療法規的學分。同時衛生署現在正大力推行的畢業前實習醫師的教育訓練改革，還有畢業後第一年住院醫師的教育訓練計畫裡面，都規定了基本課程的教授，其中也包含要有一定時數的醫事法與醫學倫理的課程。為了避免上課的過程集中在法律條文的講授，讓學員們覺得太過艱深及枯燥，我們在訓練計畫訪視的標準裡面，也特別希望訓練醫院能夠增加有關案例研討的部分，讓學員們透過案例的學習，討論一些實際發生的狀況，能夠更了解自己所處的時空，更足以在多變的執業環境裡面，達到保護病人、也保護自己的目標。

楊哲銘教授兼具醫學和法律的長才，也曾擔任財團法人醫院評鑑暨醫療品質策進會的副執行長，對於現階段醫學教育改革的進程多有貢獻，他能夠編纂這本《臨床案例醫療法律》供教學之用，是醫學界從事醫事法律學習的一個福音，相信如果好好利用這本書，一定對醫事法律的學習有很好的收穫。

衛生署長

侯勝茂

〈現職新光醫院院長〉

邱序

楊哲銘博士在台北醫學大學醫學系求學時，我就已經在台北醫學大學的外科學科任教，當時他擔任班代表，在年輕的時候就展現出對公共事務的熱忱，後來到美國研習法律及醫務管理雙博士學位，我很榮幸在他學成歸國之後，有機會跟他一起在醫院管理的工作領域共事。哲銘在萬芳醫院擔任很長一段時間的行政副院長，也和我一起參與了台灣醫務管理學會的創立，在台北醫學大學主授醫療法律和醫學倫理，可以說是學養和實務經驗俱佳。

現在的醫療環境瞬息萬變，民眾對醫療品質的要求也越來越高，從事醫療工作的人，常常會擔心醫療糾紛的發生，所以醫事人員的確必須要了解司法系統和法律制度的運作，還要關心社會現象的變遷。特別是從事醫務管理工作的人，除了更需要了解如何處理和預防醫療糾紛之外，對於影響到醫院管理工作進行的其他相關法律，都必須要十分精通，比如說健保法對整個醫療界和社會大眾的影響就無遠弗屆。哲銘不論是在協助醫療糾紛的處理上面，還是醫藥衛生行政上都有非常多的經驗，由他蒐集並執筆寫出各式各樣的醫事法案例來進行教學再適合不過，我相信這一本以案例為出發點的醫療法律書籍，一定可以提供給醫界及醫務管理界的先進和後輩很多的參考跟啓發。

台北市立萬芳醫院院長

台灣醫務管理學會理事長

邱　文　達

〈已卸任、前衛生福利部部長〉

九版序

醫事法學是我的主要研究領域之一。除了醫療專業之外，個人在求學的階段投入很多時間從事醫療相關法律的學習，留學回國之後，也一直從事相關領域的教學跟研究。近年來由於台灣法治觀念越來越發達，大家相當重視各專業法律領域的教學，所以醫學界也非常注意新一代醫事人員的法律視野是否與時俱進，不論是醫學系教育改革還是醫師繼續教育，都包含了學習醫療法律的元素。

個人累積幾年來在臺北醫學大學教授醫事法律的經驗，覺得要做好醫療法律的教育，其中一個很重要的部分，就是要有適當的教材幫助老師和學生有效率的教學和學習。特別是近年來興起了所謂問題導向型教學，鼓勵學生們自發的學習，從真實的案例中去尋找對未知問題的解答，這樣的方法可以加深同學的印象及深植腦海，所以我們更需要提供良好的案例，才能夠方便同學討論跟蒐集資料。有鑑於此一潮流，我就重要的法律概念還有醫事法律的議題蒐集了一些臨床案例，這些案例包含了法院的判決，也包含一些實務上常遇到的問題。

本書的編排方式以案例為前導，輔以一些問題討論的題綱，還有相關法條的列舉，再附上參考資料。主要是希望在研討這些案例的時候，能夠透過這些題綱的討論，還有參考已經提供的法規命令，給學習者一些基本的思考方向，只是提供一個討論的起點，內容並不追求很完整，希望研習的同學們，由提供的資料裡面得到概念之後，能夠再去蒐集資料，達到自我學習、自我啓發的目的。相關的案例不勝枚舉，一本書沒有辦法涵蓋所有大家關心的議題，而且個人才疏學淺，疏漏之處一定還很多，還請各界包容並不吝指教。

本書的完成，要感謝鄭映芝醫師在初版時提供的協助，能夠陸續修訂發行到第九版，也要特別感謝所有關心醫學法律教育的先進們給予的指導及鼓勵，希望這本書的出版，對臺灣的醫學法律教育能有一些棉薄的貢獻。

楊哲銘

2024年2月1日

目　錄

Chapter 1

法律與司法系統導論

第一節　法律位階與訴訟系統

案　例

楊醫師行醫多年，主要都在自己故鄉的小鎮看病，他一向態度親切，並且十分認真的在看病，因此病人對於楊醫師也都非常的信任。最近他接到醫師公會的通知，說醫師法修改了，所有的醫師都要接受繼續教育，而且每六年要達到一定的學分數才行，因為現在又有換照的需求，也就是說六年之內沒有修完一定的繼續教育的學分，就沒有辦法更新執業執照，沒有換照，楊醫師就無法繼續執業。

楊醫師聽到了這樣的消息，覺得非常的不可思議。平常看診的時間已經占滿了大部分的生活，實在很難再抽出其他時間去參加什麼繼續教育，而且他覺得行醫生涯本來就是一種自我教育而且是終生學習，他平常訂閱大量的期刊與雜誌，非常努力的研讀，而且如果有空的話，一些學會舉辦的演講，他也會去參加，並且跟同業互相討論切磋。但是這樣硬性的規定一定要多少個學分，而且以不能換照作為威脅，實在是沒有道理，因此楊醫師就跑到醫師公會，去找醫師公會的人員請教這件事情。

他到醫師公會之後，見到了林秘書長。「這件事情會不會太奇怪了，為什麼會有這樣的要求呢？」林秘書長就說：「哎呀，公會也沒有辦法，實在是因為醫師法修改了才會有這樣的事情。」可是楊醫師說：

「醫師法我翻啦，裡面也只有寫要繼續教育啊，也沒有像你們說的有這麼多細節以及各式各樣的要求，到底是怎麼一回事呢？」秘書長又說：「這個也不是只有醫師法的問題，醫師法修改之後，衛生福利部就根據醫師法，又訂了『醫事人員執業登記及繼續教育辦法』，所以根據這個辦法，裡面又有規定大家必須修各式各樣的學分，甚至包括了醫學倫理以及品質的學分，還有怎麼樣來進行認證的這些問題，在裡面都有詳細的規定。」

楊醫師聽了就問：「這個辦法到底是誰通過的啊？有沒有經過立法院啊？難道衛生福利部要我們做什麼我們就要做什麼嗎？而且這個醫師法修法是不是對我們這些年紀大的醫師不公平呢？當時我們在考醫師執照，還有取得執業執照時，也沒有人跟我們講說要換照啊？也沒有人跟我們說要繼續教育啊？可是這樣就隨隨便便立一個法，然後回溯既往，硬是要作繼續教育，把我們的權利剝奪了，這不是增加我們的負擔也沒有給我們太多幫助嗎？公會是不是要考慮告衛生福利部啊，看是要告民事還是刑事，他們這是違反憲法吧？我們要去請大法官來解釋這個事情啊，不能這樣隨隨便便就修法，又定什麼辦法，就要我們醫師做這個做那個的，我們公會的成員趕快來連署，要求釋憲吧！」林秘書長聽了之後，也只有苦笑表示，這樣做是不是可行可能要再研究看看。

問題討論

1. 何謂「法律位階」？
2. 何謂「法律」？
3. 何謂「命令」？
4. 何謂「行政法」？
5. 何謂「法律授權」？
6. 何謂「民事訴訟」？
7. 何謂「刑事訴訟」？

8. 何謂「行政訴訟」？
9. 這個案例可以進行訴訟嗎？
10. 要如何才能釋憲？
11. 你覺得醫師要強制性的繼續教育嗎？其他醫事人員需要嗎？

參考法規

中央法規標準法（民國93年5月19日總統令修正公布）

第 2 條 法律得定名爲法、律、條例或通則。

第 3 條 各機關發布之命令，得依其性質，稱規程、規則、細則、辦法、綱要、標準或準則。

第 4 條 法律應經立法院通過，總統公布。

第 5 條 下列事項應以法律定之：
一、憲法或法律有明文規定，應以法律定之者。
二、關於人民之權利、義務者。
三、關於國家各機關之組織者。
四、其他重要事項之應以法律定之者。

第 6 條 應以法律規定之事項，不得以命令定之。

第 11 條 法律不得牴觸憲法，命令不得牴觸憲法或法律，下級機關訂定之命令不得牴觸上級機關之命令。

中華民國憲法（民國36年12月25日國民政府公布施行）

第 63 條 立法院有議決法律案、預算案、戒嚴案、大赦案、宣戰案、媾和案、條約案及國家其他重要事項之權。

第 72 條 立法院法律案通過後，移送總統及行政院，總統應於收到後十日內公布之。但總統得依照本憲法第五十七條之規定辦理 。

第 78 條 司法院解釋憲法，並有統一解釋法律及命令之權。

憲法訴訟法（民國112年6月21日總統令修正公布）

第　1　條　司法院大法官組成憲法法庭，依本法之規定審理下列案件：

一、法規範憲法審查及裁判憲法審查案件。

二、機關爭議案件。

三、總統、副總統彈劾案件。

四、政黨違憲解散案件。

五、地方自治保障案件。

六、統一解釋法律及命令案件。

其他法律規定得聲請司法院解釋者，其聲請仍應依其性質，分別適用本法所定相關案件類型及聲請要件之規定。

第　6　條　本法所稱當事人，係指下列案件之聲請人及相對人：

一、第三章案件：指聲請之國家最高機關、立法委員、法院及人民。

二、第四章案件：指聲請之國家最高機關，及與其發生爭議之機關。

三、第五章案件：指聲請機關及被彈劾人。

四、第六章案件：指聲請機關及被聲請解散之政黨。

五、第七章案件：指聲請之地方自治團體或其立法、行政機關。

六、第八章案件：指聲請之人民。

受審查法規範之主管機關或憲法法庭指定之相關機關，視爲前項之相對人。

第　59　條　人民於其憲法上所保障之權利遭受不法侵害，經依法定程序用盡審級救濟程序，對於所受不利確定終局裁判，或該裁判及其所適用之法規範，認有牴觸憲法者，得聲請憲法法庭爲宣告違憲之判決。

前項聲請，應自用盡審級救濟之最終裁判送達後翌日起之六個月不變期間內爲之。

第　61　條　本節案件於具憲法重要性，或爲貫徹聲請人基本權利所必要者，受理之。

審查庭就承辦大法官分受之聲請案件，得以一致決爲不受理之裁定，並應附理由；不能達成一致決之不受理者，由憲法法庭評決受理與否。

前項一致決裁定作成後十五日內，有大法官三人以上認應受理者，由憲法法庭評決受理與否；未達三人者，審查庭應速將裁定公告並送達聲請人。

行政程序法（民國110年1月20日總統令修正公布）

第 150 條 本法所稱法規命令，係指行政機關基於法律授權，對多數不特定人民就一般事項所作抽象之對外發生法律效果之規定。

法規命令之內容應明列其法律授權之依據，並不得逾越法律授權之範圍與立法精神。

第 158 條 法規命令，有下列情形之一者，無效：

一、牴觸憲法、法律或上級機關之命令者。

二、無法律之授權而剝奪或限制人民之自由、權利者。

三、其訂定依法應經其他機關核准，而未經核准者。

法規命令之一部分無效者，其他部分仍爲有效。但除去該無效部分，法規命令顯失規範目的者，全部無效。

第 159 條 本法所稱行政規則，係指上級機關對下級機關，或長官對屬官，依其權限或職權爲規範機關內部秩序及運作，所爲非直接對外發生法規範效力之一般、抽象之規定。

行政規則包括下列各款之規定：

一、關於機關內部之組織、事務之分配、業務處理方式、人事管理等一般性規定。

二、爲協助下級機關或屬官統一解釋法令、認定事實、及行使裁量權，而訂頒之解釋性規定及裁量基準。

醫師法（民國111年6月22日總統令修正公布）

第　8　條　醫師應向執業所在地直轄市、縣（市）主管機關申請執業登記，領有執業執照，始得執業。

醫師執業，應接受繼續教育，並每六年提出完成繼續教育證明文件，辦理執業執照更新。但有特殊理由，未能於執業執照有效期限屆至前申請更新，經檢具書面理由及證明文件，向原發執業執照機關申請延期更新並經核准者，得於有效期限屆至之日起六個月內，補行申請。

第一項申請執業登記之資格、條件、應檢附文件、執業執照發給、換發、補發與前項執業執照更新及其他應遵行事項之辦法，由中央主管機關定之。

第二項醫師接受繼續教育之課程內容、積分、實施方式、完成繼續教育證明文件及其他應遵行事項之辦法，由中央主管機關會商相關醫療團體定之。

醫事人員執業登記及繼續教育辦法（民國111年8月26日衛生福利部令修正發布）

第　13　條　醫事人員執業，應接受下列課程之繼續教育：

一、專業課程。

二、專業品質。

三、專業倫理。

四、專業相關法規。

醫事人員每六年應完成前項繼續教育課程之積分數如下：

一、物理治療生、職能治療生、醫事檢驗生、醫事放射士、牙體技術生及驗光生：

㈠達七十二點。

㈡前項第二款至第四款繼續教育課程之積分數，合計至少七點，其中應包括感染管制及性別議題之課程；超過十四點者，以十四點計。

二、前款以外之醫事人員：

㈠達一百二十點。

㈡前項第二款至第四款繼續教育課程之積分數，合計至少十二點，其中應包括感染管制及性別議題之課程；超過二十四點者，以二十四點計。

兼具醫師、中醫師、牙醫師多重醫師資格者變更資格申請執業登記時，對於第一項第二款至第四款繼續教育課程積分，應予採認；對於第一項第一款性質相近之專業課程積分，得相互認定。

參考文獻

1. 呂炳寬、項程華、楊智傑（2023）。《中華民國憲法精義》（八版）。臺北：五南。
2. 林紀東（2018）。《法學緒論》。臺北：五南。
3. 羅傳賢（2017）。《行政程序法論》（五版）。臺北：五南。
4. 陳聰富、陳彥元、楊哲銘、吳志正、王宗倫、邱玟惠（2012）。《醫療法律》。臺北：元照。
5. 劉文瑢（1999）。《醫事法要義》。臺北：合記。

第二節　行政救濟

案　例

〈本案例改編自「臺北高等行政法院判決107年度訴字第690號」〉

原告：醫療財團法人蓮花醫院

被告：衛生福利部中央健康保險署

上列當事人間全民健康保險事件，原告提起行政訴訟，本院判決如下：

主文

原告之訴駁回。

訴訟費用由原告負擔。

事實及理由

一、爭訟概要：

被告於民國一〇六年間為檔案分析時發現各醫院申報「非向捐血中心、家屬或親友取血」之醫令（包括93015C、93016C、93017C、93018C、93022C）有異常之情形，疑有全民健康保險醫事服務機構特約及管理辦法第三十九條第四款規定之「其他以不正當行為或以虛偽之證明、報告或陳述，申報醫療費用」或同辦法第四十條第一項第二款規定之「以不正當行為或以虛偽之證明、報告或陳述，申報醫療費用，情節重大」情事，爰擷取原告一〇一年四月至一〇六年三月申報上述醫令資料（主要申報93017C非向捐血中心、家屬或親友取血），請原告逐案說明，原告表示，二百八十六個住院案「皆為經蓮花骨髓中心資料庫配對後，符合骨髓／幹細胞／淋巴等捐贈之個案，因是透過全國性資料庫所找出之健康捐贈者，與移植者為非親屬關係，亦非向捐血中心取血，故以93017C申報。」被告審認原告明顯申報錯誤，研判原告係誤解全民健康保險醫療費用審查注意事項（下稱審查注意事項）及全民健康保險醫療服務給付項目及支付標準（下稱支付標準）之意旨，致比照申報錯誤，非故意多申報，爰依兩造簽訂之全民健康保險特約醫事服務機構合約（下稱系爭合約）第十七條第一項第四款約定（一〇二年四月十一日簽訂合約有效期間為一〇二年三月一日起至一〇五年二月二十九日止之合約列為第五款，惟一〇五年五月十八日簽訂合約有效期間為一〇五年三月一日起至一〇八年二月二十八日止之合約則列為第四款，以下均以第四款稱之）及行政程序法第一百三十一條規定，追扣五年內申報93017C與93008C之醫令點數差額，每件2,900點，共1,697件，合計追扣4,921,300點，被告並於一〇六年六月九日以健保東字第一〇六七三七四七〇七號函（下稱被告一〇六年六月九日函）知該院。

嗣原告不服申請複核，被告維持原議不予補付，並以一〇六年十月十九日健保東字第一〇六七三七九六二一號函（下稱被告一〇六年十月十九日函）通知原告。原告不服遂向衛生福利部（下稱衛福部）申請爭議審議，嗣被告審酌全民健康保險醫療費用申報與核付及醫療服務審查辦法（下稱審查辦法）第5條第1項規定，同意改核補付原一〇六年六月九日之前受理申報逾二年部分，即一〇一年四月至一〇四年五月間（受理日期一〇四年六月八日以前）醫令總量計五百九十五件之差額，合計1,725,500點（9300 8C與93017C之差額每件2,900點），並於一〇七年二月一日以健保東字第一〇七七三七〇九五三號函（下稱原核定）重新核定，逕予補付1,725,500點。至衛福部則於一〇七年三月二十六日以衛部爭字第一〇六三四〇七六三三號函檢送全民健康保險爭議審定書（下稱爭議審定）維持原核定。原告仍然不服，遂向本院就被告未補付之差額點數部分提起本件給付訴訟。

二、原告起訴主張及聲明：……

三、被告答辯及聲明：……

四、爭點：……

本件原告為骨髓移植目的而收集保險對象之自體周邊血幹細胞，應以醫令代碼93008C抑或93017C申請費用？原告依系爭合約第十條第一項及健保法第六十二條等相關規定，請求被告給付遭追扣之醫療費用點數3,195,800點，是否適法有據？

五、本院之判斷：

㈠前提事實：前揭爭訟概要欄所載之事實，為兩造所不爭執……

㈡按系爭合約第一條第一項約定……

㈢次按健保法第六十二條第一至三項規定……

㈣經查，本件原告所涉之醫療服務項目，係原告為收集捐贈者之自體周邊血幹細胞而為捐贈者進行身體檢查、捐贈前白血球生長激素注射、捐贈時收集造血幹細胞以及捐贈後追蹤等醫療服務。又兩造均不爭執周邊血幹細胞之收集並非支付標準所列項目，則依前開支付標準第一部總則第五點規定，原告本應就適用之類別已列款目中，按其最近似之各該編號項目所訂點數申報。惟依系爭條款規定：「（25）周邊幹細胞的收集，申報分離術白血球（一次，相當於從3000c.c.血液分離出白血球濃厚液）向捐血中心、家屬或親友取血（93008C）原則上不得超過六次。進行周邊幹細胞輸注時，不可申報異體骨髓移植術（94201B）及自體骨髓移植術（94202B），可申報一般輸血（94001C）」（參本院卷第一一二頁）可知，關於周邊血幹細胞的收集，系爭條款規定應申報「分離術白血球」（一次，相當於從3000c.c.血液分離出白血球濃厚液）「向捐血中心、家屬或親友取血（93008C）」項目，且收集次數不得超過六次，亦即系爭條款明確規定此種情形應申報支付標準第二部「西醫」第二章「特定診療」第八節「輸血及骨髓移植」項目中之「93008C：分離術白血球（一次，相當於從3000c.c.血液分離出白血球濃厚液）向捐血中心、家屬或親友取血」，支付點數6,300點，但原告卻申報「93017C：分離術白血球（一次，相當於從3000c.c.血液分離出白血球濃厚液）非向捐血中心、家屬或親友取血）」，支付點數9,200點（參本院卷第一三六頁），故就其差額，被告依系爭合約第十七條第一項第四款約定予以追扣，自屬有據。

㈤原告雖稱：幹細胞中心收集「周邊血幹細胞」之過程與一般捐血類似，均是經由血液分離機取得，亦即均是利用血液分離機以離心之方式，進行一至二次的白血球分離術以收集造血幹細胞，且原告取血之對象，均為一般之志願捐贈者，其等與「病患」間並無任何親屬關係，原告亦非逕向「捐血中心」取血。至醫令代碼93008C與93017C，均為「分離術白血球」項目，其區別僅在於血品來源不同，原告以93017C申報，應無違誤等語。然查：

1. 如前所述，支付標準並未列出收集周邊血幹細胞之支付項目，而依原告提出關於周邊血幹細胞捐贈之網站資料（參本院卷第一七一至一七五頁），可知收集周邊血幹細胞之過程略為：收集周邊血幹細胞前五天需要施打白血球生長激素（G-CSF），其作用是將骨髓內之造血幹細胞驅動至周邊血液中，而後利用血液分離術，進行一至二次之白血球分離術以收集造血幹細胞。由此可知，周邊血幹細胞的收集僅是在過程中利用白血球分離術收集造血幹細胞，此與分離術白血球係從血液分離出白血球濃厚液之醫療行為難謂近似，是原告自無從依支付標準第一部總則第五點規定，主張周邊血幹細胞之收集與分離術白血球之醫療行為相近，而應依93017C申報。何況，系爭條款已規定可依「分離術白血球」項目中之「向捐血中心、家屬或親友取血」之標準（即93008C）向被告申報，故被告方依醫令93008C之標準支付，則原告自不得再擴張解釋周邊血幹細胞之收集與「分離術白血球」項目中之「非向捐血中心、家屬或親友取血」近似，並以該醫令93017C申報。

2. 再者，揆諸被告八十九年八月三十日函載明：「主旨：各特約醫療院所使用支付標準……93017C……等『非向捐血中心、家屬或親友取血』項目，於申報費用時，需檢具說明資料……以為審查參考，……說明：一、本保險支付標準中各項『非向捐血中心、家屬或親友取血』項目係為臨床緊急狀況或捐血中心缺血時無血可用而訂。……」等語（參本院卷第七九至八一頁），另被告所屬東區業務組（前東區分局）八十九年九月二十日函（參本院卷第八二至八三頁）亦將被告八十九年八月三十日函之意旨轉知其所管轄區域之特約醫療院所。準此，支付標準中各項「非向捐血中心、家屬或親友取血」項目係為臨床緊急狀況或捐血中心缺血時無血可用而訂定，其程序上較「向捐血中心、家屬或親友取血」繁複，成本自然較高。且除有上開函文所示之情形外，各特約醫療院所仍應以「向捐血中心、家屬或親友取血」為原則。又依前揭支付標準關於分離術白血球（一次，相當於從3000c.c.血液分離出白血球濃厚液）項目區分「向捐血中心、家屬或親友取血」以93008C申報，支付點數6,300點；「非向捐血中心、家屬或親友取血」則以93017C申報，支付點數9,200點。形式上觀之，上開支付標準雖係以血品來源不同，而有支付點數之差異，惟其背後之原因，應係考量「非向捐血中心、家屬或親友取血」較「向捐血中心、家屬或親友取血」之程序繁複、成本較高之因素。而原告自承其取血之對象，均為一般之志願捐贈者，其等固與「病患」間無任何親屬關係，原告亦非逕向「捐血中心」取血，惟該志願捐贈者對原告所為之無償捐贈，核與一般向捐血中心志願捐贈血液之情形雷同，僅受贈者一個為原告，一個為捐血中心之差別而已。是以，系爭條款規定周邊血幹細胞之收集可依「分離術白血球」項目中之「向捐血中心、家屬或親友取血」之標準（即93008C）向被告申報，核屬妥適。況且，倘原告認為該醫療項目應依93017C申報，或於支付標準另訂，自得依健保法第四十一條之規定，依法提出增訂給付項目或調整支付點數之建議，而非自行變更申報項目。

㈥綜上，原告就周邊血幹細胞的收集，本應依93008C申報，支付點數6,300點，但原告卻申報93017C，支付點數9,200點，則就其差額，被告依系爭合約第十七條第一項第四款約定及審查辦法第五條第一項規定追扣二年內之醫療費用，即屬有據，原告依系爭合約第十條第一項及健保法第六十二條等相關規定，請求被告給付遭追扣之醫療費用點數3,195,800點，即無理由，應予駁回。

㈦本件判決基礎已臻明確，兩造其餘之攻擊防禦方法及訴訟資料經本院斟酌後，核與判決結果不生影響，無一一論述之必要，併予敘明。

六、結論：原告請求被告給付遭追扣之醫療費用點數3,195,800點，並無理由，應予駁回，訴訟費用由原告負擔。

問題討論

1. 何謂「行政處分」？
2. 何謂「救濟」？
3. 何謂「訴願」？
4. 何謂「行政訴訟」？
5. 何謂「全民健康保險醫事服務機構特約及管理辦法」？
6. 何謂「全民健康保險特約醫事服務機構合約」？

7. 何謂「全民健康保險醫療費用申報與核付及醫療服務審查辦法」？
8. 何謂「全民健康保險爭議審議委員會」？
9. 原告之訴在高等行政法院駁回之後，還有其他救濟的途徑嗎？
10. 對保險醫事服務機構爭議案件之審議，及中央健康保險署依合約規定追扣醫療費用之行爲，是行政處分嗎？
11. 本案例跟大法官會議解釋釋字第533號的關係爲何？

參考法規

中華民國憲法（民國36年12月25日國民政府公布施行）

第 16 條 人民有請願、訴願及訴訟之權。

行政訴訟法（民國111年6月22日總統令修正公布）

第 2 條 公法上之爭議，除法律別有規定外，得依本法提起行政訴訟。

第 3 條 前條所稱之行政訴訟，指撤銷訴訟、確認訴訟及給付訴訟。

第 3-1 條 本法所稱高等行政法院，指高等行政法院高等行政訴訟庭；所稱地方行政法院，指高等行政法院地方行政訴訟庭。

第 4 條 人民因中央或地方機關之違法行政處分，認爲損害其權利或法律上之利益，經依訴願法提起訴願而不服其決定，或提起訴願逾三個月不爲決定，或延長訴願決定期間逾二個月不爲決定者，得向行政法院提起撤銷訴訟。逾越權限或濫用權力之行政處分，以違法論。

訴願人以外之利害關係人，認爲第一項訴願決定，損害其權利或法律上之利益者，得向行政法院提起撤銷訴訟。

第 5 條 人民因中央或地方機關對其依法申請之案件，於法令所定期間內應作爲而不作爲，認爲其權利或法律上利益受損害者，經依訴願程序後，得向行政法院提起請求該機關應爲行政處分或應爲特定內容之行政處分之訴訟。

人民因中央或地方機關對其依法申請之案件，予以駁回，認爲其權利或法律上利益受違法損害者，經依訴願程序後，得向行政法院提起請求該機關應爲行政處分或應爲特定內容之行政處分之訴訟。

第 8 條 人民與中央或地方機關間，因公法上原因發生財產上之給付或請求作成行政處分以外之其他非財產上之給付，得提起給付訴訟。因公法上契約發生之給付，亦同。

前項給付訴訟之裁判，以行政處分應否撤銷爲據者，應於依第四條第一項或第三項提起撤銷訴訟時，併爲請求。原告未爲請求者，審判長應告以得爲請求。

全民健康保險法（民國112年6月28日總統令修正公布）

第 1 條 爲增進全體國民健康，辦理全民健康保險（以下稱本保險），以提供醫療服務，特制定本法。

本保險爲強制性之社會保險，於保險對象在保險有效期間，發生疾病、傷害、生育事故時，依本法規定給與保險給付。

第 4 條 本保險之主管機關爲衛生福利部。

第 6 條 本保險保險對象、投保單位、扣費義務人及保險醫事服務機構對保險人核定案件有爭議時，應先申請審議，對於爭議審議結果不服時，得依法提起訴願或行政訴訟。

前項爭議之審議，由全民健康保險爭議審議會辦理。

前項爭議事項審議之範圍、申請審議或補正之期限、程序及審議作業之辦法，由主管機關定之。

全民健康保險爭議審議會應定期以出版公報、網際網路或其他適當方式，公開爭議審議結果。

前項公開，應將個人、法人或團體資料以代碼、匿名、隱藏部分資料或其他方式，達無從辨識後，始得爲之。

第 7 條 本保險以衛生福利部中央健康保險署爲保險人，辦理保險業務。

第 40 條 保險對象發生疾病、傷害事故或生育時，保險醫事服務機構提供保險醫療服務，應依第二項訂定之醫療辦法、第四十一條第一項、第二項訂定之醫療服務給付項目及支付標準、藥物給付項目及支付標準之規定辦理。

前項保險對象就醫程序、就醫輔導、保險醫療服務提供方式及其他醫療服務必要事項之醫療辦法，由主管機關定之。保險對象收容於矯正機關者，其就醫時間與處所之限制，及戒護、轉診、保險醫療提供方式等相關事項之管理辦法，由主管機關會同法務部定之。

第 62 條 保險醫事服務機構應依據醫療服務給付項目及支付標準、藥物給付項目及支付標準，向保險人申報其所提供之醫療服務之點數及藥物費用。

前項費用之申報，應自保險醫事服務機構提供醫療服務之次月一日起六個月內爲之。但有不可抗力因素時，得於事實消滅後六個月內爲之。

保險人應依前條分配後之醫療給付費用總額及經其審查後之醫療服務總點數，核算每點費用；並按各保險醫事服務機構經審查後之點數，核付其費用。

藥品費用經保險人審查後，核付各保險醫事服務機構，其支付之費用，超出預先設定之藥品費用分配比率目標時，超出目標之額度，保險人於次一年度修正藥物給付項目及支付標準；其超出部分，應自當季之醫療給付費用總額中扣除，並依支出目標調整核付各保險醫事服務機構之費用。

第 66 條 醫事服務機構得申請保險人同意特約爲保險醫事服務機構，得申請特約爲保險醫事服務機構之醫事服務機構種類與申請特約之資格、程序、審查基準、不予特約之條件、違約之處理及其他有關事項之辦法，由主管機關定之。

前項醫事服務機構，限位於臺灣、澎湖、金門、馬祖。

第 81 條 以不正當行爲或以虛僞之證明、報告、陳述而領取保險給付、申請核退或申報醫療費用者，處以其領取之保險給付、申請核退或申報之醫療費用二倍至二十倍之罰鍰；其涉及刑責者，移送司法機關辦理。保險醫事服務機構因該事由已領取之醫療費用，得在其申報之應領醫療費用內扣除。

保險醫事服務機構有前項規定行爲，其情節重大者，保險人應公告其名稱、負責醫事人員或行爲人姓名及違法事實。

第 82 條 保險醫事服務機構違反第六十八條之規定者，應退還已收取之費用，並按所收取之費用處以五倍之罰鍰。

第 83 條 保險醫事服務機構違反第六十八條規定，或有第八十一條第一項規定行爲，保險人除依第八十一條及前條規定處罰外，並得視其情節輕重，限定其於一定期間不予特約或永不特約。

全民健康保險醫事服務機構特約及管理辦法（民國101年12月28日行政院衛生署令修正發布）

第 36 條 保險醫事服務機構有下列情事之一者，由保險人予以違約記點一點：

一、未依醫事法令或本保險相關法令之規定辦理轉診業務。

二、違反第十條至第十四條、第十六條至第十七條、第二十五條、第三十二條第二項、第三十三條或第三十四條規定。

三、未依全民健康保險醫療辦法規定，核對保險對象就醫文件。但急診等緊急醫療事件於事後補繳驗保險憑證者，不在此限。

四、未依本保險規定，退還保險對象自墊之醫療費用。

五、未依本法之規定向保險對象收取其應自行負擔之費用或申報醫療費用。

六、不當招攬病人接受本保險給付範圍之醫事服務，經衛生主管機關處分。

七、不當向保險對象收取自付差額品項之費用，超過保險人所訂之差額上限者。

八、違反本法第七十三條之規定者。

九、經保險人通知應限期改善而未改善。

全民健康保險醫療費用申報與核付及醫療服務審查辦法（民國107年3月14日衛生福利部令修正發布）

第 5 條 保險醫事服務機構所申報之醫療費用，未有全民健康保險醫事服務機構特約及管理辦法規定應扣減醫療費用十倍金額、停止特約、或終止特約者，自保險人受理申報醫療費用案件、申復案件之日起逾二年時，保險人不得追扣。

對於醫療服務給付項目及支付標準、藥物給付項目及支付標準有明確規範，於保險人受理申報案件二年內，經檔案分析發現違規者，保險人得輔導並追扣其費用，其經審查核減之同一部分，不得重複核扣。

行政程序法（民國110年1月20日總統令修正公布）

第 137 條 行政機關與人民締結行政契約，互負給付義務者，應符合下列各款之規定：

一、契約中應約定人民給付之特定用途。

二、人民之給付有助於行政機關執行其職務。

三、人民之給付與行政機關之給付應相當，並具有正當合理之關聯。

行政處分之作成，行政機關無裁量權時，代替該行政處分之行政契約所約定之人民給付，以依第九十三條第一項規定得為附款者為限。

第一項契約應載明人民給付之特定用途及僅供該特定用途使用之意旨。

訴願法（民國101年6月27日總統令修正公布）

第 1 條 人民對於中央或地方機關之行政處分，認為違法或不當，致損害其權利或利益者，得依本法提起訴願。但法律另有規定者，從其規定。

各級地方自治團體或其他公法人對上級監督機關之行政處分，認為違法或不當，致損害其權利或利益者，亦同。

第 3 條 本法所稱行政處分，係指中央或地方機關就公法上具體事件所為之決定或其他公權力措施而對外直接發生法律效果之單方行政行為。

前項決定或措施之相對人雖非特定，而依一般性特徵可得確定其範圍者，亦為行政處分。有關公物之設定、變更、廢止或一般使用者，亦同。

第 4 條 訴願之管轄如下：

一、不服鄉（鎮、市）公所之行政處分者，向縣（市）政府提起訴願。

二、不服縣（市）政府所屬各級機關之行政處分者，向縣（市）政府提起訴願。

三、不服縣（市）政府之行政處分者，向中央主管部、會、行、處、局、署提起訴願。

四、不服直轄市政府所屬各級機關之行政處分者，向直轄市政府提起訴願。

五、不服直轄市政府之行政處分者，向中央主管部、會、行、處、局、署提起訴願。

六、不服中央各部、會、行、處、局、署所屬機關之行政處分者，向各部、會、行、處、局、署提起訴願。

七、不服中央各部、會、行、處、局、署之行政處分者，向主管院提起訴願。

八、不服中央各院之行政處分者，向原院提起訴願。

參考文獻

1. 李惠宗（2020）。《行政法要義》（八版）。臺北：元照。
2. 黃俊杰（2013）。《行政救濟法》。臺北：三民。
3. 吳庚、盛子龍（2020）。《行政法之理論與實用》。臺北：三民。
4. 翁岳生（2023）。《行政訴訟法逐條釋義》（四版）。臺北：五南。
5. 蔡志方（2007）。《行政救濟法新論》（三版）。臺北：元照。

Chapter 2

醫療糾紛的民刑事責任

第一節　醫師是故意的嗎？

案　例

小美是一名剛考上大學的學生，想要趁著上大學之前的暑假來減肥。打聽了許多的方法之後，小美決定去針灸減肥。可是小美並不知道哪裡有針灸減肥，因為怕被騙也不敢隨便在路邊找一家中醫診所。最後，小美在電視上看到某一個明星去的中醫診所，小美心想，既然連明星都去了，應該不會騙人吧。因此，小美便到了那家診所去接受針灸減肥的治療。

剛開始的幾次療程，並沒有什麼特別的，但是那裡的醫生卻告訴小美說，這是正常的，要過幾次才會見效，而且個人體質不同也會造成療效不同。因此小美之後又去了幾次，但不知道為什麼小美就是沒有瘦下來。因此那裡的醫生便建議小美除了針灸之外，再搭配另一種藥物來讓小美瘦下來。小美吃了之後，雖然有瘦一點，但常常都感到心悸頭暈，因此趕快去請教診所的醫生，診所的醫生還是告訴她這是因為個人的體質的問題，小美雖然半信半疑，但是還是繼續服用。直到有一天，在新聞上發現她去的診所經週刊報導說是密醫開的，小美急忙趕到診所想去詢問，但是，小美到了診所之後，卻發現該診所已經被勒令停業，小美也只能自認倒楣啦。

後來，小美上了大學之後，還是想要繼續減肥，因此經過了朋友的介紹，跑去另一家診所，這一次，有了前車之鑑，小美一開始便十分注意該醫生是否有執照。確認過該診所的醫生，真的有執照之後，小美便放心的去了那家診所。

經過了醫生的會診之後，該診所的醫生便建議小美吃另一種減肥藥，小美因為有了前一次的經驗，不太敢亂吃減肥藥，不過，因為該醫生十分強力推薦並且不斷保證該藥絕對沒有問題，小美就放心的吃了。吃了這種減肥藥沒過多久，小美雖然常常覺得昏昏沉沉的，卻真的因此瘦下來啦，正當小美心裡暗自得意這次沒找錯人時，小美某天在看某八卦週刊時，卻發現該週刊裡有一篇關於自己去的那家診所的報導，標題是「減肥要人命」，裡面詳加記載了關於該診所使用不當減肥藥的事，這名醫師主要是使用藥物的副作用來讓想減肥的人拉肚子並且沒有食慾，而且該診所所使用的減肥藥會造成身體某一些器官的衰竭，小美經過檢查後，發現自己的心臟真的受了一些損害，實在不敢相信醫師會故意拿藥來害人，實在氣不過因此對該診所提起了告訴，但是不管最後小美是否有拿到賠償，小美的身體健康卻是多少錢也換不回的。

問題討論

1. 如何定義「故意」？
2. 何謂「直接故意」？何謂「間接故意」？
3. 醫師會故意傷害病人嗎？
4. 你覺得案例中的行爲是故意的嗎？
5. 使用藥物的副作用來做醫療會違法嗎？
6. 何謂「仿單核准適應症外的使用」（off label use）？
7. 如果有「仿單核准適應症外的使用」（off label use），應注意哪些事項？
8. 案例中的醫師可能會遇到哪些法律問題？
9. 案例中的醫師在法律爭議中可能有哪些抗辯？

10. 如果你是小美接下來應該怎麼辦？

參考法規

民法（民國110年1月20日總統令修正公布）

第 184 條 因故意或過失，不法侵害他人之權利者，負損害賠償責任。故意以背於善良風俗之方法，加損害於他人者亦同。
違反保護他人之法律，致生損害於他人者，負賠償責任。但能證明其行為無過失者，不在此限。

中華民國刑法（民國112年12月27日總統令修正公布）

第 12 條 行為非出於故意或過失者，不罰。
過失行為之處罰，以有特別規定者，為限。

第 13 條 行為人對於構成犯罪之事實，明知並有意使其發生者，為故意。
行為人對於構成犯罪之事實，預見其發生而其發生並不違背其本意者，以故意論。

行政院衛生署公告

發文日期：中華民國九十一年二月八日

發文字號：衛署醫字第○九一○○一四八三○號

主　　旨：所詢醫療機構以「雞尾酒療法」為民眾減肥，其使用之藥物非屬其適應症，上開行為應否認屬為醫師法第二十五條之不正當行為乙案，復請查照。

說　　明：

一、復貴局九十年十一月二十二日北市衛三字第九○二五○八三三○一號函。

二、日前坊間所用減肥藥品，包括瀉藥、麻黃素、PPA、利尿劑、降血糖藥、降血脂藥、甲狀腺素、纖維等藥，上述藥品，除PPA外，其主要用途及適應症，並非用來減肥。但因有醫學文獻及研究報告記載類似的療效，故若干醫師乃利用該等藥品使用於減肥，此屬於藥品「仿單核准適應症外的使用」（Off Label Use）。但如將上述藥物全部合併使用，恐有不良交互作用及副作用。

三、藥品「仿單核准適應症外的使用」原則如下：⑴需基於治療疾病的需要（正當理由），⑵需符合醫學原理及臨床藥理（合理使用），⑶應據實告知病人，⑷不得違反藥品使用當時，已知的、具公信力的醫學文獻，⑸用藥應盡量以單方爲主，如同時使用多種藥品，應特別注意其綜合使用的療效、藥品交互作用或不良反應等問題。

四、「雞尾酒療法」一詞，起緣於美國科學家何大一利用合併蛋白櫸抑制劑和二種反轉錄櫸抑制劑，用來阻斷愛滋病毒在人體內的複製。坊間套用上開用詞，所創造出的「雞尾酒減肥療法」一詞，並非醫學上正式名詞。且綜合數種藥品的「適應症外使用」，同時開給病人使用，其是否符合右開第三點的使用原則，是否涉及「過度用藥」，請貴局參酌醫學專家意見就個案作認定。

五、醫師法第十四條規定：醫師對於診治之病人交付藥劑時，應於容器或包裝上載明藥名、劑量等事項，違反上開規定者，可依同法第二十九條處新臺幣二萬元以上十萬元以下罰鍰。又醫療法第五十八條亦規定：醫療機構診治病人時，應向病人或其家屬告知其病情、治療方針及預後情形。另「過度用藥」亦爲醫師法第二十五條第三款所明文禁止，違反者應依該法規定予以懲戒。請貴局亦就上開規定依法查處。

六、隨函檢附「醫學倫理座談『雞尾酒減肥療法之妥適性』會議紀錄」乙份。

醫學倫理座談「雞尾酒減肥療法之妥適性」會議紀錄

一、時間：九十一年一月二十二日（星期二）下午二時

二、地點：行政院衛生署十五樓第一會議室1501

三、主席：本署醫政處李懋華副處長　記錄：鄧兆薇

四、出席人員：臺大預防醫學研究所林醫師瑞雄、臺大醫院內科張醫師天鈞、中山醫學大學戴教授正德、謝教授炎堯、中華民國肥胖研究學會劉醫師華巖、臺灣肥胖醫學會祝醫師年豐、署立桃園醫院內科蕭醫師敦仁、中華民國臨床藥學會廖理事長繼洲、和信治癌中心醫院藥劑科陳主任昭姿、長春診所劉醫師伯恩、臺北市政府衛生局代表、本署藥政處胡處長幼圃、曾科長旭、本署醫政處陳科長怡安、王荐任技士咪咪、本署食品衛生處張荐任技士誠慧、本署科技發展組葉科長公杰、鄧助理兆薇

五、結論：

㈠治療肥胖症應先了解肥胖的成因（例如：內分泌疾病或精神疾病等），治療方式則應依病情需要選擇飲食控制、養成良好的生活與運動的習慣、行為治療、心理治療等方式，必要時才輔以藥物。這些處置方式，應經醫療專業人員評估，尤其醫師應主動告知民眾正確的知識，並與患者充分討論。

㈡目前坊間所用減肥藥品，包括瀉藥、麻黃素、PPA、利尿劑、降血糖藥、降血脂藥、甲狀腺素、纖維等，上述藥品，除PPA外，其主要用途及適應症，並非用來減肥。但因有部分醫學文獻及研究報告記載有類似的療效，故若干醫師乃利用該等藥品使用於減肥，此屬於藥品「仿單核准適應症外的使用」（Off Label Use）。但如將上述藥物全部合併使用，恐有不良交互作用及副作用。

㈢藥品「仿單核准適應症外的使用」原則如下：⑴需基於治療疾病的需要（正當理由），⑵需符合醫學原理及臨床藥理（合理使用），⑶應據實告知病人，⑷不得違反藥品使用當時，已知的、具公信力的醫學文獻，⑸用藥應盡量以單方為主，如同時使用多種藥品，應特別注意其綜合使用的療效、藥品交互作用或不良反應等問題。

㈣「雞尾酒療法」一詞，起緣於美國科學家何大一利用合併蛋白　抑制劑和二種反轉錄　抑制劑，用來阻斷愛滋病毒在人體內的複製。坊間套用上開用詞，所創造出的「雞尾酒減肥療法」一詞，並非醫學上正式名詞。且綜合數種藥品的「適應症外使用」，同時開給病人使用，其是否符合右開第三點的使用

原則，是否涉及「過度用藥」，宜由地方衛生主管機關參酌醫學專家意見就個案作認定。

㈤依據醫師法第十四條規定：醫師對於診治之病人交付藥劑時，應於容器或包裝上載明藥名、劑量等事項，違反上開規定者，可依同法第二十九條處新臺幣二萬元以上十萬元以下罰鍰。又醫療法第五十八條亦規定：醫療機構診治病人時，應向病人或其家屬告知其病情、治療方針及預後情形。另「過度用藥」亦為醫師法第二十五條第三款所明文禁止，違反者應依該法規定予以懲戒。

六、散會（下午四時）

參考文獻

1. 王皇玉（2023）。《刑法總則》。臺北：新學林。
2. 蔡墩銘（2013）。《刑法總論》。臺北：三民。
3. 陳怡安（2001）。醫師執業上的犯罪概況。《臺灣醫界》，第44卷第7期。

第二節　過　失

案例一

〈本案例改編自「最高法院刑事判決89年度台上字第1233號」〉

上訴人A君因過失致人於死案件，不服臺灣高等法院第二審更審判決，提起上訴，本院判決如下：

主文

原判決撤銷，發回臺灣高等法院。

理由

本件原判決認定上訴人A君係設於大花市開心街六十五號叮噹診所

醫師，於某日上午十時許，在該診所為甲君（四歲）診療嘔吐、腹痛之症狀，經開立處方口服制酸劑、消化酵素，並注射止吐劑後，因情況未見改善，同日晚間七時三十分許，甲君復來求診，上訴人本應注意甲君病情未見改善，應施行身體檢查，以發現是否為其他心肺併發症，即時為適當之治療，而依當時情形又非不能注意，竟疏未注意，僅為甲君注射點滴及複方多種維他命B-Complex 0.5 C.C.、抗生素Gentamycino 0.8 C.C.肌肉注射，迄同日晚間九時三十分許，甲君病情惡化，嘔吐、嘴唇變色、呼吸困難、大小便失禁，經轉診至大雄醫院及信信醫院急救，因重度瀰漫性心肌炎引起急性心肺衰竭，於同日晚間十一時許，不治死亡等情。因而撤銷第一審所為諭知上訴人無罪之判決，改判論處上訴人過失致人於死罪刑，固非無見。

惟查：事實審法院如未於審判期日就上訴人否認犯罪所為有利之辯解事項與證據予以調查，亦不於判決理由內加以論列，率行判決，即有調查未盡及理由不備之違法。

原判決依憑行政院衛生福利部醫事審議委員會（下稱醫事審議委員會）鑑定書鑑定意見認被害人甲君於當晚七時三十分許第二度前來求診時，上訴人見病情未改善，竟未對其施行理學檢查（病歷記載僅有症狀、藥物治療二項紀錄），致未能發現甲君已併發重度瀰慢性心肌炎，上訴人顯有過失。然上訴人始終堅稱當時確曾為被害人作理學檢查，因無異狀，故未在病歷表上再予記載云云。而所謂理學檢查係指檢查者利用物理學或生理學原理，對受檢者所作之檢查，即理學檢查不使用複雜之儀器，僅借用聽診器、血壓計、體溫計、檢查鎚、耳鼻喉檢查鐘、眼底鏡等簡單工具（血液、尿液、放射線、超音波、內視鏡……等檢查不屬之），其方法大致分為「視診」、「觸診」、「敲診」、「聽診」四大類（其他有嗅覺、對談等方式亦屬之），利用檢查者的感覺與受檢者的反應作診斷的依據，理學檢查所包括之範圍極廣，凡是不常借用特殊儀器，利用前述方法所能做的檢查均屬之，……由於理學檢查項目極多，一般醫師，根據病情，做必要做的檢查，不可能會做完全部的項目，亦無真正「完整」的理學檢查，當檢查者（醫院人員）看到受檢者（病患）就開始算理學檢查了（至少已經知道病患的外觀、意識狀態等）所以除非醫護人員未曾看見病患，不可能未做理學檢查，此有內科醫學會函在卷可稽，且被害人之母乙君於偵查中亦證稱：「……晚上七點多又去，打點滴是醫生（即上訴人）掛瓶」，告訴人丙君亦供述：「……到七點診所開門，去掛號……向他說早上回去以後之情形，他『看了後』，打點滴……」等語，核與上訴人所辯曾為被害人檢查身體之辯解相符，則原判決就上開有利上訴人之辯解及證據，未詳予調查勾稽，亦未於判決內說明不採之理由，僅憑病歷上僅有症狀、藥物治療二項紀錄，而遽認上訴人未對被害人為理學檢查，自有調查未盡及理由不備之違法。

刑法上之過失犯，以行為人對於結果之發生應注意而不注意為成立要件，判斷醫師就醫療行為有無過失，自應依一般醫師客觀上應有之注意程度決之。依據醫事審議鑑定委員會鑑定意見所示，死者甲君以嘔吐及腹痛等症狀求醫，上訴人A君診斷為腸胃炎，因病情急遽加速，當日晚上十一時許即死亡，觀其病程，應以急性病毒感染，引發急性心肌炎及胰臟水腫之可能性為最高，惟此病症臨床徵象類似感冒或腸胃炎，診斷困難，非一般醫師所能勝任，於醫學中心也未必能作成正確判斷，故上訴人A君未能做成診斷，不能認為有過失。又成人急性心肌炎理學檢查可發現病人的第一心音相當微弱，有時亦可能會聽到奔馬音，以及不明顯心尖部位的心收縮期雜音。但在兒童有可能因心跳較快不易聽出微弱之第一心音，或奔馬音等心音變化。……因此在兒童之病毒性心肌炎若進行快速是不易以理學檢查就做到診斷。此有該審議委員會鑑定書在卷可稽，是上訴人的確曾為被害人為必要之理學檢查，仍未能判斷出被害人之病因係急性心肌炎時，能否認上訴人有過失？非無研求餘地。

乃原判決認心肌炎在理學檢查上並非難以查覺，而為上訴人不利之認定，尚嫌速斷。上訴意旨執以指摘原判決不當，非無理由，應認原判決仍有撤銷發回之原因。

據上論結，應依刑事訴訟法第三百九十七條、第四百零一條，判決如主文。

案例二

〈本案例改編自「最高法院刑事判決93年度台上字第2714號」〉

上訴人A方因過失致人於死案件，不服高等法院第二審更審判決，提起上訴，本院判決如下：

主文

原判決撤銷，發回高等法院。

理由

本件原判決認定上訴人A方係花花市市民醫院之醫師。甲方因走路跌倒，於下午三時十分至該醫院求診，上訴人診斷為右股骨轉子間骨折，須施行手術。而甲方先前患有肝硬化及肝腎功能不佳，合併凝血功能不良。甲方於手術前曾做血液常規檢查，上訴人應注意有無凝血因素缺陷，並應做凝血功能之測試。且依當時情形，並無不能注意之情形，竟疏於注意做凝血功能之測試，即為甲方施行手術。手術後亦未做凝血功能測試，及太晚問出甲方有肝硬化及凝血功能不良之過去病史，而無法及時為甲方矯正凝血功能異常。致甲方手術後造成傷口失血過多，延至翌日晚上十一時許休克死亡等情。因而維持第一審論處上訴人過失致人於死罪刑之判決，駁回上訴人在第二審之上訴，固非無見。

惟查：㈠審理事實之法院對於卷內與被告犯罪是否成立有關，且依法應予調查之證據，如未詳加調查，或雖已調查，仍未調查明白，則尚難遽為被告有利或不利之認定。原判決以甲方於本件手術前之八十五年四月間即因消化道出血，前往花花市大花醫院就醫。甲方於八十六年二月五日右股骨轉子間骨折，送至上訴人主持之醫院時之護理紀錄上，亦載明患者一年前罹患上消化道出血。謂上訴人在為甲方施行手術前，即知悉甲方曾有上消化道出血之病史，並已懷疑甲方有肝硬化之病史，而作為上訴人有本件犯行之憑據。然上訴人於原審否認有被訴犯行，辯稱：伊醫院護理病歷關於甲方有消化道出血病史之記載時間，為下午九時十分，而甲方係於當日下午四時十五分即開始手術，至同日下午七時十五分進入恢復室觀察，故上開護理病歷係在甲方手術完成，已移入病房後始填載。又甲方之家屬表示其以前有肝硬化病史之時間，係當日下午十一時五十分。故伊並非在本件手術前即知甲方有出血體質等情，並提出護理病歷、護理紀錄為證。乃原審就上訴人前揭否認犯罪有利之辯解事項與證據，未詳予詳查究明，即為前揭認定，難謂無調查未盡及理由不備之違誤。

㈡當事人在審判期日前，或審判期日，聲請調查之證據，如法院未予調查，又未認其無調查之必要，以裁定駁回之，亦未於判決理由內予以說明，自屬理由不備。上訴人於原審陳稱：甲方係因休克後始發生流血不止現象，非在休克以前即有此種現象，並無證據證明本件手術前即具有出血體質，伊為其手術，並無過失責任等情。並聲請就甲方是否係於休克狀態以後，始生出血性體質，及依大花醫院病歷所載，是否甲方本身凝血功能即可止血等情，送請行政院衛生福利部醫事審議委員會鑑定查明。而原審就上訴人斯項聲請調查之證據未詳予調查，又未認其無調查之必要，以裁定駁回之，亦未於判決理由內予以說明，要屬理由不備。

㈢第一審判決事實欄認定甲方於手術前曾做血液常規檢查，上訴人即發現「血小板過低」，應注意有無凝血因素缺陷，並應做凝血功能之測試，竟疏於注意做凝血功能之測試，即為甲方施行手術，而推論上訴人有過失情事。意指上訴人於甲方於手術前即發現其「血小板過低」，為上訴人違反注意義務之依據。然原判決理由內謂甲方於手術前血液生化檢查其血小板數量為六萬個，已達正常凝血功能所需之五萬。而於事實欄內並未以上訴人於手術前發現其「血小板過低」，為上訴人違反注意義務之依據。據此以觀，原判決與第一審判決所認定之事實並非一致，乃原判決未糾正第一審判決，而予維持，尚欠允洽。

以上或為上訴意旨所指摘，或為本院得依職權調查之事項，應認原判決仍有撤銷發回更審之原因。

據上論結，應依刑事訴訟法第三百九十七條、第四百零一條，判決如主文。

問題討論

1. 何謂「過失」？
2. 何謂「無認識之過失」與「有認識之過失」？在醫療上的可能情形爲何？
3. 要多注意才算注意？
4. 依民法委任契約的規定，受任人沒有盡到與處理自己事務同一之注意是「具體輕過失」，受有報酬者，沒有盡到善良管理人之注意是「抽象輕過失」，「與處理自己事務同一之注意」是多「注意」？
5. 作理學檢查，沒有異狀的話，在病歷上要不要記載？
6. 案例一原判決被撤銷的主要理由是什麼？
7. 案例二原判決被撤銷的主要理由是什麼？
8. 你覺得案例中的醫師有沒有過失？

參考法規

中華民國刑法（民國112年12月27日總統令修正公布）

第 12 條 行爲非出於故意或過失者，不罰。
過失行爲之處罰，以有特別規定者，爲限。

第 14 條 行爲人雖非故意，但按其情節，應注意並能注意而不注意者，爲過失。
行爲人對於構成犯罪之事實，雖預見其能發生而確信其不發生者，以過失論。

第 276 條 因過失致人於死者，處五年以下有期徒刑、拘役或五十萬元以下罰金。

第 284 條 因過失傷害人者，處一年以下有期徒刑、拘役或十萬元以下罰金；致重傷者，處三年以下有期徒刑、拘役或三十萬元以下罰金。

民法（民國110年1月20日總統令修正公布）

第 184 條 因故意或過失，不法侵害他人之權利者，負損害賠償責任。故意以背於善良風俗之方法，加損害於他人者亦同。

違反保護他人之法律，致生損害於他人者，負賠償責任。但能證明其行爲無過失者，不在此限。

第 535 條 受任人處理委任事務，應依委任人之指示，並與處理自己事務爲同一之注意，其受有報酬者，應以善良管理人之注意爲之。

醫療法（民國112年6月28日總統令修正公布）

第 82 條 醫療業務之施行，應善盡醫療上必要之注意。

醫事人員因執行醫療業務致生損害於病人，以故意或違反醫療上必要之注意義務且逾越合理臨床專業裁量所致者爲限，負損害賠償責任。

醫事人員執行醫療業務因過失致病人死傷，以違反醫療上必要之注意義務且逾越合理臨床專業裁量所致者爲限，負刑事責任。

前二項注意義務之違反及臨床專業裁量之範圍，應以該醫療領域當時當地之醫療常規、醫療水準、醫療設施、工作條件及緊急迫切等客觀情況爲斷。

醫療機構因執行醫療業務致生損害於病人，以故意或過失爲限，負損害賠償責任。

參考文獻

1. 最高法院刑事判決89年度台上字第1233號。
2. 最高法院刑事判決93年度台上字第2714號。
3. 吳旭洲（2005）。《醫療糾紛終結手冊》。臺北：合記。
4. 王皇玉（2023）。《刑法總則》。臺北：新學林。
5. 蔡墩銘（2013）。《刑法總論》。臺北：三民。
6. 詹森林、馮震宇、林誠二、陳榮傳、林秀雄（2023）。《民法概要》（十七版）。臺北：五南。
7. 郭振恭（2020）。《民法》（十四版）。臺北：三民。
8. 陳聰富（2023）。《民法概要》。臺北：元照。
9. 陳怡安（2001）。藥物過敏的法律責任——從維他命B_1案判決談起。《臺灣醫界》，第44卷第10期。

第三節　不是我造成的傷害

案　例

林細心醫師是一位很細心的醫師，他在一間很著名的心臟血管專科醫院服務，主要的專長是周邊血管的修復，特別是有關糖尿病足的處理。

一般糖尿病的病人因為長期糖尿病之後，周邊血管的循環都會變得很差，只要一個不小心，一個小小的傷口很容易變成一個大傷口，再來還會慢慢的惡化，最後面臨截肢的困境。可能從一個指頭，最後到整個腳板，甚至整個下肢。對大多數的病人來說，面臨失去自己肢體的功能，是一件非常難以忍受的事情。所以當醫師要截肢時，一般病人都會想盡辦法來保住自己的肢體。

林醫師最著名的地方，就是他會去測周邊血管通暢的程度，然後嘗試著去接通周邊血管，當周邊血管循環接通之後，那傷口的復原就會加速，可以解決病人需要截肢的問題。

林醫師最近接到了一個病人，是從外島慕名而來的病人，這個病人有非常嚴重的糖尿病，許多位醫師也告訴他一定要做截肢，他特別跑到臺北來，希望尋求林醫師的協助。林醫師經過審慎評估之後，為他做了血管接通的手術，可是很不幸的，手術之後，這個糖尿病人的復原情況並不理想。最後，經過了再三的檢查，發現接通的血管很快的又塞住了。最後實在沒有辦法，林醫師也只好建議這位病人還是要接受截肢的手術。沒想到這個病人在聽到了這樣的消息之後，馬上態度一百八十度轉變，非常的不高興。家屬以及病人都指責林醫師，為什麼把他的血管接壞了，沒有接通。林醫師解釋說，糖尿病人本來血管就不好，要把它接通不是一件那麼容易的事，失敗率本來就比較高，如果接通可以保留肢體的功能，但是如果沒有辦法，也不是他能夠挽回的事情，而且在手術之前也已經詳細說明這樣的可能。但這個病人跟家屬還是不諒解，結果病人跟家屬就悻悻然的轉院並在其他醫院接受截肢手術。

過了不久，林醫師就接到這個病人向檢察署提起告訴的消息，而且還說如果不起訴也要再提起民事侵權損害賠償，林醫師非常的忿忿不平，他覺得本來這個病人就是要截肢的，醫師只是盡最大的努力希望能夠給病人最後一線的機會，最後截肢的結果跟他動的手術完全沒有關係，怎麼可以說是林醫師造成他最後截肢呢？不過事已至此，林醫師也只好趕忙去找律師來幫他辯護了。

問題討論

1. 林醫師上法院時有哪些抗辯？
2. 傷害在醫療行爲中如何界定？
3. 何謂「重傷害」？

4. 何謂「損害」？
5. 何謂「侵權」？
6. 你覺得案例中的病人有沒有受到傷害？
7. 你如果覺得案例中的病人有受到傷害，那是什麼人或是什麼行爲造成的？

參考法規

中華民國刑法（民國112年12月27日總統令修正公布）

第 10 條 稱以上、以下、以內者，俱連本數或本刑計算。

稱公務員者，謂下列人員：

一、依法令服務於國家、地方自治團體所屬機關而具有法定職務權限，以及其他依法令從事於公共事務，而具有法定職務權限者。

二、受國家、地方自治團體所屬機關依法委託，從事與委託機關權限有關之公共事務者。

稱公文書者，謂公務員職務上製作之文書。

稱重傷者，謂下列傷害：

一、毀敗或嚴重減損一目或二目之視能。

二、毀敗或嚴重減損一耳或二耳之聽能。

三、毀敗或嚴重減損語能、味能或嗅能。

四、毀敗或嚴重減損一肢以上之機能。

五、毀敗或嚴重減損生殖之機能。

六、其他於身體或健康，有重大不治或難治之傷害。

稱性交者，謂非基於正當目的所爲之下列性侵入行爲：

一、以性器進入他人之性器、肛門或口腔，或使之接合之行爲。

二、以性器以外之其他身體部位或器物進入他人之性器、肛門，或使之接合之行爲。

稱電磁紀錄者，謂以電子、磁性、光學或其他相類之方式所製成，而供電腦處理之紀錄。

稱凌虐者，謂以強暴、脅迫或其他違反人道之方法，對他人施以凌辱虐待行為。

稱性影像者，謂內容有下列各款之一之影像或電磁紀錄：

一、第五項第一款或第二款之行為。

二、性器或客觀上足以引起性慾或羞恥之身體隱私部位。

三、以身體或器物接觸前款部位，而客觀上足以引起性慾或羞恥之行為。

四、其他與性相關而客觀上足以引起性慾或羞恥之行為。

民法（民國110年1月20日總統令修正公布）

第 184 條　因故意或過失，不法侵害他人之權利者，負損害賠償責任。故意以背於善良風俗之方法，加損害於他人者亦同。

違反保護他人之法律，致生損害於他人者，負賠償責任。但能證明其行為無過失者，不在此限。

參考文獻

1. 高仰止（2002）。《刑法總則精義》。臺北：五南。
2. 林志六（2000）。醫療事故之因果關係。《醫事法學》。第7卷第4期、第8卷第1期合訂本：頁43～61。
3. 曾淑瑜（2007）。《醫療過失與因果關係》（二版）。臺北：翰蘆。

第四節　因果關係

案例

〈本案例改編自「臺灣高等法院刑事判決92年度上易字第2255號」〉

上訴人：地方檢察署檢察官

被告：A君

右上訴人因被告過失傷害案件，不服地方法院第一審判決提起上訴，本院判決如下：

主文

上訴駁回。

理由

一、檢察官聲請簡易判決處刑意旨及上訴意旨略以：被告A君係海景醫院婦產科主治醫師。一月二十八日上午九時二十八分許，告訴人甲君因懷孕三十二週時下腹疼痛，乃至海景醫院急診，由A君主治，A君原應注意甲君臨床病徵（即腹痛、子宮過度收縮及不明原因早產等），係胎盤早期剝離狀況，應做及時處理，而依當時情形，又無不能注意之情形，竟疏於注意未實際診視告訴人，未能及時處置而竟以安胎方式處理，造成甲君於同日下午四時二十三分產下死胎，被告作為義務之發生，非繫於住院醫師之通知，而係根據產科急診作業標準規範之規定而來，惟被告案發當日竟應為注意而不注意，忘記自己當日值班，待住院醫師提醒方發覺，此據被告於原審調查中供稱在卷，是其違反刑法上不作為過失犯的作為義務至明。又被告應於當日十時三十分至十時四十分的關鍵期間去看告訴人，而非如被告所言去處理一般的接生、縫合事宜，是被告顯有過失，因認被告涉犯刑法第二百八十四條之過失傷害罪嫌云云。

二、公訴人認被告涉有前開罪嫌，無非係以告訴人甲君之指訴，及海景醫院病歷資料與護理紀錄可稽，且行政院衛生福利部醫事審議委員會鑑定結果，亦認告訴人入院時既經診斷為「疑似胎盤早期剝離」，被告竟未能及時處置，仍以安胎方式處理，並因此造成告訴人產下死胎，其過失行為造成告訴人傷害結果具有相當因果關係，為其主要論據。訊據被告固不否認於海景醫院擔任婦產科主治醫師，於案發當日告訴人確在該院產下死胎等情，惟堅詞否認有何過失傷害犯行，辯稱：告訴人是因肚子痛來醫院掛急診，伊於接獲通知時已經十時三十分了，且當時住院醫師B君給伊的訊息是早產，並非胎盤早期剝離，而當時伊在縫合另一產婦的會陰，因該產婦的會陰有出血，伊處理完即馬上趕去告訴人那等語。

三、按犯罪事實應依證據認定之，無證據不得推定其犯罪事實；又不能證明被告犯罪者，應諭知無罪之判決，刑事訴訟法第一百五十四條、第三百零一條第一項分別定有明文。次按事實之認定，應憑證據，如未能發現相當證據，或證據不足以證明，自不能以推測或擬制之方法，以為裁判基礎；且認定犯罪事實所憑之證據，雖不以直接證據為限，間接證據亦包括在內，然而無論直接或間接證據，其為訴訟上之證明，須於通常一般之人均不致有所懷疑，而得確信其為真實之程度者，始得據為有罪之認定；認定不利於被告之事實，須依積極證據，苟積極證據不足為不利於被告事實之認定時，即應為有利於被告之認定，更不必有何有利之證據，最高法院著有三十年上字第八一六號、四十年台上字第八六號、七十六年台上字第四九八六號判決可資參照。又刑法上之過失，指對於構成犯罪之事實，按其情節應注意並能注意而不注意而言，且其過失行為與結果間，在客觀上有相當因果關係始得成立。所謂相當因果關係，係指依經驗法則，綜合行為當時所存在之一切事實，為客觀之事後審查，認為在一般情形下，有此環境，有此行為之同一條件，均可發生同一之結果者，則該條件即為發生結果之相當條件，行為與結果即有相當之因果關係。反之，若在一般情形下，有此同一條件存在，而依客觀之審查認為不必皆發生此結果者，則該條件與結果並不相當，不過為偶然之事實而已，其行為與結果間即無相當因果關係，亦有最高法院七十六年台上字第一九二號判例足資參照。且刑法上過失不純正不作為犯之成立要件，係居於保證人地位之行為人，因怠於履行其防止危險發生之義務，致生構成要件之該當結果，即足當之，並有最高法院八十三年度台上字第四四七一號判決可佐。

四、經查：

㈠告訴人甲君於一月二十八日上午九時二十八分許赴海景醫院急診掛號，經急診室依「急診產科處置作業標準規範」，對懷孕七個月以上之告訴人，經檢傷評估後，認非屬於需留置於急診室處置之情形，由檢傷人員電話告知產房護理人員告訴人之情況，並聯絡傳送人員將產婦及急診病歷帶至產房，再由產房負責就診或待產事宜，於同日上午九時三十五分許由傳送人員護送至產房。告訴人至產房後，依「產科急診作業標準規範」，由護理人員安置告訴人躺臥於床上，並通知當日值班住院醫師B君診視，協助醫師作各種檢驗或檢查，於九時四十分許由護理人員D君協助裝置胎兒監視器，以評估子宮收縮及胎兒心跳狀況。在胎兒監視器監測後五至十分鐘後，護理人員評估胎心音變異性較不明顯，即協助其左側臥，並報告B君醫師實際診治，依其醫囑給予O_2 cannula 3L/min使用，繼續監測三十分，俟同日上午十時三十分許，因胎心音頻率持續偏低，護理人員C君即通報B君醫師以超音波為告訴人檢查，未察覺胎兒心跳，始通報擔任主治醫師之被告確認胎兒已無心跳等情，業據證人即當日產房護理師C君、住院醫師B君分別到庭證述在卷，且有告訴人急診護理評估紀錄、護理紀錄、急診病歷紀錄及醫囑單等影本在卷可稽。

㈡據證人C君證稱：當時告訴人已裝上胎心器約三、四十分鐘，伊查覺其子宮收縮頻率密集，心跳速率呈現心搏過緩情形，經詢問告訴人懷孕週數，發現僅懷孕三十二週，尚未足月，立刻將胎心器報告撕下拿給B君醫生看，當時被告在產房內接生，伊跟被告報告，但是係B君醫生回答，經兩位醫生討論後決定將告訴人收院安胎，並將告訴人從待產區轉入安胎區，準備幫告訴人施打安胎針，在還沒有施打前，胎兒的心跳就逐漸轉弱，由另一名護士呼叫B君醫生幫告訴人進行超音波診斷，察覺胎兒心跳漸漸消失，B君醫生就趕快呼叫被告來處理，被告趕到後，就發現小孩沒有心跳了等語；經核與證人B君證述：急診室以電話通知告訴人大約懷孕三十二週，有腹痛現象，當時伊在產房，遂請急診部人員推告訴人上來，經伊診治後，指示護士替告訴人安裝胎心器，接著伊去待產室工作，後來接到D君護士的電話，稱告訴人的胎兒之胎心音變異性比較差，伊在電話上直接指示為告訴人裝氧氣，並請告訴人左側臥，再持續觀察，後來伊協助被告進行接生工作時，護士C君將撕下的胎心音報告拿給伊看，伊不曉得被告有無看到，伊看過報告後未判斷胎兒有窘迫情形，就認為要安胎住院，經詢問被告的意見後，護士就通知告訴人住院，伊與被告當時仍在為其他產婦接生，接生完畢後，我就填寫病歷，而被告回到開刀房繼續工作，當伊在寫病歷時，護士稱告訴人的胎兒有問題，伊用超音波為告訴人檢查時，已經找不到胎兒心跳等語大抵相符，並有被告當時接生產婦之產房分娩護理紀錄單影本一份附卷可稽，足見被告在接獲住院醫師B君通知胎兒狀況有異前，尚未對告訴人及其胎兒診治。是被告當時辯稱：伊並未實際診治告訴人，俟處理完其他病例，始接獲通報等語，應非子虛。

㈢依海景醫院產科急診作業標準規範，明文規定值班住院醫師，必須留守在產房隨時待命，接獲護理人員於孕婦到達產房，護理人員應安排孕婦平躺於病床上，通知住院醫師診視孕婦，協助醫師做各種檢驗及檢查，並向孕婦說明胎兒監測的目的、程序及協助裝置胎兒監測器，胎兒監測器監測完成後，由住院醫師判讀診視，完成病人急診病歷，並向孕婦解釋，需住院者，由住院醫師填寫住院通知單，請家屬至急診室辦理住院手續，並依入院護理給予照護，有該院產科急診作業標準規範一份在卷可考，按被告於當日並非值班住院醫師，此有婦產科值班表在卷足憑，當日上午九時五分許起，迄十時五十分許止，被告均在為其他病患進行手術及接生，在護士拿報告給住院醫師看時，伊正在為其他產婦縫合會陰，為被告供明在卷，且有手術紀錄影本二份及產後常規護理紀錄表影本一份可憑。雖證人C君證稱：伊拿胎心器報告給被告及B君醫生看時，他們討論後直接決定進行安胎等語，惟其嗣後並證稱：伊是跟被告報告，但是是B君回答伊等語，據被告於原審調查中辯稱：當時護士是拿胎心音表給B君看，也是B君在處理，B君判斷是早產，他問伊該如何處理，伊以為他是要向伊請益，直覺反應回答應作安胎，才會作早產的處置等語，核與證人B君證述：伊協助被告進行接生工作時，護士將撕下的胎心音報告給伊看，伊並未判斷胎兒有窘迫情形，認定應採安胎住院，經詢問被告的意見後，護士就通知告訴人住院等情，大致相符；足見被告辯稱當時以為護士係向B君報告乙節，即非全然無因。

㈣據證人B君於原審調查中證稱：病患到產房後，由伊做初步診斷後通報主治醫生，主治醫生在接到伊的報告後，依一般做法，主治醫生會來為病患作診斷，確認伊的診斷有無問題，若病患症狀輕微，由住院醫師處理即可，但若需要住院或開刀，就要由主治醫生決定，安胎是要準備住院的情形，所以需由主治醫生決定；至於胎盤早期剝離狀況為子宮有壓痛、腹痛、出血的現象，而告訴人由伊接手的時候，一開始胎兒胎心音有一百二十幾下，期間偶有心搏減緩現象，於十點半之後才出現明顯的不正常現象，而當時伊跟被告說患者（即告訴人）三十二週，症狀是腹痛、子宮收縮非常密集等語觀之，當時一線領有醫師執照的住院醫師B君依其專業判斷認告訴人似僅具早產症狀，並無胎盤早期剝離之關鍵原因即出血、胎兒窘迫等情形，則其經詢問較有臨床經驗之主治醫師即被告後，被告依證人B君醫師之描述，在其手邊尚有待處理之產婦接生、縫合之工作的情形下，並未多想即認同住院醫師B君之判斷，亦合經驗法則，實難苛求被告將仍在進行手術中之其他病患棄置不顧，而對經住院醫師通報係早產症狀之告訴人採取緊急救護措施，遽謂被告之行為有何疏失可言。

㈤行政院衛生福利部醫事審議委員會鑑定意見固認為：根據當時病歷記載，子宮收縮頻率為一～二分鐘一次收縮，平均二十秒，子宮頸開口一公分，胎兒心跳有早期收縮減緩現象，診斷為子宮內妊娠三十二週合併早產及疑似胎盤早期剝離。依據護理紀錄，十時三十分呈現早期心搏過緩，由醫師A君診視後決定入院安胎等語，鑑定意見因認本案告訴人表現腹痛、子宮過度收縮及不明原因早產，均為胎盤早期剝離之症狀，如在急診室診斷疑為早期剝離時應作及時處置，本案告訴人入院時以安胎處置，似有不當之處等語，有該部鑑定書一份為憑，惟被告在接獲住院醫師B君通知胎兒狀況有異前，既未實際對告訴人及其胎兒診治，業如前述，是該鑑定報告所依憑之前提事實，即與本院前開認定有異，已難作為不利被告之認定，合先敘明。

㈥況上開鑑定意見亦記載：胎盤剝離為產科急症，情況變化很大，此案例有百分之七十五剝離，胎兒預後不好可以預見，常須與其他產科急症鑑別診斷，超音波僅供參考，依文獻記載，僅少數可據以診斷，主要以臨床症狀處斷（如腹痛、子宮過度收縮及不明原因早產等），告訴人於案發已四十一歲，係高齡產婦，前有三次流產紀錄，亦從未在海景醫院產檢，於到院日前晚已腹脹悶感，無法安睡，當日清晨四至五時開始覺得腰酸併腹痛，迄九時二十八分許始來海景醫院急診，惟並無出血症狀（按係內出血型），被告既未實際對告訴人臨床診斷，實際與告訴人接觸之醫護人員復未將告訴人全盤狀況通報被告，被告亦查無違反海景醫院產科急診作業標準規範，是被告在接獲B君醫師通報前，並未對告訴人為任何醫療診斷行為，即難認其事後接獲通報後之處置行為，與本案告訴人胎死腹中結果，有何相當因果關係存在，尚難執此鑑定意見，遽認被告有何過失犯行。

㈦被告於本院調查中供稱：依產科急診作業規範，主治醫師並不包括在內，是屬待命性質，通常是由第一線的值班住院醫師處理，若他們不能處理，才會通知我們去處理，是公訴人認為伊沒有於第一時間去處理，是因伊根本不知有此病人，等伊接到通知時已經十時三十分了；且為產婦縫會陰並非不重要的工作，因此時產婦多半會有出血狀況，伊先為其他產婦處理會陰出血縫合後，再處理告訴人當時伊認為的早產情形並無不當等語，經核亦與前開證人即住院醫師B君、證人即產房護理師C君於原審調查中之證述相符，且本件病例並非短時間內可診斷出，此依前開行政院衛生福利部醫事審議委員會鑑定意見對此病症之說明即可得知，是依產科急診作業準規範觀之，被告應已盡其注意義務。是被告所辯尚非虛妄。

五、綜上所述，本案依現存證據資料，尚不足為不利於被告事實之認定，根據「罪證有疑，利於被告」法則，即應為有利於被告之認定，此外復查無其他積極證據，證明被告犯罪，原審本同上之見解，以不能證明被告犯罪，而為被告無罪之諭知，核無不當，公訴人上訴執上詞指摘原判決不當為無理由，應予以駁回。

據上論斷，應依刑事訴訟法第三百六十八條，判決如主文。

問題討論

1. 何謂「不作爲過失犯的作爲義務」？
2. 何謂「因果關係」？
3. 何謂「相當因果關係」？
4. 何謂「罪證有疑，利於被告」法則？
5. 案例中醫師勝訴的主要理由是什麼？
6. 住院醫師在醫療過程中有沒有法律責任？
7. 如果只有住院醫師看到病人，主治醫師還沒看到病人，病人就死亡，是不是只有住院醫師有法律責任？
8. 如果只有護理人員看到病人，醫師都還沒看到病人，病人就死亡，是不是只有護理人員有法律責任？
9. 如果你是主治醫師，應該如何處理跟住院醫師間的分工？
10. 本案可以申請生產事故救濟嗎？

參考法規

中華民國刑法（民國112年12月27日總統令修正公布）

第 15 條 對於犯罪結果之發生，法律上有防止之義務，能防止而不防止者，與因積極行為發生結果者同。

因自己行為致有發生犯罪結果之危險者，負防止其發生之義務。

生產事故救濟條例（民國104年12月30日總統令制定公布）

第 1 條 為承擔女性的生產風險，國家建立救濟機制，確保產婦、胎兒及新生兒於生產過程中發生事故時能獲得及時救濟，減少醫療糾紛，促進產婦與醫事人員之伙伴關係，並提升女性生育健康及安全，特制定本條例。

第 3 條 本條例用詞，定義如下：

一、生產事故：指產婦、胎兒及新生兒因生產所致之重大傷害或死亡結果。

二、生產事故糾紛：指產婦或家屬認為生產事故應由醫事人員、醫療機構或助產機構負責所生爭議。

三、當事人：指與生產事故糾紛有關之醫事人員、醫療機構、助產機構、產婦或其他依法得提起訴訟之人。

四、系統性錯誤：指因醫療機構或助產機構之組織、制度、決策或設備設施等機構性問題，致醫療或助產行為發生之不良結果。

第 8 條 生產事故救濟給付種類及申請救濟給付對象如下：

一、死亡給付：產婦或新生兒死亡時，為其法定繼承人。胎兒死亡時，為其母。

二、重大傷害給付：受害人本人。

前項請求權人申請救濟給付之程序、救濟條件、重大傷害之範圍、給付金額、方式、標準、應檢附之資料及其他應遵行事項之辦法，由中央主管機關定之。

第 11 條 生產事故之救濟以與生產有因果關係或無法排除有因果關係者為限。但有下列各款情事之一時，不予救濟：

一、非醫療目的之中止妊娠致孕產婦與胎兒之不良結果。

二、因重大先天畸形、基因缺陷或未滿三十三週早產所致胎兒死亡（含胎死腹中）或新生兒之不良結果。

三、因懷孕或生育所致孕產婦心理或精神損害之不良結果者。

四、同一生產事故已提起民事訴訟或刑事案件之自訴或告訴。但下列情形，不在此限：

㈠民事訴訟前於第一審辯論終結前撤回起訴。

㈡告訴乃論案件於偵查終結前撤回告訴或於第一審辯論終結前撤回自訴。

㈢非告訴乃論案件於偵查終結前以書面陳報不追究之意。

五、應依藥害、預防接種或依其他法律所定申請救濟。

六、申請救濟之資料虛偽或不實。

七、本條例施行前已發生之生產事故。

參考文獻

1. 臺灣高等法院刑事判決92年度上易字第2255號。
2. 曾淑瑜（2007）。《醫療過失與因果關係》（二版）。臺北：翰蘆。
3. 陳櫻琴、黃于玉、顏忠漢（2003）。《醫療法律》。臺北：五南。
4. 林志六（2000）。醫療事故之因果關係。《醫事法學》，第7卷第4期、第8卷第1期合訂本：頁43～61。
5. 蔡振修（2000）。實習醫師的業務權限與刑事責任。《醫事法學》，第7卷第4期、第8卷第1期合訂本：頁9～25。

第五節　訴訟程序及損害賠償

案例

〈本案例改編自「最高法院民事判決89年度台上字第1834號」〉

上訴人：A

上訴人：丙君、丁君、戊君、己君、庚君、辛君、壬君

被上訴人：乙君

右當事人間請求損害賠償事件，兩造上訴人對於高等法院更審判決，各自提起上訴，本院判決如下：

主文

兩造上訴均駁回。

第三審訴訟費用由兩造各自負擔。

理由

本件被上訴人乙君及上訴人共八人主張：民國八十四年三月十二日十時許，被害人甲君因身體不適，由其妻女即乙君及戊君陪同至對造上訴人A所兼職之安安醫院求診。A由病歷及乙君等口述，得知甲君有十多年氣喘病史及對藥物過敏，本應注意並能注意Ketoprofenid（下稱系爭藥物）為非類固醇之抗炎藥物，與Aspirin為同一類藥物，氣喘患者有百分之二至百分之十病人對此類藥物過敏，服用此類藥物可產生輕微過敏現象，也可能發生嚴重氣喘發作，甚至導至病人呼吸衰竭死亡，且一般系爭藥物之用法為口服或肌肉注射，只有在緊急狀況下才給予靜脈注射。A竟疏未注意，處方給予系爭藥物一支靜脈注射，及Buscopan一支肌肉注射，約五、六分鐘後，即造成甲君發生呼吸困難，急性氣喘發作，於轉院途中，因服藥導致過敏性休克，合併支氣管性氣喘及心臟肥大而死亡。伊分別為甲君之父母、配偶、子女，A不法侵害伊之權利，對伊應負損害賠償責任，乙君受有殯喪費新臺

幣（下同）四十七萬零八十元、精神慰藉金七十萬元，共計一百十七萬零八十元之損害；庚君受有扶養費十二萬六千八百五十五元、精神慰藉金三十萬元，共計四十二萬六千八百五十五元之損害；壬君受有扶養費八萬六千二百五十九元及精神慰藉金三十萬元，共計三十八萬六千二百五十九元之損害；辛君受有扶養費十萬八千七百三十九元、精神慰藉金三十萬元，共計四十萬八千七百三十九元之損害；丙君、丁君、戊君、己君分別受有非財產上之損害，各得請求賠償精神慰藉金三十萬元等情。爰本於侵權行為損害賠償之法律關係，求為命A分別給付乙君四十七萬零八十元，給付丙君、丁君、戊君、己君各三十萬元，給付庚君四十二萬六千八百五十五元，給付壬君三十八萬六千二百五十九元，給付辛君四十萬八千七百三十九元之判決（乙君八人超過上開部分之請求，業經判決乙君八人敗訴確定。原審判命A給付乙君四十七萬零八十元，庚君三十一萬二千五百六十九元，壬君二十七萬一千九百七十三元，辛君二十九萬四千四百五十三元，丙君、丁君、戊君、己君各十八萬五千七百十四元，駁回乙君八人除乙君外其餘七人之其餘請求，乙君外其餘七人及A各就其敗訴部分，提起上訴）。

上訴人A則以：依當時參酌被害人甲君之病歷，被害人有氣喘病，且曾三度使用系爭藥物，伊才會如此處方，醫師之診療行為應有其容許之危險空間，伊並無過失。且雙方已經分別由安安醫院與乙君代表達成和解，乙君八人不得再為本件請求。再依連帶債務之規定，乙君八人之賠償額度應受到不得逾一百五十萬元、不得逾實際損害額之半數等之限制，且應再扣減一百五十萬元，是縱認乙君八人得為本件請求，其金額應受民法第二百七十六條之限制。另甲君於求診時曾出示一張記載三種過敏藥物之紙條予伊，其中並無系爭藥物，對於本件損害與有過失，應減輕伊賠償金額。乙君八人請求之精神慰藉金亦屬過高等語，資為抗辯。

原審依審理之結果，以提起附帶民事訴訟，應於刑事訴訟起訴後第二審辯論終結前為之。但在第一審辯論終結後提起上訴前，不得提起，為刑事訴訟法第四百八十八條所明定。本件上訴人壬君、辛君係於刑事案件第二審辯論終結前提起刑事附帶民事訴訟，該二人自為合法之刑事附帶民事訴訟起訴，並非訴之追加，A不同意其二人訴之追加，顯有誤會。查被害人甲君係頭痛及肚子痛，A以靜脈注射系爭Ketoprofenid非類固醇之抗炎藥物處方為之治療，此為A於另案過失致死等刑事案件所是認。又被害人確因本件醫療事故死亡，業經地方檢察署檢察官督同檢驗員到場相驗屬實，製有勘驗筆錄、驗斷書、相驗屍體證明書及照片多張附於相驗卷足憑。且經臺灣高等檢察署法醫中心解剖鑑定結果，復經送請行政院衛生福利部醫事審議委員會鑑定結果，亦均認定：被害人甲君係因服藥導致過敏性休克死亡。此分別有臺灣高等檢察署法醫中心鑑定書及行政院衛生福利部醫事審議委員會鑑定書各一紙附卷可稽。雖被害人甲君之病歷表上確有甲君曾使用系爭藥物之記載（即KT＋MG），然A既自承有看被害人甲君之病歷，且知道被害人甲君有氣喘之病史，其身為醫生明知系爭藥物為非類固醇之抗炎藥物，與Aspirin為同一類藥物，氣喘患者有百分之二至百分之十病人對此類藥物過敏，服用此類藥物可產生輕微過敏現象，也可能發生嚴重氣喘發作，甚至導至病人呼吸衰竭死亡，且一般系爭藥物之用法應為口服或肌肉注射，只有在緊急狀況下才給予靜脈注射。而甲君僅因頭痛及腹部不適，A處方竟給予系爭藥物靜脈注射，及Buscopan一支肌肉注射，旋於五至十分鐘後，造成甲君呼吸困難，急性氣喘發作，導致喪命，自不能因甲君前此曾使用系爭藥物未發生事故，即可濫用此藥物而解免其疏忽之責任。A本應注意對藥物過敏之病患甲君，不能使用系爭藥物，且不應以靜脈注射而並無不能注意之情形，竟仍疏於注意，其有過失責任甚明。且鑑定人即臺灣高等檢察署法醫中心法醫於前開刑事案亦證稱：「……醫生有過失，不該給該藥，即使給藥也不應以靜脈注射。」行政院衛生福利部醫事審議委員會上開鑑定，亦認：「本案主治醫師若知道病人有氣喘病史或對Aspirin有過敏現象，而處方仍給Ketoprofenid，則應有疏失。」等語，益徵A確有過失。A前述過失行為與被害人甲君之死亡結果間，有相當因果關係存在，A辯稱其無過失，不足採信。又A此一行為，亦由分院刑事庭認定過失致人於死而判處有期徒刑確定，有調閱之地方檢察署A過失致死刑事案全卷可資佐證，堪信乙君八人之主張，為真實可採。乙君八人分別為被害人甲君之父母、配偶、子女，有戶口名簿、戶籍謄本可證。被害人甲君既因A之過失行為而死亡，乙君八人依侵權行為法律關係請求A賠償損害，自屬正當。乙君主張因被害人甲君死亡，支出喪葬費計四十七萬零八十元部分（已剔除筵席十三桌三萬九千元、菜飯九千元、雜支二萬元、紙厝一萬八千元、車紙厝七百元、電子琴一萬九千五百元、牽亡歌一萬一千元、五子哭墓一萬二千元等非習俗所必須之費用），業據提出A所不爭執之收據十二紙為證，核均屬喪葬之必要費用，應予准許。壬君、辛君為甲君之父母，分別為六年十月四日、八年一月四日生，於被害人死亡時，分別為七十八歲、七十六歲。依據內政部統計處編印之八十三年臺灣地區簡易生命表，分別尚有七．二八年及九．五九年之平均餘命，其請求按所得稅免稅額每年六萬八千元為給付扶養費之計算基礎，並無不合。依據霍夫曼計算法扣除中間利息後，壬君得受扶養之權利為四十三萬一千三百零三元，辛君得受扶養之權利為五十四萬三千六百九十六元，甲君共有五位兄弟姊妹，應平均分擔扶養義務，故壬君、辛君二人得請求賠償之扶養費分別為八萬六千二百五十九元及十萬八千七百三十九元。庚君係被害人之五女，為六十八年二月八日出生，自被害人死亡日至八十八年二月庚君滿二十歲止，得受扶養之時間為四年，依上述標準扣除中間利息後，得受扶養之權利為二十五萬三千七百十元，惟除被害人外，尚有其母乙君應平均負擔扶養義務，故庚君得請求賠償之扶養費為十二萬六千八百五十五元。乙君八人因甲君死亡，分別為中年喪夫、老年喪子、青年喪父，精神上自受有相當之痛苦。審酌乙君不識字、業自耕農、有自住之房屋及土地、另有面積二七二〇平方公尺之旱地，己君國中畢業、為技工、年薪二十萬　丅二百二丨八元，戊君為高職畢業、幼稚園教師、月薪三萬八千餘元，庚君為專科學校學生，丁君為專科畢業、任職福利品供應站、年薪三十八萬二千七百七十一元，丙君為高工畢業、任職保險公司、年薪一百餘萬元，壬君、辛君則均已年邁；A為醫學院畢業、執業醫師、月薪九萬三千餘元等兩造身分、地位經濟狀況，及乙君八人所受痛苦之程度，認乙君請求慰藉金七十萬元，尚屬適當，其餘七人慰藉金之請求以每人三十萬元為適當。依上所述，乙君八人原得請求A賠償之金額為乙君一百十七萬零八十元，丙君、丁君、戊君、己君各三十萬元，庚君四十二萬六千八百五十五元，壬君三十八萬六千二百五十九元，辛君四十萬八千七百三十九元。A雖抗辯：伊於八十四年三月十二日發生事故後，即央請安安醫院代為出面與對造洽談和解事宜，於同年四月四日獲得對造諒解，而以整個事件賠償一百五十萬元了結，所簽立和解書係就整個事件全部一齊解決，此由伊事後之報告書及償還安安醫院代墊之和解款項等事實，亦可證明，且乙君於八十五年二月十三日檢察官偵查時，亦承認已與伊就民事部分和解云云，然已為乙君八人所否認。按解釋契約，固須探求當事人立約時之真意，不能拘泥於契約之文字，但契約文字業已表示當事人真意，無須別事探求者，即不得反捨契約文字而更為曲解。本件依卷附之和解書記載，其和解契約之當事人，明載為「安安醫院（甲方）」及「乙君女士（乙方）」，並無隻字片語關於A參與或授權和解之記載，亦無記載A應分擔額為若干。顯然該項和解係由乙君與訴外人安安醫院所達成，和解契約既未指其效力及於A，即難謂和解真意與A有關。證人即製作和解書之見證人到庭證稱：「伊認為對醫院部分可以先進行（和解），因為至少他應負道義上責任，所以和解書沒提到醫師部分，等於是有一個伏筆」、「伊從未與醫師，即A接觸過」、「醫院代表亦沒有特別提到過（醫師部分一併和解）」、「當時因為醫師有無過失，還要法醫化驗再作處理，但是和解書就四月份處理掉，可見這部分，並沒有提到醫師部分和解問題」等語，已難證明前述和解書上之甲方安安醫院當然即包含受僱於該醫院之A在內。和解書上另名見證人證稱：「和解書沒寫到醫師，當初是指全部都不再追究求償或只就醫院部分，不太有印象」、「（問醫院有無在和解時說包括醫師？答稱）我確實沒記清楚」等語，亦不能證明該和解書之當事人包括A在內。至證人（即和解書上代表安安醫院參與和解之當事人），現在國外，已無從傳訊到案作證，且其既為安安醫院代表，於和解書上亦已明確以代表安安醫院身分參與和解，並無代表或經A授權參與和解之任何文字記載，已甚明瞭，亦無再訊問之必要。雖另刑事案件地方檢察署檢察官訊問乙君「民事方面是否已與醫院及醫師完成和解？」乙君答稱「是」，檢察官再問「民事方面已和解，是否要告醫師何罪？」乙君答稱「我要告醫師，希望他受到制裁，不要再害到別人的生命」。又地方法院刑事庭判決後丙君等人於聲請檢察官上訴理由中亦指稱「與院方達成和解」、「被告亦未曾有撫慰被害人家屬之言行」等語。再觀之高等法院刑事庭第一次調查時法官問：上訴要旨？戊君答：判太輕了，他根本沒出面與我們和解，更不用談慰問。此與一般和解後，被害人家屬均不再訴追之常理實大相逕庭，足徵乙君於另刑事案件偵查中所提到之和解對象之真意應係單指「醫院」，乙君此項陳述，顯係誤解檢察官之問話所為之回答，尚不能遽認兩造已達成和解之證明。又和解書內雙方當事人載明為「安安醫院」及「乙君女士」，並未提及A及其分擔額。A雖抗辯其須負擔二分之一即七十五萬元，惟所提出之支付證明（即收據及電匯單）二張合計僅四十萬元。A嗣改稱分期支付四十萬元後，安安醫院免除其應分擔之三十五萬元，其前後所述已不一致，且該收據及電匯單僅能證明A曾交付或匯款予安安醫院，尚不能證明即係和解賠償之分擔額，且所謂之分擔額，亦僅為A與醫院間之內部關係，與和解內容無涉。況醫院為僱用人，A為受僱人，僱用人賠償損害時，對於侵權行為之受僱人，有求償權，為民法第一百八十八條第三項所明定，是縱醫院向A要求分擔額，亦依法有據，不能作為A有委由醫院代表出面一併和解之證據。至於和解書記載「雙方同意本案圓滿處理結束，爾後均不得再提出任何訴訟或求償行為」，其效力僅指立約之當事人即安安醫院，尚不能擴張解釋及於A。A雖又抗辯其所呈報予康康醫院院長之報告書中陳稱「事後職盡力彌補，並已和家屬和解」，足認其已與乙君八人達成和解云云，然此屬A個人片面製作之報告，作為其向原服務機關解免或減輕責任之說詞，尚無拘束乙君八人之效力。A另辯稱：依民法第二百七十六條規定，乙君八人於八十四年四月四日與連帶債務人安安醫院以一百五十萬元和解並拋棄逾該部分之請求權，則其請求應受上開規定之限制云云。然A為受僱人，安安醫院為僱用人，依民法第一百八十八條第一項之規定，安安醫院雖應與A連帶負賠償責任，惟依同條第三項僱用人賠償損害時對於為侵權行為之受僱人，有求償權之規定，安安醫院並無應分擔之部分，自無上開民法第二百七十六條規定之適用。A復辯稱：被害人甲君於求診時曾出示一張記載三種過敏藥物之紙條予伊，其中並無系爭藥物，對於本件損害與有過失云云。然被害人於就診時已向A聲明其有氣喘病史，並出示載有過敏藥物之紙條。A身為醫生，應知系爭藥物為非類固醇之抗炎藥物，與Aspirin為同一類藥物，氣喘患者有百分之二至百分之十病人對此類藥物過敏，服用此類藥物可產生輕微過敏現象，也可能發生嚴重氣喘發作，甚至導至病人呼吸衰竭死亡，且一般系爭藥物之用法應為口服或肌肉注射，只有在緊急狀況下才給予靜脈注射，而處方竟給予系爭藥物靜脈注射，其處方及施打方式並非被害人所能決定，自難認被害人與有過失。A此部分抗辯，殊非有理。按因連帶債務人中之一人為清償而消滅債務者，他債務人亦同免其責任，為民法第二百七十四條所明定。本件乙君與安安醫院之和解書，其內容為由安安醫院給付乙君一百五十萬元，作為乙君「家屬」之「精神慰問金」。參之證人所證：伊印象是對醫院不得再有求償，而且「家屬」或「相關個人」不得向醫院求償等語，則該賠償金顯作為乙君及其家屬之精神慰問金甚明，而上訴人辛君、壬君、丙君、丁君、戊君、己君、庚君既均為乙君之公婆或子女，為通常觀念之家屬，則該一百五十萬元本應由乙君八人，平均取得。惟審酌原審更審前已認定乙君與醫院和解並清償之內容為精神慰藉金，而該部分之給付，已超過前述乙君慰藉金之請求七十萬元，而判決免除A該七十萬元部分之賠償責任，此部分乙君八人亦未加爭執，是扣除前述七十萬元部分後，認其餘之八十萬元應由其餘七人平均分得，較為合理，依此計算其餘七人之慰藉金之請求於十一萬四千二百八十六元範圍內業已受償，A就此部分應同免其責任，從而丙君、丁君、戊君、己君、庚君、壬君、辛君本件慰藉金之請求在十八萬五千七百十四元範圍內，為有理由，應予准許，超過部分之請求，即非正當，無從准許。綜右所述，乙君八人依據侵權行為損害賠償之法律關係，請求A賠償之金額，在乙君殯喪費四十七萬零八十元；丙君、丁君、戊君、己君非財產上損害各十八萬五千七百十四元，庚君扶養費十二萬六千八百五十五元、非財產上損害十八萬五千七百十四元，共計三十一萬二千五百六十九元；壬君扶養費八萬六千二百五十九元、非財產上損害十八萬五千七百十四元，共計二十七萬一千九百七十三元；辛君扶養費十萬八千七百三十九元、非財產上損害十八萬五千七百十四元，共計二十九萬四千四百五十三元範圍內，為有理由，應予准許。丙君、丁君、戊君、己君、庚君、壬君、辛君超過部分之請求，為無理由，應予駁回。爰就上開應准許部分，為乙君八人勝訴之判決，就上開不應准許部分，為乙君以外其餘七人敗訴之判決，經核於法並無違背。乙君以外其餘七人及A，上訴論旨，分別就原審取捨證據、認定事實及解釋契約之職權行使，指摘原判決其敗訴部分不當，求予廢棄，非有理由。

據上論結，本件兩造上訴均為無理由。依民事訴訟法第四百八十一條、第四百四十九條第一項、第七十八條，判決如主文。

問題討論

1. 何謂「刑事」？
2. 何謂「民事」？
3. 何謂「告訴」？
4. 何謂「起訴」？何謂「緩起訴」？
5. 何謂「刑事附帶民事訴訟」？

6. 病人或家屬在醫療糾紛的訴訟中，爲什麼要選擇刑事附帶民事訴訟？
7. 和解書的效力如何？
8. 何謂「訴訟上和解」？
9. 何謂「與有過失」？
10. 你覺得醫療糾紛的賠償應該由誰來負責？醫院還是醫師？
11. 你覺得醫療糾紛中醫院和醫師有連帶賠償責任嗎？
12. 案例中法官一共判了多少種賠償？
13. 你覺得一般法官有辦法審理醫療糾紛嗎？

相關法規

民法（民國110年1月20日總統令修正公布）

第 184 條　因故意或過失，不法侵害他人之權利者，負損害賠償責任。故意以背於善良風俗之方法，加損害於他人者亦同。

違反保護他人之法律，致生損害於他人者，負賠償責任。但能證明其行爲無過失者，不在此限。

第 188 條　受僱人因執行職務，不法侵害他人之權利者，由僱用人與行爲人連帶負損害賠償責任。但選任受僱人及監督其職務之執行，已盡相當之注意或縱加以相當之注意而仍不免發生損害者，僱用人不負賠償責任。

如被害人依前項但書之規定，不能受損害賠償時，法院因其聲請，得斟酌僱用人與被害人之經濟狀況，令僱用人爲全部或一部之損害賠償。

僱用人賠償損害時，對於爲侵權行爲之受僱人，有求償權。

第 192 條　不法侵害他人致死者，對於支出醫療及增加生活上需要之費用或殯葬費之人，亦應負損害賠償責任。

被害人對於第三人負有法定扶養義務者，加害人對於該第三人亦應負損害賠償責任。

第一百九十三條第二項之規定，於前項損害賠償適用之。

第 193 條 不法侵害他人之身體或健康者，對於被害人因此喪失或減少勞動能力或增加生活上之需要時，應負損害賠償責任。

前項損害賠償，法院得因當事人之聲請，定為支付定期金。但須命加害人提出擔保。

第 194 條 不法侵害他人致死者，被害人之父、母、子、女及配偶，雖非財產上之損害，亦得請求賠償相當之金額。

第 195 條 不法侵害他人之身體、健康、名譽、自由、信用、隱私、貞操，或不法侵害其他人格法益而情節重大者，被害人雖非財產上之損害，亦得請求賠償相當之金額。其名譽被侵害者，並得請求回復名譽之適當處分。

前項請求權，不得讓與或繼承。但以金額賠償之請求權已依契約承諾，或已起訴者，不在此限。

前二項規定，於不法侵害他人基於父、母、子、女或配偶關係之身分法益而情節重大者，準用之。

第 217 條 損害之發生或擴大，被害人與有過失者，法院得減輕賠償金額，或免除之。

重大之損害原因，為債務人所不及知，而被害人不預促其注意或怠於避免或減少損害者，為與有過失。

前二項之規定，於被害人之代理人或使用人與有過失者，準用之。

第 274 條 因連帶債務人中之一人為清償、代物清償、提存、抵銷或混同而債務消滅者，他債務人亦同免其責任。

第 276 條 債權人向連帶債務人中之一人免除債務，而無消滅全部債務之意思表示者，除該債務人應分擔之部分外，他債務人仍不免其責任。

前項規定，於連帶債務人中之一人消滅時效已完成者準用之。

民事訴訟法（民國112年11月29日總統令修正公布）

第 377 條 法院不問訴訟程度如何，得隨時試行和解。受命法官或受託法官亦得爲之。

第三人經法院之許可，得參加和解。法院認爲必要時，亦得通知第三人參加。

第 380 條 和解成立者，與確定判決有同一之效力。

和解有無效或得撤銷之原因者，當事人得請求繼續審判。

請求繼續審判者，應繳納第八十四條第二項所定退還之裁判費。

第五百條至第五百零二條及第五百零六條之規定，於第二項情形準用之。

第五編之一第三人撤銷訴訟程序之規定，於第一項情形準用之。

第 416 條 調解經當事人合意而成立；調解成立者，與訴訟上和解有同一之效力。

調解有無效或得撤銷之原因者，當事人得向原法院提起宣告調解無效或撤銷調解之訴。

前項情形，原調解事件之聲請人，得就原調解事件合併起訴或提起反訴，請求法院於宣告調解無效或撤銷調解時合併裁判之。並視爲自聲請調解時，已經起訴。

第五百條至第五百零二條及第五百零六條之規定，於第二項情形準用之。

調解不成立者，法院應付與當事人證明書。

第五編之一第三人撤銷訴訟程序之規定，於第一項情形準用之。

刑事訴訟法（民國112年12月27日總統令修正公布）

第 228 條 檢察官因告訴、告發、自首或其他情事知有犯罪嫌疑者，應即開始偵查。

前項偵查，檢察官得限期命檢察事務官、第二百三十條之司法警察官或第二百三十一條之司法警察調查犯罪情形及蒐集證據，並提出報告。必要時，得將相關卷證一併發交。

實施偵查非有必要，不得先行傳訊被告。

被告經傳喚、自首或自行到場者，檢察官於訊問後認有第一百零一條第一項各款或第一百零一條之一第一項各款所定情形之一而無聲請羈押之必要者，得命具保、責付或限制住居。但認有羈押之必要者，得予逮捕，並將逮捕所依據之事實告知被告後，聲請法院羈押之。第九十三條第二項、第三項、第五項之規定於本項之情形準用之。

第 232 條　犯罪之被害人，得爲告訴。

第 233 條　被害人之法定代理人或配偶，得獨立告訴。

被害人已死亡者，得由其配偶、直系血親、三親等內之旁系血親、二親等內之姻親或家長、家屬告訴。但告訴乃論之罪，不得與被害人明示之意思相反。

第 251 條　檢察官依偵查所得之證據，足認被告有犯罪嫌疑者，應提起公訴。

被告之所在不明者，亦應提起公訴。

第 252 條　案件有下列情形之一者，應爲不起訴之處分：

一、曾經判決確定者。

二、時效已完成者。

三、曾經大赦者。

四、犯罪後之法律已廢止其刑罰者。

五、告訴或請求乃論之罪，其告訴或請求已經撤回或已逾告訴期間者。

六、被告死亡者。

七、法院對於被告無審判權者。

八、行爲不罰者。

九、法律應免除其刑者。

十、犯罪嫌疑不足者。

第 253-1 條 被告所犯爲死刑、無期徒刑或最輕本刑三年以上有期徒刑以外之罪，檢察官參酌刑法第五十七條所列事項及公共利益之維護，認以緩起訴爲適當者，得定一年以上三年以下之緩起訴期間爲緩起訴處分，其期間自緩起訴處分確定之日起算。

追訴權之時效，於緩起訴之期間內，停止進行。

刑法第八十三條第三項之規定，於前項之停止原因，不適用之。

第三百二十三條第一項但書之規定，於緩起訴期間，不適用之。

第 253-2 條 檢察官爲緩起訴處分者，得命被告於一定期間內遵守或履行下列各款事項：

一、向被害人道歉。

二、立悔過書。

三、向被害人支付相當數額之財產或非財產上之損害賠償。

四、向公庫支付一定金額，並得由該管檢察署依規定提撥一定比率補助相關公益團體或地方自治團體。

五、向該管檢察署指定之政府機關、政府機構、行政法人、社區或其他符合公益目的之機構或團體提供四十小時以上二百四十小時以下之義務勞務。

六、完成戒癮治療、精神治療、心理治療、心理諮商、心理輔導或其他適當之處遇措施。

七、保護被害人安全之必要命令。

八、預防再犯所爲之必要命令。

檢察官命被告遵守或履行前項第三款至第六款之事項，應得被告之同意；第三款、第四款並得爲民事強制執行名義。

第一項情形，應附記於緩起訴處分書內。

第一項之期間，不得逾緩起訴期間。

第一項第四款提撥比率、收支運用及監督管理辦法，由行政院會同司法院另定之。

第 253-3 條 被告於緩起訴期間內，有左列情形之一者，檢察官得依職權或依告訴人之聲請撤銷原處分，繼續偵查或起訴：

一、於期間內故意更犯有期徒刑以上刑之罪，經檢察官提起公訴者。

二、緩起訴前，因故意犯他罪，而在緩起訴期間內受有期徒刑以上刑之宣告者。

三、違背第二百五十三條之二第一項各款之應遵守或履行事項者。

檢察官撤銷緩起訴之處分時，被告已履行之部分，不得請求返還或賠償。

第 487 條 因犯罪而受損害之人，於刑事訴訟程序得附帶提起民事訴訟，對於被告及依民法負賠償責任之人，請求回復其損害。

前項請求之範圍，依民法之規定。

第 488 條 提起附帶民事訴訟，應於刑事訴訟起訴後第二審辯論終結前爲之。但在第一審辯論終結後提起上訴前，不得提起。

第 496 條 附帶民事訴訟之審理，應於審理刑事訴訟後行之。但審判長如認爲適當者，亦得同時調查。

第 499 條 就刑事訴訟所調查之證據，視爲就附帶民事訴訟亦經調查。

前項之調查，附帶民事訴訟當事人或代理人得陳述意見。

第 500 條 附帶民事訴訟之判決，應以刑事訴訟判決所認定之事實爲據。但本於捨棄而爲判決者，不在此限。

第 501 條 附帶民事訴訟，應與刑事訴訟同時判決。

醫療法（民國112年6月28日總統令修正公布）

第 83 條 司法院應指定法院設立醫事專業法庭，由具有醫事相關專業知識或審判經驗之法官，辦理醫事糾紛訴訟案件。

參考文獻

1. 最高法院民事判決89年度台上字第1834號。
2. 蘇嘉宏、吳秀玲（2023）。《醫事護理法規概論》（十五版）。臺北：三民。
3. 陳聰富（2014）。《醫療侵權行為之構成要件分析》。臺北：元照。
4. 林山田（2004）。《刑事程序法》。臺北：五南。
5. 李永然（2004）。《民事訴訟法及相關法規》。臺北：永然。
6. 汪紹銘（2004）。《醫療糾紛與損害賠償》。臺北：翰蘆。
7. 蘇南桓（2004）。《刑事訴訟法與你》。臺北：永然。
8. 鄭玉波（2023）。《民法概要》（十六版）。臺北：東大。
9. 陳櫻琴、黃于玉、顏忠漢（2003）《醫療法律》。臺北：五南。
10. 李聖隆（2001）。《醫護法規概論》（五版）。臺北：華杏。
11. 黃丁全（2000）。《醫事法》。臺北：元照。

第六節　時　效

案例一

〈本案例改編自「臺灣高等法院民事判決92年度訴字第80號」〉

原告：甲方

被告：A方

當事人間因侵權行為損害賠償事件，經本院刑事庭移送前來，經言詞辯論終結，判決如下：

主文

原告之訴駁回。

訴訟費用由原告負擔。

事實

甲、原告方面：

原告未於言詞辯論期日到場，據其於刑事訴訟程序附帶提起民事訴訟狀及準備期日到場陳稱：

壹、聲明：被告應給付原告新臺幣（下同）一百八十萬元，及自民國七十九年四月十日起至清償日止，按年息百分之五之利息。

貳、陳述：被告開設診所，於某日上午十時及下午六時在其開設診所為伊女乙方治病，兩次誤診，未依程序轉診，且教唆無醫師資格之家庭主婦B方違法為乙方注射點滴達四小時，致乙方於治療中突然死亡，被告侵害乙方轉診法益致乙方死亡，造成伊精神上無法彌補損害，爰依民法第一百九十四條規定，請求被告賠償一百八十萬元為精神慰撫金。

參、證據：未提出證據供斟酌。

乙、被告方面：

壹、聲明：原告之訴駁回。

貳、陳述：被告被訴過失致乙方死亡罪，業經判決無罪確定，乙方死亡與伊之診斷無關，且乙方死亡亦與伊指示B方為乙方注射點滴無相當因果關係，伊不負侵權行為責任。縱認伊應負侵權行為責任，惟乙方於七十九年四月十日死亡，原告遲至九十二年九月十八日提起本件訴訟，其請求權亦已罹於時效。

丙、本院方面：本院依職權調閱被告被訴違反醫師法刑事卷宗。

理由

一、原告未於言詞辯論期日到場，核無民事訴訟法第三百八十六條各款所列情形，爰准被告聲請由其一造辯論而為判決。

二、按因侵權行為所生之損害賠償請求權，自請求權人知有損害及賠償義務人時起，二年間不行使而消滅，自有侵權行為時起，逾十年者亦同，民法第一百九十七條第一項定有明文。此項消滅時效，應以請求權人實際知悉損害及賠償義務人時起算，非以知悉賠償義務人因侵權行為所構成之犯罪行為經檢察官起訴，或法院判決有罪為準，最高法院著有七十二年台上字七三八號判例可資參照。

三、查被告係醫師，七十九年間在大熊市阿福街開設「叮噹診所」執行醫療業務，原告於上午十時攜其女乙方前往天天醫院就診後未見好轉，原告再於同日下午七時許再攜乙方至叮噹診所求診，經被告診斷後，被告竟命未具醫師及護士資格之配偶B方為乙方注射點滴及肌肉針劑，同日晚九時三十分許，乙方因病情惡化，轉診至星星醫院及快樂醫院急救無效延至同日晚十一時許不治死亡，原告自地方檢察署檢察官相驗乙方時起，即告訴被告涉嫌過失致人死亡並告發被告涉嫌違反醫師法，原告告訴被告過失致乙方死亡罪嫌，經地檢署提起公訴，惟遭判決無罪確定，至原告告發被告違反醫師法部分，經原告向臺灣高等檢察署陳情，該署發交地檢署偵查起訴，地方法院刑事判決認定被告指示未具合法醫師資格之B方為乙方打點滴及肌肉針劑，擅自執行醫療業務，違反醫師法第二十八條，判處有期徒刑一年，減刑為有期徒刑六月，得易科罰金，檢察官上訴後，本院刑事庭駁回上訴確定之事實，經本院調閱刑事審判卷屬實。原告於七十九年四月九日即已知悉被告違反醫師法及其年時效，縱認原告當時不知被告行為違反醫師法，惟起訴時距侵權行為事實發生時已逾十年，其請求權仍因罹於時效而消滅，被告並為時效抗辯，依首開說明，原告損害賠償請求權罹於時效，其請求被告賠償一百八十萬元及法定遲延利息，即不應准許，應予駁回。

四、結論：本件原告之訴，為無理由。依民事訴訟法第三百八十五條第一項前段、第七十八條，判決如主文。

案例二

〈本案例改編自「最高法院民事判決85年度台上字第1131號」〉

上訴人：A醫院

被上訴人：甲君

右當事人間請求損害賠償事件，上訴人對於第二審判決，提起上訴，本院判決如下：

主文

原判決關於命上訴人再給付被上訴人新臺幣十二萬九千元本息及駁回上訴人之上訴暨各該訴訟費用部分均廢棄，發回分院。

理由

本件被上訴人主張：伊八十年五月三十一日至上訴人醫院生產，由上訴人僱用之婦產科主治醫師B為伊剖腹產下男嬰，詎B疏於注意，竟將一截手術用紗布顯影帶遺留在伊腹內，即行縫合，致伊術後一直腹痛、腹瀉，嗣至聯合門診中心診治，經X光攝影檢查，得知腹內有異物，於八十年七月二十七日始由上訴人醫院醫師C開刀取出該顯影帶。因B之手術過失致伊身體持續疼痛、腹瀉，影響產後身體之恢復，且受再次開刀之痛苦，自得本於侵權行為及僱用人責任之法律關係請求上訴人賠償伊所受之損害，計支出醫療費三萬二千四百六十二元、支出育嬰費二千五百三十元、慰藉金三十萬元，共三十三萬四千九百九十二元等情，求為命上訴人如數給付，並自訴狀繕本送達翌日起至清償日止加付法定遲延利息之判決（被上訴人逾此範圍之請求，業經原審判決其敗訴確定）。

上訴人則以：紗布顯影帶置入腹腔乃係手術必要行為，疏未取出僅屬違約行為，並非不法行為，伊不負侵權行為損害賠償責任。縱屬侵權行為，被上訴人之侵權行為損害賠償請求權已罹於二年時效，伊亦得拒絕給付等語，資為抗辯。

原審以：被上訴人主張之事實，有診斷證明書、手術紀錄、其他類檢查報告黏貼紙頁、病歷及病患診療資料摘錄表可稽，自堪信為真實。查上訴人僱用之醫師B於剖腹產手術後遺留紗布顯影帶於被上訴人腹內，引發被上訴人膿瘍，致使被上訴人需再接受第二次剖腹探查手術，確有醫療上之疏失，有行政院衛生福利部醫事審議委員會鑑定書可憑，足見被上訴人所受之身體健康傷害與手術過失間應有相當因果關係，被上訴人依侵權行為及僱用人責任之法律關係請求上訴人賠償損害，即非無據。次查侵權行為損害賠償請求權時效，應自被害人知悉受有損害及行為人之行為係屬侵權行為時起算。被上訴人自八十年六月間起多次前往上訴人醫院、聯合門診中心求診，經X光攝影檢查，僅知其腹內有異物，尚不知該異物即係紗布顯影帶，迨至八十年八月二十七日經上訴人醫院C醫師開刀取出腹內遺留之紗布顯影帶，始悉B之行為係屬侵權行為，故侵權行為損害賠償請求權之二年時效應自此時起算。而被上訴人於八十二年七月二十六日已向上訴人請求賠償，則其請求權並未罹於時效而消滅。按時效因請求而中斷，若於請求後六個月內不起訴者始視為不中斷，此觀民法第一百二十九條第一項第一款、第一百三十條規定即明。被上訴人於八十二年七月二十六日向上訴人請求賠償，再於八十三年一月二十四日提起本件訴訟，並未逾六個月期間，其對上訴人之時效並未完成，上訴人所為時效抗辯要無足取。未查被上訴人因上訴人醫院醫師B手續疏忽，將紗布顯影帶遺留在其腹內，造成其腹痛、腹瀉，經多次診治及二次開刀，計支出醫療費三萬二千四百六十二元及育嬰費二千五百三十元，有收據可稽，應由上訴人負責賠償。又被上訴人因紗布顯影帶留存腹內，產生肉芽腫及膿瘍，而產生腹痛、腹瀉，並二次開刀，身心所受痛苦甚鉅，爰斟酌被上訴人所受痛苦及兩造身分、資力等一切情狀，認上訴人以賠償被上訴人慰藉金三十萬元為適當。綜上所述，被上訴人得請求上訴人賠償之金額計為三十三萬四千九百九十二元，從而被上訴人請求上訴人如數給付，並自訴狀繕本送達翌日起至清償日止加付法定遲延利息，應予准許，爰維持第一審所為被上訴人勝訴（即命上訴人給付被上訴人二十萬五千九百九十二元本息）部分之判決，並廢棄第一審所為被上訴人敗訴（即駁回被上訴人請求上訴人給付十二萬九千元本息之訴）部分之判決，改判如其所聲明。

按連帶債務人中之一人消滅時效已完成者，依民法第二百七十六條第二項規定，固僅該債務人應分擔之部分，他債務人亦同免其責任，惟民法第一百八十八條第三項規定僱用人賠償損害時，對於為侵權行為之受僱人有求償權，則僱用人與受僱人間並無應分擔部分可言，倘被害人對為侵權行為之受僱人之損害賠償請求權消滅時效已完成，如僱用人不得援用受僱人之時效利益，就全部債務同免責任，則於其為全部清償後，尚得向受僱人為全部求償，無異剝奪受僱人之時效利益，顯非事理之平。查第一審共同被告B為上訴人之受僱人，被上訴人對於B之侵權行為損害賠償請求權倘已罹於時效，上訴人是否不得援用B之時效利益，而得拒絕全部給付，即待推敲。原審就此未遑深究，僅以被上訴人對於上訴人之侵權行為損害賠償請求權尚未罹於時效，即為上訴人敗訴之判決，未免速斷。上訴論旨，指摘於其不利部分之原判決不當，求予廢棄，非無理由。

據上論結，本件上訴為有理由，依民事訴訟法第四百七十七條第一項、第四百七十八條第一項，判決如主文。

問題討論

1. 何謂「時效」？
2. 何謂「請求權罹於時效」？
3. 民事跟刑事的請求權時效一樣長嗎？
4. 侵權行爲損害賠償請求權時效，應自何時起算？
5. 本案的侵權行爲損害賠償請求權時效，自何時起算？
6. 罹於時效會產生什麼效果？
7. 如果本案醫師有賠償的責任，醫院有沒有責任？

參考法規

民法（民國110年1月20日總統令修正公布）

第 125 條 請求權，因十五年間不行使而消滅。但法律所定期間較短者，依其規定。

第 126 條 利息、紅利、租金、贍養費、退職金及其他一年或不及一年之定期給付債權，其各期給付請求權，因五年間不行使而消滅。

第 127 條 下列各款請求權，因二年間不行使而消滅：

一、旅店、飲食店及娛樂場之住宿費、飲食費、座費、消費物之代價及其墊款。

二、運送費及運送人所墊之款。

三、以租賃動產爲營業者之租價。

四、醫生、藥師、看護生之診費、藥費、報酬及其墊款。

五、律師、會計師、公證人之報酬及其墊款。

六、律師、會計師、公證人所收當事人物件之交還。

七、技師、承攬人之報酬及其墊款。

八、商人、製造人、手工業人所供給之商品及產物之代價。

第 128 條 消滅時效，自請求權可行使時起算。以不行爲爲目的之請求權，自爲行爲時起算。

第 129 條 消滅時效，因下列事由而中斷：

一、請求。

二、承認。

三、起訴。

下列事項，與起訴有同一效力：

一、依督促程序，聲請發支付命令。

二、聲請調解或提付仲裁。

三、申報和解債權或破產債權。

四、告知訴訟。

五、開始執行行爲或聲請強制執行。

第 130 條 時效因請求而中斷者，若於請求後六個月內不起訴，視爲不中斷。

第 188 條 受僱人因執行職務，不法侵害他人之權利者，由僱用人與行爲人連帶負損害賠償責任。但選任受僱人及監督其職務之執行，已盡相當之注意或縱加以相當之注意而仍不免發生損害者，僱用人不負賠償責任。

如被害人依前項但書之規定，不能受損害賠償時，法院因其聲請，得斟酌僱用人與被害人之經濟狀況，令僱用人為全部或一部之損害賠償。

僱用人賠償損害時，對於為侵權行為之受僱人，有求償權。

第 194 條 不法侵害他人致死者，被害人之父、母、子、女及配偶，雖非財產上之損害，亦得請求賠償相當之金額。

第 197 條 因侵權行為所生之損害賠償請求權，自請求權人知有損害及賠償義務人時起，二年間不行使而消滅；自有侵權行為時起，逾十年者亦同。

損害賠償之義務人，因侵權行為受利益，致被害人受損害者，於前項時效完成後，仍應依關於不當得利之規定，返還其所受之利益於被害人。

第 276 條 債權人向連帶債務人中之一人免除債務，而無消滅全部債務之意思表示者，除該債務人應分擔之部分外，他債務人仍不免其責任。

前項規定，於連帶債務人中之一人消滅時效已完成者準用之。

中華民國刑法（民國112年12月27日總統令修正公布）

第 80 條 追訴權，因下列期間內未起訴而消滅：

一、犯最重本刑為死刑、無期徒刑或十年以上有期徒刑之罪者，三十年。但發生死亡結果者，不在此限。

二、犯最重本刑為三年以上十年未滿有期徒刑之罪者，二十年。

三、犯最重本刑為一年以上三年未滿有期徒刑之罪者，十年。

四、犯最重本刑為一年未滿有期徒刑、拘役或罰金之罪者，五年。

前項期間自犯罪成立之日起算。但犯罪行為有繼續之狀態者，自行為終了之日起算。

刑事訴訟法（民國112年12月27日總統令修正公布）

第 237 條　告訴乃論之罪，其告訴應自得爲告訴之人知悉犯人之時起，於六個月內爲之。

得爲告訴人之有數人，其一人遲誤期間者，其效力不及於他人。

參考文獻

1. 臺灣高等法院民事判決92年度訴字第80號。
2. 最高法院民事判決85年度台上字第1131號。
3. 林山田（2004）。《刑事程序法》。臺北：五南。
4. 王皇玉（2023）。《刑法總則》。臺北：新學林。
5. 郭振恭（2020）。《民法》（十四版）。臺北：三民。
6. 蔡墩銘（2013）。《刑法總論》。臺北：三民。
7. 詹森林、馮震宇、林誠二、陳榮傳、林秀雄（2023）。《民法概要》（十七版）。臺北：五南。
8. 鄭玉波（2023）。《民法概要》（十六版）。臺北：東大。

第七節　訴訟外紛爭解決機制

案　例

【本報記者芝芝報導】

近年來隨著民衆的消費者意識越來越高漲，越來越容易發生醫療糾紛，一旦進入訴訟程序，病患因為缺乏醫療知識，在舉證等方面不免十分吃力，並且即使勝訴，只是求取了損害賠償，也無法回復已造成的死傷。而對醫師們而言，不論是否有醫療疏失的地方，要一邊行醫一邊應付訴訟的種種，無疑也是一大負擔。因此，為了減少發生醫療糾紛時，長期抗爭對於醫病雙方帶來的不便以及避免兩邊為此心力交瘁，衛生主管機關希望在發生醫療糾紛時，能夠有快速而有效的訴訟外機制，來協助紓解日益增加的醫療糾紛。

多年來衛生福利部一直在研擬醫療糾紛處理特別法草案，鼓勵採取「訴訟外紛爭解決機制」（Alternative Dispute Resolution，簡稱ADR）希望能更有效地處理醫療糾紛。

特別法立法有數種模式的倡議，包含強制調解、任意仲裁，甚至可能有所謂醫害救濟金的模式。例如發生醫療糾紛時必須要先強制調解，若調解不成，才可以提出訴訟或是告訴。多年來醫療糾紛的調解，多半是由縣市衛生局的醫事審議委員會來負責調處，但因為醫事審議委員會以醫界的人士占大多數，所以一般民眾老是覺得是醫醫相護，為了避免不公的聯想，衛福部想規定由公正的第三方來負責調解，即由各縣市衛生局另外成立醫療糾紛調解委員會，與醫事審議委員會不同的是，醫療糾紛調解委員會需由醫界、法界以及具社會威望的公正人士擔任，而且具有專業醫學知識的人不得超過二分之一，以免除外界的質疑。調解成立之後，如果送經法院核定，與民事確定判決有同一之效力，當事人就不得再告訴或自訴。除此之外，為了怕強制調解反而只是拉長紛爭的時間，此一調解原則上不得超過三個月，即使最長也不得超過六個月，但即使調解不成，民眾依然可以提出訴訟。

也有人倡議當事人可以選擇接受仲裁，仲裁人可以決定醫療人員是否有過失、是否有賠償責任，仲裁的判斷也與確定判決有同一之效力，如此具有決定力，且又較訴訟具有彈性的辦法，一般認為對於解決醫療糾紛也是有很大幫助的。當然若是在醫療人員沒有過失的情形下，另有草案考慮設置救濟基金，道義上救濟受傷害的病人。

不過因為有侵犯憲法保障訴訟權的疑慮，過去的草案也有限縮只適用於民事訴訟以及告訴乃論的刑事案件的想法，也就是說，對於重大傷害的病患而言，將無法適用。對於這些可能的機制，外界有許多不同的聲音。消基會認為若必須強制調解，除非調解委員會不會受到醫界人士或是黑道等的外力介入，否則調解的過程是否能夠維持絕對的公正，有許多的變數。並且，如果要在短短時間內就判定醫療糾紛的對錯，也難保不會常有錯誤決定的情形發生。

問題討論

1. 何謂「訴訟外紛爭解決機制」（Alternative Dispute Resolution，簡稱ADR）？
2. 何謂「調解」？調解有何優缺點？
3. 調解應該如何進行？誰可以進行調解？
4. 消費者文教基金會可不可以進行醫療糾紛的調解？
5. 何謂「仲裁」？仲裁有何優缺點？
6. 依民、刑事訴訟法，提起醫療糾紛訴訟是否需要經過調解？
7. 何謂「告訴乃論」？
8. 如果醫療人員沒有故意也沒有過失，是不是有道義上賠償的責任？
9. 你覺得有無訂定醫療糾紛處理特別法的必要？
10. 如果要訂定醫療糾紛處理特別法的話，有哪些要素必須考慮？

參考法規

民事訴訟法（民國112年11月29日總統令修正公布）

第 403 條　下列事件，除有第四百零六條第一項各款所定情形之一者外，於起訴前，應經法院調解：

一、不動產所有人或地上權人或其他利用不動產之人相互間因相鄰關係發生爭執者。

二、因定不動產之界線或設置界標發生爭執者。

三、不動產共有人間因共有物之管理、處分或分割發生爭執者。

四、建築物區分所有人或利用人相互間因建築物或其共同部分之管理發生爭執者。

五、因增加或減免不動產之租金或地租發生爭執者。

六、因定地上權之期間、範圍、地租發生爭執者。

七、因道路交通事故或醫療糾紛發生爭執者。

八、雇用人與受雇人間因僱傭契約發生爭執者。

九、合夥人間或隱名合夥人與出名營業人間因合夥發生爭執者。

十、配偶、直系親屬、四親等內之旁系血親、三親等內之旁系姻親、家長或家屬相互間因財產權發生爭執者。

十一、其他因財產權發生爭執，其標的之金額或價額在新臺幣五十萬元以下者。

前項第十一款所定數額，司法院得因情勢需要，以命令減至新臺幣二十五萬元或增至七十五萬元。

第 406 條 法院認調解之聲請有下列各款情形之一者，得逕以裁定駁回之：

一、依法律關係之性質，當事人之狀況或其他情事可認為不能調解或顯無調解必要或調解顯無成立之望者。

二、經其他法定調解機關調解未成立者。

三、因票據發生爭執者。

四、係提起反訴者。

五、送達於他造之通知書，應為公示送達或於外國為送達者。

六、金融機構因消費借貸契約或信用卡契約有所請求者。

前項裁定，不得聲明不服。

第 416 條 調解經當事人合意而成立；調解成立者，與訴訟上和解有同一之效力。

調解有無效或得撤銷之原因者，當事人得向原法院提起宣告調解無效或撤銷調解之訴。

前項情形，原調解事件之聲請人，得就原調解事件合併起訴或提起反訴，請求法院於宣告調解無效或撤銷調解時合併裁判之。並視為自聲請調解時，已經起訴。

第五百條至第五百零二條及第五百零六條之規定，於第二項情形準用之。

調解不成立者，法院應付與當事人證明書。

第五編之一第三人撤銷訴訟程序之規定，於第一項情形準用之。

第 422 條　調解程序中，調解委員或法官所為之勸導及當事人所為之陳述或讓步，於調解不成立後之本案訴訟，不得採為裁判之基礎。

鄉鎮市調解條例（民國112年1月13日總統令修正公布）

第 1 條　鄉、鎮、市公所應依本條例之規定，設置調解委員會，辦理下列調解事項：

一、民事事件。

二、告訴乃論之刑事事件。

第 11 條　聲請調解，民事事件應得當事人之同意；告訴乃論之刑事事件應得被害人之同意，始得進行調解。

第 27 條　調解經法院核定後，當事人就該事件不得再行起訴、告訴或自訴。

經法院核定之民事調解，與民事確定判決有同一之效力，經法院核定之刑事調解，以給付金錢或其他代替物或有價證券之一定數量為標的者，其調解書得為執行名義。

消費者保護法（民國104年6月17日總統令修正公布）

第 43 條　消費者與企業經營者因商品或服務發生消費爭議時，消費者得向企業經營者、消費者保護團體或消費者服務中心或其分中心申訴。

企業經營者對於消費者之申訴，應於申訴之日起十五日內妥適處理之。

消費者依第一項申訴，未獲妥適處理時，得向直轄市、縣（市）政府消費者保護官申訴。

第 44 條　消費者依前條申訴未能獲得妥適處理時，得向直轄市或縣（市）

消費爭議調解委員會申請調解。

第 45-1 條 調解程序，於直轄市、縣（市）政府或其他適當之處所行之，其程序得不公開。

調解委員、列席協同調解人及其他經辦調解事務之人，對於調解事件之內容，除已公開之事項外，應保守秘密。

第 46 條 調解成立者應作成調解書。

前項調解書之作成及效力，準用鄉鎮市調解條例第二十五條至第二十九條之規定。

仲裁法（民國104年12月2日總統令修正公布）

第 1 條 有關現在或將來之爭議，當事人得訂立仲裁協議，約定由仲裁人一人或單數之數人成立仲裁庭仲裁之。

前項爭議，以依法得和解者爲限。

仲裁協議，應以書面爲之。

當事人間之文書、證券、信函、電傳、電報或其他類似方式之通訊，足認有仲裁合意者，視爲仲裁協議成立。

第 37 條 仲裁人之判斷，於當事人間，與法院之確定判決，有同一效力。

仲裁判斷，須聲請法院爲執行裁定後，方得爲強制執行。但合於下列規定之一，並經當事人雙方以書面約定仲裁判斷無須法院裁定即得爲強制執行者，得逕爲強制執行：

一、以給付金錢或其他代替物或有價證券之一定數量爲標的者。

二、以給付特定之動產爲標的者。

前項強制執行之規定，除當事人外，對於下列之人，就該仲裁判斷之法律關係，亦有效力：

一、仲裁程序開始後爲當事人之繼受人及爲當事人或其繼受人占有請求之標的物者。

二、爲他人而爲當事人者之該他人及仲裁程序開始後爲該他人之繼受人，及爲該他人或其繼受人占有請求之標的物者。

參考文獻

1. 黃靜宜（2000/8/24）。醫療糾紛調處，北市自治又一章。《民生報》，7版。
2. 蘇秀慧（2000/2/25）。政院通過「醫療糾紛處理法」草案。《民生報》，7版。
3. 吳佩蓉（1998/12/9）。醫療糾紛處理法草案出爐，僅適用民事及告訴乃論刑事案件；對病患致命糾紛，恐難著力。《民生報》，23版。
4. 薛桂文（1998/10/24）。醫療糾紛，將強制調處，不成才能興訟；衛署已擬訂「醫療糾紛調解條例」，要求由衛署指派的調解庭先免費調解並仲裁，具法律效力，調解不成再上法院。《民生報》，29版。
5. 李永然（2004）。《民事訴訟法及相關法規》。臺北：永然。
6. 林山田（2004）。《刑事程序法》。臺北：五南。
7. 蘇南桓（2004）。《刑事訴訟法與你》。臺北：永然。

第八節　調　解

案　例

【本報記者芝芝報導】

當醫療糾紛發生時，民眾常常還沒確定是否有醫療疏失的情形，就施以激烈的手段來加以抗爭。其實，訴諸如此激烈甚至於非法的方法，反而不划算。根據醫療法，每個縣市的衛生局，都得要設置醫事審議委員會，作為醫療糾紛調處的一個管道，在收到了醫療糾紛的申訴之後，衛生局將會對於案件進行調查，所以民眾大可不必擔心求助無門，可以訴諸合法的管道。

衛生福利部針對大臺北地區民眾對醫療糾紛的民意調查顯示，受訪民眾認為發生醫療糾紛時可以有效求償的方式，排名第一的是向民間團體申訴，第二才是向衛生機關申訴，私下向醫師提出要求是第三，百分之十二會透過民意代表向醫院或醫師施壓，也有百分之七的民眾認為用騷擾醫師或醫院的方式可達到賠償目的。消費者文教基金會認為，民眾會有自力救濟有效的想法就表示處理糾紛的公信力有待加強。

根據醫事法律學會的統計，臺灣地區的醫療糾紛有呈倍數增加的趨勢，民國五十二年到六十一年每年平均三六．八件；民國六十二年到七十年每年平均八十二件；七十一年到七十八年則增加到一一六七件，每年平均一百四十六件，最近每年衛生福利部需要鑑定的案件就超過四百件，顯示醫療糾紛已愈形普遍。以醫療機構來區分，醫療糾紛大都集中在醫院而非診所，而醫院的部分又以醫學中心占的比例為最多。這可能是因為醫學中心的門診量較大，並且醫療行為比普通的醫院來得複雜，因此發生醫療糾紛的比例自然也會較高。最近的資料更顯示，發生醫療糾紛的以內科占最多，而以外科居次。這是因為內科的就診量較大，發生醫療糾紛的風險也就相對的高。而外科本身發生不可預期結果的機率原本就較其他科別來的高，因此也就容易發生醫療糾紛。

不過，近幾年醫療糾紛雖然激增，可是衛生主管機關調處失敗的比率也越來越高。為何調處失敗的比例會大為提高，可能因為隨著醫療行為越來越複雜，造成病情的爭議性也就相對的較高，因而造成各衛生局調解的成功率大幅下降，訴諸司法的案件激增。以臺北市為例，民國一〇七年臺北市衛生局共受理醫療糾紛調處八十七件，但是調處成功的只有二十一件，調處成立率24.14%。

面對如此多的醫療糾紛，以及較低的調處成功率，許多人疾呼須為醫療糾紛的處理立特別法，直至一一一年五月三十日立法院終於三讀通過「醫療事故預防及爭議處理法」（以下簡稱醫預法）。衛福部表示，為解決長期以來，醫療爭議訴訟衍生之醫病關係對立、高風險科別人才流失及防禦醫療等問題，前行政院衛生署於民國八十九年即提出「醫療糾紛處理法」草案，並自一〇六年起推動「多元雙向醫療爭議處理機制試辦計畫」，衛福部於一〇七年提出醫預法草案，歷經兩屆會期終獲立法院通過，本法案以「保障病人權益、促進醫病和諧、提升醫療品質」為目標，並秉持「即時關懷」、「調解先行」、「事故預防」等三大原則，全文共計四十五條，其重點如下：

一、溝通關懷：醫療機構應組成醫療事故關懷小組，九十九床以下醫院及診所，囿於規模可指定專業人員或委由專業團體提供；醫療機構於醫療事故發生後，應即時進行病人關懷及協助，適時說明、建立互信，以緩和醫病緊張關係避免發生爭議。

二、爭議調解：地方衛生局應組成醫療爭議調解會，不論民、刑事醫療訴訟均應先經其調解，調解期間以三個月為限，必要時可延長三個月；另一方面，中央主管機關應委託政府捐助設立之財團法人或捐助成立財團法人，導入中立第三方提供醫事專業諮詢及醫療爭議評析，以協助爭議調解過程拉近雙方認知差距，消弭爭議、促成和解。調解成立送法院核定，具司法效果，以減少訟累與社會成本。

三、事故預防：醫院應建立內部病人安全管理制度，形塑不責難的病安通報與風險管控機制；醫療機構對於發生之重大醫療事故，應主動進行根因分析、檢討改善，並通報主管機關；另，中央主管機關對於特殊之醫療事故則可成立外部專案調查小組提出報告，內容應以發現事實真相、共同學習為目的。

衛福部表示，醫預法亦以營造病人安全文化為目標，鼓勵自主發掘問題追求改善，因此明定於溝通關懷、爭議調解過程所為之陳述，及醫療機構內外部自主通報、根因分析與改善之內容，均不得採為訴訟證據或裁判基礎，亦不得為相關行政處分之基礎。而醫療事故有關人員涉及違反法律所定之行政或刑事責任，應就其有無主動通報、積極配合調查或提供資料，為處罰或科刑輕重之審酌。

問題討論

1. 何謂「調處」？
2. 「調處」和「調解」有何不同？
3. 何謂「醫療事故」？
4. 醫療機構於醫療事故發生之後，應如何進行關懷？何謂「道歉法則」（apology law）？
5. 誰可以進行「調解」？
6. 「調解」有何優缺點？
7. 何謂「評析」？
8. 「調解」有什麼樣的法律效力？
9. 你認爲要如何才能增加醫療糾紛雙方達成和解的意願？
10. 你認爲醫療糾紛的解決有沒有其他比較好的方法？

參考法規

醫療法（民國112年6月28日總統令修正公布）

第 99 條 直轄市、縣（市）主管機關應設置醫事審議委員會，任務如下：

一、醫療機構設立或擴充之審議。

二、醫療收費標準之審議。

三、醫療爭議之調處。

四、醫德之促進。

五、其他有關醫事之審議。

前項醫事審議委員會之組織、會議等相關規定，由直轄市、縣（市）主管機關定之。

醫療事故預防及爭議處理法（民國111年6月22日總統令公布）

第 1 條 爲保障醫病雙方權益、促進醫病和諧關係、改善醫療執業環境、確保病人安全、提升醫療品質，並建立妥速醫療爭議處理機制，特制定本法。

第 3 條 本法用詞，定義如下：

一、醫療事故：指病人接受醫事機構之醫事服務，發生重大傷害或死亡之結果。但不包括因疾病本身或醫療處置不能避免之結果。

二、醫療爭議：指病人方之當事人認為醫療不良結果應由醫事人員、醫事機構負責所生之爭議。

三、醫事機構：指醫療法第十條第一項所定醫事人員，依其專門職業法規規定申請核准開業之機構。

四、醫療機構：指依醫療法設立之醫院及診所。

五、當事人：指與醫療爭議有關之醫事人員、醫事機構、病人或其他依法得提起訴訟之人。

第 4 條 中央主管機關應委託政府捐助設立之財團法人，辦理第九條醫事專業諮詢及第二十一條第二項醫療爭議評析；必要時，得捐助成立財團法人辦理之。

前項財團法人辦理醫事專業諮詢及醫療爭議評析時，應秉持公正、客觀及中立立場，並遵守利益迴避規範。

前二項提供醫事專業諮詢與醫療爭議評析之作業程序、人員資格、收費基準、免納費用條件、利益迴避規範及其他相關事項之辦法，由中央主管機關定之。

第一項財團法人提供之醫事專業諮詢及醫療爭議評析，除醫療爭議當事人均同意外，不得於本案訴訟採為證據或裁判基礎，亦不得採為相關行政處分之基礎。

第 6 條 醫療機構應組成醫療事故關懷小組，於醫療事故發生之翌日起五個工作日內，向病人、家屬或其代理人說明、溝通，並提供協助及關懷服務。但九十九床以下醫院及診所，得指定專業人員或委由專業機構、團體為之。

前項醫療事故關懷小組人員、專業人員、專業機構與團體之資格條件及其他應遵行之事項，由中央主管機關公告之。

病人、家屬或其代理人因語言、文化因素或有聽覺、語言功能或其他障礙致溝通困難時，應由受有相關訓練之人員協助說明、溝通及關懷。

醫療機構為第一項之說明、溝通、協助及關懷服務，應製作紀錄，並至少保存三年。

病人符合藥害救濟法、生產事故救濟條例或傳染病防治法預防接種受害之救濟對象者，醫療機構應主動提供相關資訊及協助。

第 7 條 依前條規定進行說明、溝通、提供協助及關懷服務過程中，醫療機構、醫療事故關懷小組、專業人員、專業機構或團體、醫事人員或其代理人所為遺憾、道歉、讓步或其他為緩和醫病緊張關係所為之陳述，除醫療爭議當事人均同意外，不得於本案訴訟採為證據或裁判基礎，亦不得採為相關行政處分之基礎。

第 12 條 直轄市、縣（市）主管機關應組成醫療爭議調解會（以下簡稱調解會），辦理醫療爭議之調解。

調解會應由具有醫學、法律或其他具專業知識及信望素孚之公正人士九人至四十五人組成之；其中醫學以外之委員，或任一性別之委員，各不得少於委員總數三分之一。

調解委員聘期為三年，並得連任之；聘期中出缺時，得予補聘，期間至原聘期屆滿為止。

調解會運作之經費，由直轄市、縣（市）主管機關編列預算，中央主管機關得依其財力級次補助之。

第 13 條 當事人申請調解，應檢具申請書向調解會為之；填寫申請書有困難者，調解會得指派人員協助之。

前項調解會之管轄如下：

一、病人住（居）所及醫事機構所在地均在同一直轄市、縣（市）者，由該直轄市、縣（市）調解會調解。

二、病人住（居）所及醫事機構所在地不在同一直轄市、縣（市）者，由該醫事機構所在地直轄市、縣（市）調解會調解。

三、經當事人均同意，並經接受申請之直轄市、縣（市）調解會同意者，得由該直轄市、縣（市）調解會調解，不受前二款之限制。

第 14 條 醫療爭議之調解，應於受理申請文件、資料齊備之日起算四十五日內召開調解會議，並於三個月內完成；必要時，得延長三個月，並以一次爲限。但經當事人合意者，得再延長一次。

未於前項規定期間內完成調解者，視爲調解不成立。

調解會辦理醫療爭議之調解，得分組爲之；調解委員之資格條件與第一項調解會之運作、調解程序、醫療爭議調解申請書應載明事項、表單格式及其他相關事項之辦法，由中央主管機關定之。

第 15 條 當事人因醫療爭議提起民事訴訟前，應依本法申請調解，不適用醫療法第九十九條第一項第三款及鄉鎮市調解條例之規定。

當事人未依前項規定申請調解而逕行起訴，第一審法院應移付管轄之調解會先行調解。調解期間，訴訟程序停止進行。

當事人申請調解且調解不成立，於調解不成立證明書送達之翌日起六個月內起訴者，視爲自申請調解時，已經起訴。

第 16 條 檢察官偵查或法院審理之醫療爭議刑事案件，應移付管轄之調解會先行調解。調解期間停止偵查、審判。

前項移付調解，應通知被告、告訴人、病人與其家屬、自訴人及檢察官。必要時，檢察官或法院得將相關卷證資料函送調解會。

當事人申請調解而調解不成立，於調解不成立證明書送達之翌日起六個月內就醫療爭議刑事案件提起告訴者，視爲自申請調解時，已經提出告訴。

醫療爭議刑事案件曾依本法調解不成立，或有刑事訴訟法第一百六十一條第二項、第二百五十二條第一款至第九款、第三百零二條至第三百零四條、第三百二十六條第一項及第三項、第三百二十九條第二項、第三百三十四條、第三百三十五條規定情形，不適用第一項前段移付先行調解之規定。

第 18 條 調解程序不公開之。但當事人另有約定者，不在此限。

調解委員及辦理調解相關業務之人員，因執行職務而知悉、持有他人之秘密，無正當理由不得洩漏。

同一原因事實之醫療爭議，一方當事人分別與多數之他方當事人進行調解時，當事人於一案調解中所爲之陳述、讓步及該案之調解結果，非經其同意，不得於另案調解中洩漏或援用。

一方當事人未得調解委員及他方當事人之同意，不得將調解過程錄音、錄影或使用其他方式傳播。

第 19 條 當事人經調解會通知到場進行調解者，應親自或委託代理人到場，並得各推舉一人至三人列席協同調解。

醫事機構應指派具調解決策權之代表，出席調解會議。

醫事機構無正當理由不得有禁止或妨礙其所屬人員進行或成立調解之行爲或措施。

醫事機構不得因其所屬人員申請或同意調解，或因調解成立或不成立，予以不利之處置。

第 20 條 當事人無正當理由於調解期日不到場且未委託代理人到場者，視爲調解不成立。

第 21 條 直轄市、縣（市）主管機關因調解之需要，得限期令醫事機構提供所需之病歷、診療紀錄或其他相關文件、資料；醫事機構不得規避、妨礙、拒絕或作虛僞之證明、報告或陳述。

調解會調解時，得邀請醫學、法律、心理、社會工作或其他相關專業人員列席陳述意見，或就醫療爭議之爭點向第四條第一項之財團法人申請醫療爭議評析。

第 22 條 調解委員應本客觀、公正、和平及懇切之態度，對當事人說明調解程序及相關法律效果，並爲適當之勸導，力謀調解之成立。

調解過程中，當事人、其代理人或其他到場之人以強暴、脅迫、恐嚇、公然侮辱或其他非法之方法，滋擾調解處所與周圍之安寧或秩序者，調解委員得請求警察機關排除或制止之。

調解委員或列席協同調解之人，有以強暴、脅迫或詐術進行調解，阻止起訴、告訴或自訴或其他涉嫌犯罪之行爲，當事人得依法訴究。

當事人之代理人或協同調解之人有第二項行爲者，調解委員得禁止其代理或列席。

第 23 條 調解程序中，調解委員所爲之勸導及當事人所爲遺憾、道歉、不利於己之陳述或讓步，除醫療爭議當事人均同意外，不得於本案訴訟採爲證據或裁判基礎，亦不得採爲相關行政處分之基礎。

參考文獻

1. 詹三源（2000/5/8）。消費意識升高醫療複雜化；醫療糾紛激增，調處成功率劇減。《聯合報》，18版。
2. 黃靜宜（2000/5/18）。醫療糾紛日多，處理愈見棘手。《民生報》，11版。
3. 楊珮玲（1993/8/8）。醫療糾紛調處，走向制度化；醫事法律學會擬草案，希望各級衛生主管機關負責處理。《聯合報》，5版。
4. 衛生福利部醫事司（2018/4/12）。行政院會通過「醫療事故預防及爭議處理法」草案。《衛生福利部新聞》。https://www.mohw.gov.tw/fp-16-40687-1.html。
5. 衛生福利部醫事司（2022/5/31）。立法院三讀通過「醫療事故預防及爭議處理法」營造醫病和諧關係。《衛生福利部新聞》。https://www.mohw.gov.tw/cp-5268-69786-1.html。

第九節　舉證責任

案　例

大大醫院是國內一家非常有名的醫院，有一天，大大醫院A病房的護理長突然發現，A病房其中的一個病人，似乎在請工人在病房中裝一些什麼東西。後來，護理長就請其他的護士小姐們特別注意，結果發現這位病人的家屬在病房裡面裝設了針孔攝影機，護理長覺得非常的驚訝，不知道病人的家屬在病房中裝置針孔攝影機的用意何在？於是就先跟醫院管理階層報告這件事情，同時也找病人的家屬詢問為什麼要在病房裝針孔式攝影機？家屬就說：哎喲，現在很多的看護啊，都會虐待病人，她們是為了怕自己的家人受到虐待，所以才在病房裝針孔攝影機的。院方還有護理長都一再跟家屬保證說，因為醫院有非常嚴密的在控管這個事情，而且護理人員也會相當的注意，應該不會發生這樣的事情，所以希望她們把攝影機拆掉，可是經過了幾次的溝通，家屬還是不願意把針孔攝影機拆掉。

雖然經過院方再三的保證，家屬還是不願意把針孔攝影機撤走，最後家屬甚至說，其實我們裝這個針孔攝影機也不是只有怕看護虐待我們的家人，我們還怕你們醫院沒有好好的照顧我們家人，我如果不把攝影機裝載在那，把在病房中的一舉一動錄下來，怎麼知道你們有沒有虐待我們的家人。聽了這樣的話，護理長更加的震驚，沒有想到家屬還會這樣想，利用針孔攝影機來蒐集醫院是不是有疏失的地方。院內緊急召開了會議來討論如何因應這樣的事情，大家聽到了這樣的事情都覺得很不可思議，而且都義憤填膺，甚至也有主治醫師馬上就說，如果他們一定要裝攝影機的話，那我們就跟他說，院方也要在病房內裝置二十四小時的針孔式攝影機，不然的話，針孔攝影機都由他們在控制，我們怎麼知道他們沒有刻意的擷取某些鏡頭，來製造對我們醫院還有醫護人員不利的證據呢？所以他們如果執意要這麼做的話，那也沒關係。他們要保護他們自己，我們也要保護我們自己啊。我們就在病房內裝置一個二十四小時由我們自己控制的攝影機，避免病人跟家屬搞鬼。在會議中，大家激烈的爭辯，最後院長決定把大家的意見綜合起來，再試著跟病人家屬做最後的一次溝通。最後一次溝通時，在聽到院方這麼多激烈的建議之後，家屬也就決定把針孔攝影機撤離了。

問題討論

1. 何謂「證據」？
2. 何謂「舉證之責任」？
3. 刑事和民事之舉證責任有何不同？
4. 醫療糾紛中可能有哪些證據？
5. 何謂「證據力」？
6. 錄音和錄影可以當證據嗎？
7. 醫院病房裡可不可以裝攝影機？會不會妨害什麼權利？

參考法規

民事訴訟法（民國112年11月29日總統令修正公布）

第 222 條　法院爲判決時，應斟酌全辯論意旨及調查證據之結果，依自由心證判斷事實之眞僞。但別有規定者，不在此限。

當事人已證明受有損害而不能證明其數額或證明顯有重大困難者，法院應審酌一切情況，依所得心證定其數額。

法院依自由心證判斷事實之眞僞，不得違背論理及經驗法則。

得心證之理由，應記明於判決。

第 277 條　當事人主張有利於己之事實者，就其事實有舉證之責任。但法律別有規定，或依其情形顯失公平者，不在此限。

第 278 條 事實於法院已顯著或為其職務上所已知者，無庸舉證。
前項事實，雖非當事人提出者，亦得斟酌之。但裁判前應令當事人就其事實有辯論之機會。

第 281 條 法律上推定之事實無反證者，無庸舉證。

第 282 條 法院得依已明瞭之事實，推定應證事實之眞僞。

第 357 條 私文書應由舉證人證其眞正。但他造於其眞正無爭執者，不在此限。

刑事訴訟法（民國112年12月27日總統令修正公布）

第 155 條 證據之證明力，由法院本於確信自由判斷。但不得違背經驗法則及論理法則。
無證據能力、未經合法調查之證據，不得作為判斷之依據。

第 157 條 公眾週知之事實，無庸舉證。

第 158 條 事實於法院已顯著，或為其職務上所已知者，無庸舉證。

第 158-1 條 前二條無庸舉證之事實，法院應予當事人就其事實有陳述意見之機會。

第 161 條 檢察官就被告犯罪事實，應負舉證責任，並指出證明之方法。
法院於第一次審判期日前，認為檢察官指出之證明方法顯不足認定被告有成立犯罪之可能時，應以裁定定期通知檢察官補正；逾期未補正者，得以裁定駁回起訴。
駁回起訴之裁定已確定者，非有第二百六十條各款情形之一，不得對於同一案件再行起訴。
違反前項規定，再行起訴者，應諭知不受理之判決。

第 165-1 條 前條之規定，於文書外之證物有與文書相同之效用者，準用之。
錄音、錄影、電磁紀錄或其他相類之證物可為證據者，審判長應以適當之設備，顯示聲音、影像、符號或資料，使當事人、代理人、辯護人或輔佐人辨認或告以要旨。

參考文獻

1. 吳俊穎等（2014）。《實證法學：醫療糾紛的全國性實證研究》。臺北：元照。
2. 林山田（2004）。《刑事程序法》。臺北：五南。
3. 蘇南桓（2004）。《刑事訴訟法與你》。臺北：永然。
4. 李永然（2003）。《民事訴訟法及相關法規》。臺北：永然。
5. 張麗卿（2003）。《刑事訴訟制度與刑事證據》。臺北：元照。

第十節　舉證責任倒置

案　例

【本報記者芝芝報導】

最近臺北市一名醫師因為切除子宮手術傷及輸尿管的醫療糾紛，經法院判賠三百二十二萬元，該起判決特殊之處在於醫師無法舉證自己沒有過失而敗訴；此案在醫界引起廣大的討論，因為衛生福利部醫事審議委員會的鑑定報告，認為該醫師沒有過失，但法官卻不依照鑑定報告判決，反過頭來要求醫師舉證自己沒有過失，最後導致醫師敗訴，因而引起了許多的討論。

該名醫師表示，這個病患曾經在其他醫院手術，已經造成子宮附近嚴重沾粘，手術難度本來就很高，有併發症並不是過失引起，而且醫事審議委員會的鑑定也是沒有過失，但法官卻全盤否定醫療專業，很遺憾一定要上訴到底。

婦產科醫學會理事長也表示判決不公，他認為子宮與輸尿管位置很接近，傷及輸尿管是常見的併發症之一，法官如此判決，等於是將併發症都歸咎於是醫師的疏失，那就沒有人敢開刀了。

相對於醫界的反彈，法界人士大多支持此一判決。許多法官以為，雖然一般情況原告需就對自己有利的事實舉證，但是病人很難得知醫師究竟有無疏失，病歷全都在醫院裡，人證都是醫院的工作人員，病人又不具醫學專業知識無從分辨，所以病人負舉證責任，本來就不公平，衛生福利部的鑑定報告也只是法官參考依據之一，要形成裁判心證，還要加上其他證據，甚至說衛生福利部醫療糾紛鑑定報告民國七十六年至今，判定醫師有疏失及可能有疏失的比率不到二成，若法院全盤採納，病人打贏官司的機會微乎其微，所以轉換舉證責任確有必要。

正當醫界努力希望醫療行為不再適用消費者保護法之際，卻又面臨舉證責任倒置的問題，將病人的舉證責任轉移到醫院以及醫生身上。也就是說，將來如果病人對醫師提出醫療訴訟，原本應該由提出告訴的病人證明醫師有過失，現在卻必須改由醫師證明自己沒有過失才行，不然會因此被判決敗訴。以醫界的角度來看，此舉會大大增加醫療糾紛的產生。因為以後在醫療行為當中，病人只要對於醫療結果的預期與醫師的有落差，可以輕易的告上法院，而不需負責提出證據；但相反的，醫師若碰上了醫療糾紛，卻必須要費盡辛苦地找出自己無罪的證據。而當法院的判決不再根據醫療鑑定報告時，就表示醫療專業在司法體系裡受到漠視，醫師對於醫療行為也會更加的趨於保守小心，防禦性醫療的趨向會日益惡化，甚至會有類似美國某些醫師拒絕替病患開刀是因為怕惹禍上身的情形出現。而此舉也會造成醫師將來在看病時提心吊膽，醫師與病人的關係將會越來越緊張，因此對於現在日益薄弱的醫病關係，無疑是另一種打擊。

問題討論

1. 何謂「鑑定」？
2. 在醫療糾紛案件中應該如何鑑定？由誰來鑑定？
3. 法官是不是一定要遵照衛生福利部醫事審議委員會的鑑定報告來判

決？

4. 您覺得法官應該怎麼樣看待衛生福利部醫事審議委員會的鑑定報告？
5. 何謂「舉證責任倒置」？為什麼要倒置舉證責任？
6. 舉證責任倒置有何優缺點？
7. 你覺得在醫療糾紛的舉證能力上，要求病人舉證是「依其情形顯失公平」嗎？

參考法規

民事訴訟法（民國112年11月29日總統令修正公布）

第 277 條　當事人主張有利於己之事實者，就其事實有舉證之責任。但法律別有規定，或依其情形顯失公平者，不在此限。

第 326 條　鑑定人由受訴法院選任，並定其人數。

法院於選任鑑定人前，得命當事人陳述意見；其經當事人合意指定鑑定人者，應從其合意選任之。但法院認其人選顯不適當時，不在此限。

已選任之鑑定人，法院得撤換之。

第 340 條　法院認為必要時，得囑託機關、團體或商請外國機關、團體為鑑定或審查鑑定意見。其須說明者，由該機關或團體所指定之人為之。

本目關於鑑定人之規定，除第三百三十四條及第三百三十九條外，於前項情形準用之。

刑事訴訟法（民國112年12月27日總統令修正公布）

第 198 條　鑑定人由審判長、受命法官或檢察官就下列之人選任一人或數人充之：

一、因學識、技術、經驗、訓練或教育而就鑑定事項具有專業能力者。

二、經政府機關委任有鑑定職務者。

鑑定人就本案相關專業意見或資料之準備或提出，應揭露下列資訊：

一、與被告、自訴人、代理人、辯護人、輔佐人或其他訴訟關係人有無分工或合作關係。

二、有無受前款之人金錢報酬或資助及其金額或價值。

三、前項以外其他提供金錢報酬或資助者之身分及其金額或價值。

第 207 條 鑑定有不完備者，得命增加人數或命他人繼續或另行鑑定。

第 208 條 法院或檢察官得囑託醫院、學校或其他相當之機關、機構或團體爲鑑定，或審查他人之鑑定，除本條另有規定外，準用第二百零三條至第二百零六條之一之規定；其須以言詞報告或說明時，得命實施鑑定或審查之人爲之。

前項情形，其實施鑑定或審查之人，應由第一百九十八條第一項之人充之，並準用第二百零二條之規定，及應於書面報告具名。

第一項之書面報告有下列情形之一者，得爲證據：

一、當事人明示同意。

二、依法令具有執掌鑑定、鑑識或檢驗等業務之機關所實施之鑑定。

三、經主管機關認證之機構或團體所實施之鑑定。

當事人於審判中得向法院聲請囑託醫院、學校或其他相當之機關、機構或團體爲鑑定或審查他人之鑑定，並準用第一百九十八條第二項之規定。

當事人於審判中得委任醫院、學校或其他相當之機關、機構或團體爲鑑定或審查他人之鑑定，並準用第一項至第三項及第一百九十八條第二項之規定。

前項情形，當事人得因鑑定之必要，向審判長或受命法官聲請將關於鑑定之物，交付受委任之醫院、學校或其他相當之機關、機構或團體，並準用第一百六十三條至第一百六十三條之二之規定。

因第五項委任鑑定或審查他人之鑑定所生之費用，由委任之人負擔。

第一百六十三條第一項、第一百六十六條至第一百六十七條之七、第二百零二條之規定，於第一項、第四項及第五項由實施鑑定或審查之人爲言詞報告或說明之情形準用之。

醫療法（民國112年6月28日總統令修正公布）

第　98　條　中央主管機關應設置醫事審議委員會，依其任務分別設置各種小組，其任務如下：

一、醫療制度之改進。

二、醫療技術之審議。

三、人體試驗之審議。

四、司法或檢察機關之委託鑑定。

五、專科醫師制度之改進。

六、醫德之促進。

七、一定規模以上大型醫院設立或擴充之審議。

八、其他有關醫事之審議。

前項醫事審議委員會之組織、會議等相關規定，由中央主管機關定之。

衛生福利部醫事審議委員會設置要點（民國102年9月4日行政院衛生福利部函修正發布）

一、本要點依醫療法第九十八條第二項規定訂定之。

二、依醫療法第九十八條第一項規定，衛生福利部醫事審議委員會（以下簡稱本會）任務如下：

㈠醫療制度之改進。

㈡醫療技術之審議。

㈢人體試驗之審議。

㈣司法或檢察機關委託鑑定。

㈤專科醫師制度之改進。

㈥醫德之促進。

㈦一定規模以上大型醫院設立或擴充之審議。

㈧其他有關醫事之審議。

三、本會置主任委員一人，委員十四人至二十四人，均由衛生福利部（以下簡稱本部）部長就不具民意代表、醫療法人代表身分之醫事、法學專家、學者及社會人士遴聘之，其中法學專家及社會人士之比例，不得少於三分之一，聘期均為二年。

四、本會設下列小組，分別辦理第二點所列事項：

㈠醫療技術小組。

㈡醫事鑑定小組。

㈢醫療資源及專科醫師小組。

醫療技術與醫療資源及專科醫師小組各置委員十五人至十九人，醫事鑑定小組置委員二十一人至三十六人，各小組並以其中一人為召集人，除由本部部長就本會委員中指定兼任外，並就其他不具民意代表、醫療法人代表身分之醫事、法學專家、學者及社會人士遴聘之，其中法學專家及社會人士之比例，不得少於三分之一；各小組委員之聘期與本會委員相同。

五、本會置執行秘書一人，承主任委員之命，處理日常事務；並置幹事四人，受執行秘書指揮監督，處理本會業務，均由本部部長就本部職員中派兼之。

六、本會會議每年至少召開一次，必要時得舉行臨時會。開會時以主任委員為主席。

本會各小組得視需要召開小組會議，以召集人為主席；醫事鑑定小組並得依鑑定案件性質，分組召開會議。

開會時，主任委員或召集人未能出席時，由委員推選出席人員一人為主席。

本會或小組會議，須有全體委員或小組委員過半數之出席，決議事項須有出席委員過半數之同意，可否同數時，由主席裁決之。

七、本會審議醫療制度、醫事鑑定、醫療技術或醫療設施等事項時，得指定委員或委託有關機關及學術機構先行調查研究或審查，必要時並得邀請有關機關或專家學者列席諮商。

八、本會之決議事項，以本部名義行之。

九、本會主任委員、委員、小組召集人及小組委員，均爲無給職。

參考文獻

1. 詹建富（2002/4/19）。熱線追蹤——醫療糾紛舉證責任倒置，台大醫師敗訴；法界：揚棄「以刑逼民」更適解決糾紛；醫糾案導入民事訴訟配合仲裁人制。《民生報》，A15版。
2. 鄭智仁（2002/4/17）。熱線追蹤——醫療糾紛舉證責任倒置，台大醫師敗訴；法界：舉證責任倒置，未獨苛醫師；資訊取得難控制，分擔風險能力低，病患明顯居弱勢。《民生報》，A11版。
3. 楊美珍（2002/4/15）。醫療糾紛舉證責任倒置，台大醫師敗訴：由醫師舉證無過失，醫界認可能帶來防禦性醫療。《民生報》，A7版。
4. 張耀懋（2000/12/12）。醫療糾紛訴訟，醫院、醫師將負完全舉證責任；民法債編修正，將原由病家請求賠償的舉證責任倒置在醫師與醫院身上；醫界擔心此舉將使得醫療糾紛日增，為醫病關係投下新變數。《民生報》，A5版。
5. 吳旭洲（2005）。《醫療糾紛終結手冊》。臺北：合記。
6. 林山田（2004）。《刑事程序法》。臺北：五南。
7. 蘇南桓（2004）。《刑事訴訟法與你》。臺北：永然。
8. 李永然（2003）。《民事訴訟法及相關法規》。臺北：永然。
9. 張麗卿（2003）。《刑事訴訟制度與刑事證據》。臺北：元照。

10.邱清華、劉緒倫、饒明先（2000）。醫療糾紛鑑定之現況、檢討及建議。《醫事法學》。第8卷第2、3期合訂本：頁7～12。

第十一節　去刑化與除罪化

案例

【本報記者芝芝報導】

衛生福利部和醫師公會全國聯合會舉辦病人安全相關研討會，歐洲醫師委員會副總裁在會中提出臺灣每年因醫療事故導致兩萬人死亡，因此衍生的醫療及訴訟的費用可能達四億元的驚人估算。與會的臺灣醫界人士認為這個數據可能高估，因為國內並沒有確切的統計資料，不過醫療糾紛日增卻是事實。

近年來病患權利意識高漲，對於醫療的要求也就越來越高。因此，當病患遇到醫療結果跟預期不同時，就會興起告醫師的念頭。令醫界頭痛的是，一旦遇上了醫療糾紛，常常是必須連帶的要負上民事以及刑事責任，實在責任太大。

醫療行為的風險原本就十分的高，並且有許多的不確定因素存在，但是在臺灣行醫不但有民事責任，必須要同時有刑責，大多數的病家都是走刑事附帶民事訴訟的途徑，以達到「以刑逼民」的目的，甚至醫師常常連無過失都要負賠償責任，這種嚴苛的責任制度，最終的結果，就是讓醫療界趨於保守，所以有大量防衛性醫療產生，並進而導致醫療技術的進步停滯不前，也因此偶有大醫院拒收重症病患的消息傳出。例如前陣子，就有一位心臟病患躺在救護車上，連續遭到三個醫院拒收。如此的結果可以顯示出，醫療糾紛的氾濫最後受害的不只是醫生而已，病人才是最主要的受害者。

面對這樣日益緊張的醫病關係，醫界認為，若將醫療行為排除在消保行為之外，並將醫療行為除罪化，除了重大的醫療傷害，對於非故意的醫療過失，將之排除於刑法之外，如此，對於現今醫病雙方彼此互相猜忌擔心的情況，才是真正的解決之道。

因為對醫師而言，民事責任部分的賠償即使多，卻都不如刑事上的入獄以及撤銷執照來得令人氣餒。因此，醫界也呼籲，若將醫療行為去刑化，對於醫病關係的改善，是會有一定的助益的。並且，去刑化並不會抹滅病人的權益，因為與其要求醫師負刑責，不如要求醫師賠償，這反而對於病患更有實質上的幫助。

醫療行為本是善意的行為，若對於醫師的失誤與過失動輒科以刑責，臺灣醫病關係只會更壞不會更好。並且使得發生疏失的醫師不敢通報，對於創造病患安全的醫療環境不會有實質的幫助。或許，將醫療行為去刑化，可以鼓勵犯錯的醫師避免再次犯錯，更可以建立一個安全的醫療環境以及較為和諧的醫病關係。

問題討論

1. 何謂「防衛性醫療」？
2. 何謂「去刑化」？
3. 爲什麼醫療過失要負刑責？
4. 醫療過失去刑化有何優缺點？
5. 一般病人會不會贊成去刑化？
6. 法界人士會不會贊成去刑化？
7. 你贊成醫療過失要負刑責嗎？

參考法規

中華民國刑法（民國112年12月27日總統令修正公布）

第 12 條 行爲非出於故意或過失者，不罰。

過失行爲之處罰，以有特別規定者，爲限。

第 14 條 行爲人雖非故意，但按其情節，應注意並能注意而不注意者，爲過失。

行爲人對於構成犯罪之事實，雖預見其能發生而確信其不發生者，以過失論。

第 276 條 因過失致人於死者，處五年以下有期徒刑、拘役或五十萬元以下罰金。

第 284 條 因過失傷害人者，處一年以下有期徒刑、拘役或十萬元以下罰金；致重傷者，處三年以下有期徒刑、拘役或三十萬元以下罰金。

醫療法（民國112年6月28日總統令修正公布）

第 82 條 醫療業務之施行，應善盡醫療上必要之注意。

醫事人員因執行醫療業務致生損害於病人，以故意或違反醫療上必要之注意義務且逾越合理臨床專業裁量所致者爲限，負損害賠償責任。

醫事人員執行醫療業務因過失致病人死傷，以違反醫療上必要之注意義務且逾越合理臨床專業裁量所致者爲限，負刑事責任。

前二項注意義務之違反及臨床專業裁量之範圍，應以該醫療領域當時當地之醫療常規、醫療水準、醫療設施、工作條件及緊急迫切等客觀情況爲斷。

醫療機構因執行醫療業務致生損害於病人，以故意或過失爲限，負損害賠償責任。

參考文獻

1. 洪淑惠（2003/2/18）。醫生弟弟車禍，醫院拒收致死。《聯合晚報》，6版。

2. 鄭智仁（2001/5/23）。醫療VS.司法，同樣處理「人」的問題，醫界不能不告不理；面對醫療糾紛驟增，要求除罪化、排除消保法 。《民生報》，A4版。
3. 王皇玉（2023）。《刑法總則》。臺北：新學林。
4. 黃榮堅（2012）。《基礎刑法學（上下）》（四版）。臺北：元照。
5. 陳怡安（2000）。醫療過失刑事責任的比較法研究。《醫事法學》，第8卷第2、3期合訂本：頁24～32。

第十二節　不是我的錯！

案　例

汪院長最近非常的困擾，因為醫院裡面發生一件醫療糾紛，而且已經被檢察官起訴，現正在訴訟的階段。

事情是這樣發生的，有一位病人到醫院裡面做子宮的切除，婦產科的蔡醫師幫她把子宮切除之後，過了十幾天，傷口開始化膿，病人開始有類似腹膜炎的症狀。後來發現有一塊紗布留在肚子裡面沒有拿出來，這件事情很明顯的是治療過程中發生了疏失才會造成的，一定是有人不小心才會把紗布留在肚子裡面。

病人跟家屬非常氣憤的找醫院理論，而且很快的提起告訴，檢察官也很快的就提起了公訴。在法院審理的過程之中，病人家屬是把醫院，主治醫師蔡醫師，還有開刀房裡面的護理人員，包含刷手護士和流動護士，都列入被告的行列，當然病人家屬跟病人主要是指責醫院管理不善，才會造成這樣的情況。在整個訴訟的過程之中，蔡醫師一再的表示，這整件事跟他一點關係也沒有，因為照理說是護理人員要在最後負責把紗布做清點的，顯然護理人員沒有好好清點是否把紗布都取出來了，才會發生這樣的情況。可是當天的流動護士跟刷手護士都表示紗布確實清點了，而且也沒有發現有異。而且即使他們清點有錯誤，蔡醫師是主刀的醫師，蔡醫師在縫合之前，一定要把開刀的部位作一個仔細的檢查啊！有紗布留在肚子裡，蔡醫師怎麼可以說他毫不知情且毫無責任呢？沒想到自己醫院的人，就在法院互相指控起來了，讓同時出庭應訊的院長頭痛不已，面對這樣的狀況，實在不知如何是好！

問題討論

1. 何謂「過失」？
2. 何謂「有認識的過失」？何謂「無認識的過失」？
3. 何謂「告訴」？何謂「公訴」？
4. 何謂「共犯」？
5. 何謂「幫助犯」？
6. 何謂「共同侵權行爲」？何謂「連帶負損害賠償責任」？
7. 案例中的情形應該是由誰負責？

參考法規

中華民國刑法（民國112年12月27日總統令修正公布）

第 12 條 行爲非出於故意或過失者，不罰。過失行爲之處罰，以有特別規定者，爲限。

第 14 條 行爲人雖非故意，但按其情節，應注意並能注意而不注意者，爲過失。

行爲人對於構成犯罪之事實，雖預見其能發生而確信其不發生者，以過失論。

第 28 條 二人以上共同實行犯罪之行爲者，皆爲正犯。

第 30 條 幫助他人實行犯罪行爲者，爲幫助犯。雖他人不知幫助之情者，亦同。

幫助犯之處罰，得按正犯之刑減輕之。

第 276 條　因過失致人於死者，處五年以下有期徒刑、拘役或五十萬元以下罰金。

第 284 條　因過失傷害人者，處一年以下有期徒刑、拘役或十萬元以下罰金；致重傷者，處三年以下有期徒刑、拘役或三十萬元以下罰金。

民法（民國110年1月20日總統令修正公布）

第 184 條　因故意或過失，不法侵害他人之權利者，負損害賠償責任。故意以背於善良風俗之方法，加損害於他人者亦同。

違反保護他人之法律，致生損害於他人者，負賠償責任。但能證明其行爲無過失者，不在此限。

第 185 條　數人共同不法侵害他人之權利者，連帶負損害賠償責任；不能知其中孰爲加害人者，亦同。

造意人及幫助人，視爲共同行爲人。

參考文獻

1. 王皇玉（2023）。《刑法總則》。臺北：新學林。
2. 郭振恭（2020）。《民法》（十四版）。臺北：三民。
3. 蔡墩銘（2013）。《刑法總論》。臺北：三民。
4. 詹森林、馮震宇、林誠二、陳榮傳、林秀雄（2023）。《民法概要》（十七版）。臺北：五南。
5. 鄭玉波（2023）。《民法概要》（十六版）。臺北：東大。

第十三節　醫療行為有契約關係嗎？

案　例

小鄭今年剛考上執照成為一個醫生，從小鄭還是一個醫學系的學生開始，小鄭的親戚與朋友，如果身體有了什麼毛病，都很喜歡跑來問小鄭，不管是大阿姨耍脾氣不吃藥，或是小舅媽要生小孩，外公要開刀，大家都喜歡叫小鄭給一些意見，大家都覺得小鄭懂的一定很多，問小鄭準沒錯。但其實，小鄭很不喜歡別人這樣，因為小鄭不是什麼都懂，或許他比別人多了一些醫學知識，但他畢竟不是專精，總是有他自己也不是很懂的疑難雜症！可是每次看到大家期待的眼神，小鄭總是盡量滿足大家的要求。有時候，小鄭表示了自己的意見之後，自己也會有一點心虛，畢竟他不敢保證自己的意見一定對啊！

某一天，小鄭去參加國中同學會，筵席進行到一半的時候，其中一個同學老黃說他有一點不舒服，大家聽了之後便趕快叫小鄭來看看。小鄭看過老黃之後，覺得老黃大概是感冒吧，因此便告訴老黃說：「這可能是感冒，應該沒有什麼大毛病，只要多休息幾天，吃點感冒藥就好了。」其他人聽了之後也就十分的放心，因此大家對於老黃的不適也就沒有再多加留意，甚至老黃自己也認為自己應該就像小鄭講的一樣，只是小感冒而已。

不過，就在同學會過後沒幾天，同學間卻傳出了老黃被緊急送入醫院的消息，而且聽說病的還不輕呢！

原來啊，老黃並不是感冒這麼簡單，老黃居然是得了心肌梗塞。老黃同學會時，聽小鄭說自己只要吃幾天藥就沒事了，因此對於自己的身體也沒有多加留意，並且認為身體的不舒服只要忍幾天就會沒事了。也因為如此，才會放任自己的身體一天比一天惡化，結果造成自己的病十分的嚴重。

過了好一段日子，老黃才慢慢康復。但是老黃在康復以後，一直覺得自己如果當初沒有聽到小鄭講的那些話，或許就會早一點去看病，那或許自己根本就不會需要搞到住院休養好一段時間。老黃越想越氣，越覺得自己的身體是小鄭搞糟的，因此便跑去找小鄭理論，並且大罵小鄭，並揚言要告他誤診。小鄭對於這老黃的抱怨覺得真是莫名其妙，他只是好心在他不舒服時幫他看一下，難道這樣也算是一種看診嗎？難道只是這樣就算是一種醫療行為嗎？

問題討論

1. 醫師和病人之間有契約關係嗎？如果有的話是何種契約關係？
2. 醫療機構跟病人之間有契約關係嗎？如果有的話是何種契約關係？
3. 受任人處理委任事務，應依委任人之指示，盡什麼程度的注意義務？何謂「具體輕過失」？何謂「抽象輕過失」？
4. 契約一定要是書面的嗎？
5. 同意書是不是契約？
6. 跟病人訂契約對醫療機構及人員有何優缺點？

參考法規

民法（民國110年1月20日總統令修正公布）

第 153 條 當事人互相表示意思一致者，無論其爲明示或默示，契約即爲成立。

當事人對於必要之點，意思一致，而對於非必要之點，未經表示意思者，推定其契約爲成立，關於該非必要之點，當事人意思不一致時，法院應依其事件之性質定之。

第 220 條 債務人就其故意或過失之行爲，應負責任。

過失之責任，依事件之特性而有輕重，如其事件非予債務人以利益者，應從輕酌定。

第 222 條 故意或重大過失之責任，不得預先免除。

第 224 條 債務人之代理人或使用人，關於債之履行有故意或過失時，債務人應與自己之故意或過失負同一責任。但當事人另有訂定者，不在此限。

第 226 條 因可歸責於債務人之事由，致給付不能者，債權人得請求賠償損害。

前項情形，給付一部不能者，若其他部分之履行，於債權人無利益時，債權人得拒絕該部之給付，請求全部不履行之損害賠償。

第 227 條 因可歸責於債務人之事由，致爲不完全給付者，債權人得依關於給付遲延或給付不能之規定行使其權利。

因不完全給付而生前項以外之損害者，債權人並得請求賠償。

第 227-1 條 債務人因債務不履行，致債權人之人格權受侵害者，準用第一百九十二條至第一百九十五條及第一百九十七條之規定，負損害賠償責任。

第 227-2 條 契約成立後，情事變更，非當時所得預料，而依其原有效果顯失公平者，當事人得聲請法院增、減其給付或變更其他原有之效果。

前項規定，於非因契約所發生之債，準用之。

第 229 條 給付有確定期限者，債務人自期限屆滿時起，負遲延責任。

給付無確定期限者，債務人於債權人得請求給付時，經其催告而未爲給付，自受催告時起，負遲延責任。其經債權人起訴而送達訴狀，或依督促程序送達支付命令，或爲其他相類之行爲者，與催告有同一之效力。

前項催告定有期限者，債務人自期限屆滿時起負遲延責任。

第 528 條 稱委任者，謂當事人約定，一方委託他方處理事務，他方允爲處理之契約。

第 535 條 受任人處理委任事務，應依委任人之指示，並與處理自己事務爲同一之注意，其受有報酬者，應以善良管理人之注意爲之。

第 537 條 受任人應自己處理委任事務。但經委任人之同意或另有習慣或有不得已之事由者，得使第三人代爲處理。

第 540 條 受任人應將委任事務進行之狀況，報告委任人，委任關係終止時，應明確報告其顚末。

參考文獻

1. 吳旭洲（2005）。《醫療糾紛終結手冊》。臺北：合記。
2. 侯英玲（2004）。《論院內感染之民事契約責任——以爆發SARS院感染為例》。臺北：正點。
3. 郭振恭（2020）。《民法》（十四版）。臺北：三民。
4. 詹森林、馮震宇、林誠二、陳榮傳、林秀雄（2023）。《民法概要》（十七版）。臺北：五南。
5. 鄭玉波（2023）。《民法概要》（十六版）。臺北：東大。

Chapter 3
醫療法

第一節　做什麼都需要病人同意嗎？

案　例

快樂醫院的張醫師最近很不快樂，為什麼呢？因為他被健保署要求停業兩個月，還被罰了一大筆錢。張醫師是一個眼科醫師，也已經開業很多年了，可是呢，最近卻接到健保署的通知，說他虛報健保的費用，而經過健保署查證屬實，所以要他停止特約兩個月，而且還要罰一大筆錢。張醫師覺得很納悶，怎麼會發生這樣的事情呢？原來，他有很多的病人並沒有接受所謂的麥粒腫切除手術，但是張醫師卻報了很多的病人有接受這項手術，張醫師覺得很不可思議，這些病人他都已經施行了麥粒腫切除手術，而且在病歷上也都有完整的紀錄，在申報的時候也都有報到健保署去，為什麼還會有這樣的情況呢？他把健保署寄來的病人簽字看了一遍，發現很多的病人都說他們確實沒有在快樂診所接受麥粒腫切除手術，甚至很多病人都是他的老病號了！他也不曉得這些病人為什麼要這樣陷害他，張醫師當然心有不甘，他想要申復，所以他就開始去問那些病人，明明你那次就有來接受麥粒腫切除手術，為什麼你會說你沒有接受手術，這時候很多病人就跟張醫師說：「沒有錯，我那次是有到你診所去啊，但是我哪有接受什麼手術？」張醫師說：「麥粒腫切除手術就是割針眼啊，你那次不是來割針眼的嗎？」然後，病人才恍然大悟說：「原來，麥粒腫切除手術就是割針眼啊，可是他問我有沒有接受麥粒腫切除手術，我當然說沒有啊。可是你也沒有跟我講說麥粒腫切除手術就是割針眼啊。」張醫師這才恍然大悟，原來很多病人根本就不曉得割針眼跟麥粒腫切除手術有什麼關係。

後來，他也碰到幾個病人，他們也說他們沒有在診所裡面割針眼，張醫師這才想起來，有些病人在檢查的過程當中，因為非常怕痛，造成張醫師必須小心翼翼地剝開他的眼皮做檢查，這時如果看到有成熟的針眼，張醫師也只能很快地用針尖把成熟的針眼挑出來，在病人毫無知覺的情況很快的把針眼切除，病人也不知道，張醫師也沒多講，治療完就讓病人回去了。

張醫師非常肯定這些病人一定都有作麥粒腫切除手術，所以才會申報健保，所以他打算進行申復，他要跟健保署解釋：第一，健保署不能用這種專有名詞去問病人他有沒有接受這樣的治療，應該用病人可以懂的語言來詢問這個事實；第二，有些病人那麼怕痛，但不幫他治療針眼又會持續的擴大，這樣也會痛很久，所以他必須用比較間接的方法，趁在做眼睛檢查時，在病人比較不注意的時候，把針眼給切除掉，這也是為了病人好才進行這樣的一個動作，不能怪他沒有跟病人講清楚，事實上他真的有做麥粒腫切除手術，健保署不能因此罰他錢，而且要他停止特約。所以張醫師雖然非常不快樂，但是他決定要把這些理由都整理起來送到健保署去理論，希望健保署可以撤銷他的罰鍰和停止特約的處分。

問題討論

1. 醫師做什麼事需要病人同意？
2. 有沒有不需要病人同意的特殊情形？
3. 要完成什麼動作才算取得同意？
4. 何謂「知情同意」（informed consent）？
5. 同意書應該由誰簽署？

6. 同意書的見證人應該找誰簽？沒有見證人可以嗎？協助的護理人員可不可以當見證人？
7. 同意書的效期有多長？
8. 何謂「停止特約」？

參考法規

醫療法（民國112年6月28日總統令修正公布）

第 63 條 醫療機構實施手術，應向病人或其法定代理人、配偶、親屬或關係人說明手術原因、手術成功率或可能發生之併發症及危險，並經其同意，簽具手術同意書及麻醉同意書，始得爲之。但情況緊急者，不在此限。

前項同意書之簽具，病人爲未成年人或無法親自簽具者，得由其法定代理人、配偶、親屬或關係人簽具。

第一項手術同意書及麻醉同意書格式，由中央主管機關定之。

第 64 條 醫療機構實施中央主管機關規定之侵入性檢查或治療，應向病人或其法定代理人、配偶、親屬或關係人說明，並經其同意，簽具同意書後，始得爲之。但情況緊急者，不在此限。

前項同意書之簽具，病人爲未成年人或無法親自簽具者，得由其法定代理人、配偶、親屬或關係人簽具。

病人自主權利法（民國110年1月20日總統令修正公布）

第 6 條 病人接受手術、中央主管機關規定之侵入性檢查或治療前，醫療機構應經病人或關係人同意，簽具同意書，始得爲之。但情況緊急者，不在此限。

第 7 條 醫療機構或醫師遇有危急病人，除符合第十四條第一項、第二項及安寧緩和醫療條例相關規定者外，應先予適當急救或採取必要措施，不得無故拖延。

行政院衛生福利部公告

發文日期：中華民國一〇六年十一月二日

發文字號：衛部醫字第一〇六一六六五六九二號

主　　旨：修正「手術同意書格式」及「麻醉同意書格式」，自即日生效。但排除牙醫門診手術之適用。

依　　據：醫療法第六十三條第三項。

行政院衛生署公告

發文日期：中華民國九十三年十月二十二日

發文字號：衛署醫字第〇九三〇二一八一四九號

附　　件：醫療機構施行手術及麻醉告知暨取得病人同意指導原則

主　　旨：公告「醫療機構施行手術及麻醉告知暨取得病人同意指導原則」，如附件。

「醫療機構施行手術及麻醉告知暨取得病人同意指導原則」

一、告知程序

(一)手術同意書與麻醉同意書一式兩份，由醫療機構人員先行完成「基本資料」之塡寫。

(二)手術同意書部分，由手術負責醫師以中文塡載「擬實施之手術」各欄，並依「醫師之聲明」1.之內容，逐項解釋本次手術相關資訊，同時於說明完成之各欄□內打勾。若手術負責醫師授權本次手術醫療團隊中之其他醫師，代爲說明，手術負責醫師最後仍應確認已完全說明清楚，再將本同意書一份交付病人，如有其他手術或麻醉說明書，一併交付病人充分閱讀。麻醉同意書部分，由麻醉醫師以中文塡載「擬實施之麻醉」各欄，依「醫師之聲明」1.之內容，逐項解釋本次手術麻醉相關資訊，同時於說明完成之各欄□內打勾。

(三)告知完成後，手術負責醫師、麻醉醫師應於相關同意書上簽名，並記載告知日期及時間。

(四)病人經過說明後，如有疑問，醫師應視手術之性質，給予合理充分的時間詢問及討論，並將病人問題記載於「醫師之聲明」2.，並加註日期及時間。

二、告知時應注意之事項

㈠應先瞭解病人對於醫療資訊接收之意願：

對於醫療資訊之告知程度與方式，應尊重病人之意願，避免對其情緒及心理造成負面影響；告知前，應先探詢病人以瞭解病人接收醫療資訊之期望，如：⑴病人願意即時接受一切必要之醫療資訊；⑵僅須適時告知必要的醫療資訊；或⑶由醫師決定告知的內容等；⑷告知病人指定之人。

㈡告知之對象：

1.以告知病人本人為原則。

2.病人未明示反對時，亦得告知其配偶或親屬。

3.病人為未成年人時，亦須告知其法定代理人。

4.若病人意識不清或無決定能力，應告知其法定代理人、配偶、親屬或關係人。

5.病人得以書面敘明僅向特定之人告知或對特定對象不予告知。

㈢如告知對象為病人之法定代理人、配偶、親屬或關係人時，不以當面告知之方式為限。

㈣醫師應盡可能滿足病人知悉病情及手術、麻醉資訊的需求，尊重病人自主權，以通俗易懂的辭彙及溫和的態度說明，避免誇大、威嚇之言語。

㈤醫療團隊其他人員亦應本於各該職業範疇及專長，善盡說明義務，盡可能幫助病人瞭解手術、麻醉過程中可能面臨的情況及應注意之事項等，對於病人或家屬所詢問之問題，如超越其專業範疇，應轉請手術負責醫師予以回答。

三、簽署手術同意書

㈠手術同意書除下列情形外，應由病人親自簽名：

1.病人為未成年人或因故無法為同意之表示時，得由醫療法規定之人員（法定代理人、配偶、親屬或關係人）簽名。

2.病人之關係人，原則上係指與病人有特別密切關係人，如同居人、摯友等；或依法令或契約關係，對病人負有保護義務之人，如監護人、少年保護官、學校教職員、肇事駕駛人、軍警消防人員等。

3.病人不識字、亦無配偶、親屬或關係人可簽手術同意書時，得以按指印代替簽名，惟應有二名見證人。

㈡同意書之簽具，亦得請病人之親友為見證人，如病人無配偶、親屬可為見證人時，可請其關係人為之，證明病人已同意簽署同意書。

㈢醫療機構應於病人簽具手術同意書後一個月內，施行手術，逾期應重新簽具同意書，簽具手術同意書後病情發生變化者，亦同。

㈣醫療機構為病人施行手術後，如有再度為病人施行相同手術之必要者，仍應重新簽具同意書。

㈤醫療機構查核同意書簽具完整後，一份由醫療機構連同病歷保存，一份交由病人收執。

四、其他

㈠病人若病情危急，而病人之配偶、親屬或關係人不在場，亦無法取得病人本身之同意，須立即實施手術，否則將危及病人生命安全時，為搶救病人性命，依醫療法規定，得先為病人進行必要之處理。

㈡手術進行時，如發現建議手術項目或範圍有所變更，當病人之意識於清醒狀態下，仍應予告知，並獲得同意，如病人意識不清醒或無法表達其意思者，則應由病人之法定或指定代理人、配偶、親屬或關係人代為同意。無前揭人員在場時，手術負責醫師為謀求病人之最大利益，得依其專業判斷為病人決定之，惟不得違反病人明示或可得推知之意思。

㈢病人於簽具手術同意書後，仍得於手術前隨時主張拒絕施行手術治療，醫療機構得視需要，請病人於手術同意書載明並簽名。

㈣施行人工流產或結紮手術，應另依優生保健法之規定簽具手術同意書。

全民健康保險醫事服務機構特約及管理辦法（民國101年12月28日行政院衛生署令修正發布）

第 39 條 保險醫事服務機構於特約期間有下列情事之一者，保險人予以停約一個月至三個月。但於特約醫院，得按其情節就違反規定之診療科別、服務項目或其全部或一部之門診、住院業務，予以停約一個月至三個月：

一、以保險對象之名義，申報非保險對象之醫療費用。

二、以提供保險對象非治療需要之藥品、營養品或其他物品之方式，登錄就醫並申報醫療費用。

三、未診治保險對象，卻自創就醫紀錄，虛報醫療費用。

四、其他以不正當行為或以虛偽之證明、報告或陳述，申報醫療費用。

五、保險醫事服務機構容留未具醫師資格之人員，為保險對象執行醫療業務，申報醫療費用。

第 40 條 保險醫事服務機構有下列情事之一者，保險人予以終止特約。但於特約醫院，得按其情節就違反規定之診療科別、服務項目或其全部或一部之門診、住院業務，予以停約一年：

一、保險醫事服務機構或其負責醫事人員依前條規定受停約，經執行完畢後五年內再有前條規定之一。

二、以不正當行為或以虛偽之證明、報告或陳述，申報醫療費用，情節重大。

三、違反醫事法令，受衛生主管機關廢止開業執照之處分。

四、保險醫事服務機構容留未具醫師資格之人員，為保險對象執行醫療業務，申報醫療費用，情節重大。

五、停約期間，以不實之就診日期申報，對保險對象提供之服務費用，或交由其他保險醫事服務機構申報該服務費用。

六、依第一款至前款規定，受終止特約或停約一年，期滿再申請特約後，經查於終止特約或停約一年期間，有前款所定情事。

依前項規定終止特約者，自終止之日起一年內，不得再申請特約。

第 43 條 第四十條第一項第二款、第四款所稱情節重大，指下列情事之一：

一、違約虛報點數超過十萬點，並有發給保險對象非醫療必要之藥品、營養品或其他物品。

二、違約虛報點數超過十萬點，並有收集保險憑證，或有未診治保險對象，仍記載就醫紀錄，虛報醫療費用。

三、違約虛報點數超過十五萬點，並有虛報保險對象住院診療。

四、違約虛報點數超過二十五萬點。

第 46 條 保險醫事服務機構於保險人或其他機關訪查前，主動向保險人通報有申報不正確或向其他機關坦承等情事，並繳回應扣減（還）之相關費用者，得不適用第三十七條至第四十條之規定；其負責醫事人員或負有行爲責任之醫事人員，有前開之情事者，亦同。

參考文獻

1. 王志嘉（2014）。《醫師、病人誰說的算？——病人自主之刑法基礎理論》。臺北：元照。
2. 曾育裕（2024）。《醫護法規》（十版）。臺北：五南。
3. 林萍章（2005）。新版手術同意書與契約法相關規定之適用。《醫事法學》，第12卷第3、4期合訂本：頁16～22。
4. 吳旭洲（2005）。《醫療糾紛終結手冊》。臺北：合記。
5. 陳櫻琴、黃于玉、顏忠漢（2003）。《醫療法律》。臺北：五南。
6. 李聖隆（2001）。《醫護法規概論》（五版）。臺北：華杏。
7. 文衍正（2000）。《看診法門：醫療倫理與法律》。臺北：永然。
8. 黃丁全（2000）。《醫事法》。臺北：元照。
9. 劉文瑢（1999）。《醫事法要義》。臺北：合記。

第二節　誰是負責醫師？

案 例

小敏是一位剛完成住院醫師訓練的皮膚科醫師，辛苦完成了幾年的學業以及住院醫師訓練，而且特別是能夠進入人人都很羨慕的皮膚科，可也真是不容易。好不容易小敏覺得自己終於可以發揮長才，獨當一面的時候，想馬上尋覓到一個好的地點自己開業，如此不僅在專業上可以獨立自主，在經濟上也能夠更加獨立。但經過了對於整個醫療環境的了解，小敏發現，現在即使是個人的診所，都需要有非常漂亮的醫療環境，要裝潢得美輪美奐。如果要有好的地點，方便病人找得到，以及好的裝潢，再加上先進的醫療設備，開一家診所動輒要數千萬。對一個剛完成住院訓練的新進醫師而言，這是一筆幾乎籌措不到的經費。所以雖然自己很想開業，小敏卻對要不要開業這件事有了猶豫。

因為她經常向同行以及同學打聽開業的消息，有一位學長就幫小敏介紹認識了南部的某一個金主，這個金主跟小敏說：「如果妳真的很想要開業，我可以幫忙沒有問題，尤其像妳這麼優秀的醫師，經費的部分就由我來負責，不過因為妳年輕比較沒有經驗，而且所有的經費又都是我提供的，所以所有的管理工作就交給我來負責，妳只要專心做好醫療工作就可以了！」小敏一聽，覺得並無不可，有人要出錢嘛，而且願意讓她專心醫療工作，由他去負責一些管理上的瑣事，她也就答應了。但當開始進行診所設立及登記的所有事情時，南部的大金主又說：「因為我負責出錢，我也負責管理，所以你當負責醫師，我當醫院的院長。」

小敏一聽了，心中起了很多的疑問，什麼是負責醫師啊？她覺得奇怪，為什麼自己是負責醫師，這個金主卻是院長。小敏心裡滿是狐疑，所以趕快打電話問已經在開業的學長大餅，到底負責醫師跟院長有什麼不一樣？大餅醫師聽了之後，就跟小敏說：「這太危險了，妳千萬不要這麼做啊。」大餅說：「負責醫師就是沒有權力，但是什麼都要負責。像我啊，前一段時間，有一些案件被健保署說有虛報的情況，結果最後被衛生局按照醫師法跟醫療法來處分。一出事情都是對負責醫師來進行處分。所以如果妳當負責醫師而他當院長，他就可以管你而又不用負責，這不是太危險了嗎？」小敏就問大餅醫師：「怎麼會這樣子呢？院長不是應該要負全責嗎？怎麼可以有人當院長卻不是負責醫師，又有人可以是負責醫師卻不當院長，這到底是怎麼一回事啊？」

問題討論

1. 何謂「負責醫師」？
2. 為什麼需要負責醫師？
3. 負責醫師有哪些權利和義務？
4. 負責醫師會受到哪些處罰？最重的處罰可能是什麼？
5. 負責醫師和院長是不是同一個人？
6. 如果負責醫師和院長不是同一個人，有事誰負責？

參考法規

醫療法（民國112年6月28日總統令修正公布）

第 18 條 醫療機構應置負責醫師一人，對其機構醫療業務，負督導責任。

私立醫療機構，並以其申請人為負責醫師。

前項負責醫師，以在中央主管機關指定之醫院、診所接受二年以上之醫師訓練並取得證明文件者為限。

第 19 條 負責醫師因故不能執行業務，應指定合於負責醫師資格之醫師代理。代理期間超過四十五日者，應由被代理醫師報請原發開業執照機關備查。

前項代理期間，不得逾一年。

第 103 條 有下列情形之一者，處新臺幣五萬元以上二十五萬元以下罰鍰：

一、違反第十五條第一項、第十七條第二項、第二十二條第二項、第二十三條第四項、第五項、第五十七條第一項、第六十一條、第六十三條第一項、第六十四條、第七十二條、第八十五條、第八十六條規定或擅自變更核准之廣告內容。

二、違反中央主管機關依第六十二條第二項、第九十三條第二項規定所定之辦法。

三、醫療機構聘僱或容留未具醫師以外之醫事人員資格者，執行應由特定醫事人員執行之業務。

醫療廣告違反第八十五條、第八十六條規定或擅自變更核准內容者，除依前項規定處罰外，其有下列情形之一者，得處一個月以上一年以下停業處分或廢止其開業執照，並由中央主管機關吊銷其負責醫師之醫師證書一年：

一、內容虛僞、誇張、歪曲事實或有傷風化。

二、以非法墮胎爲宣傳。

三、一年內已受處罰三次。

第 110 條 醫療機構受廢止開業執照處分者，其負責醫師於一年內不得在原址或其他處所申請設立醫療機構。

第 111 條 醫療機構受廢止開業執照處分，仍繼續開業者，中央主管機關得吊銷其負責醫師之醫師證書二年。

第 115 條 本法所定之罰鍰，於私立醫療機構，處罰其負責醫師。

本法所定之罰鍰，於醫療法人設立之醫療機構，處罰醫療法人。

第一項前段規定，於依第一百零七條規定處罰之行爲人爲負責醫師者，不另爲處罰。

全民健康保險醫事服務機構特約及管理辦法（民國101年12月28日行政院衛生署令修正發布）

第 47 條 保險醫事服務機構受停約或終止特約，其負責醫事人員或負有行為責任之醫事人員，於停約期間或終止特約之日起一年內，對保險對象提供之醫事服務費用，不予支付。

前項受不予支付處分之醫事人員，其所受之處分視為受停約或終止特約之處分。

參考文獻

1. 蘇嘉宏、吳秀玲（2023）。《醫事護理法規概論》（十五版）。臺北：三民。

第三節　病人要影印病歷怎麼辦？

案　例

王先生從小因為家裡的經濟狀況因素，只唸到國中就不再繼續，由於教育程度不是很高，所以也只能在機車行當學徒。後來王先生結識了在機車行旁邊賣檳榔的阿美，兩人經過了幾年的交往，然後就結婚了。

婚後，兩人都十分期待有自己的孩子，但是，經過三、四年的努力與嘗試，依然徒勞無功，慢慢的，兩人對於生小孩，也就不抱有太大的希望。

不過，幸運的是，在阿美快四十歲的時候，突然發現自己懷孕了，兩人十分高興的做好一切的準備，期待小孩的來臨。但是上帝似乎開了他們夫婦一個大玩笑，小孩一生下來，就被發現患有先天性心臟病，對於這樣的噩耗，兩夫妻當然十分的難過。他們的小孩，從小就得不停地到醫院報到。因為夫妻兩人的教育程度並不是太高，所以對於醫生的吩咐，雖然不是很了解，兩人都一定照做，但是也因為如此，兩人無從判斷醫生的診斷是否正確。一日，他們的小孩──大寶，為了要接受疝氣手術而住院治療，結果當天的晚上，小孩就陷入昏迷，呼吸困難，雖然經過了醫生的搶救，但是小孩還是在隔天早上在加護病房死亡。兩人在傷心之餘，想要查清楚小孩的死因，但是當王先生向醫生開口問如何調閱病歷時，醫生的態度卻有了一百八十度的大轉變，馬上就十分不客氣的對王先生說：「你為什麼要病歷？是不是懷疑我的醫療有問題？」王先生連忙想了個藉口，說申請病歷是為了辦理保險公司理賠。

隔了幾天，王先生到醫院去申請病歷，醫院的病歷影本申請書要填申請的項目，王先生覺得很難決定要影印哪一個部分，全部申請又很花錢。拿到病歷影本之後，發現醫師的病歷都是英文寫的，完全看不懂，再回醫院問服務人員有沒有中文版的病歷可以申請，醫院服務人員回答只能提供中文病歷摘要。最後，當王先生拿著病歷影本去請教其他的醫生時，其他的醫生卻告訴王先生說，這一份病歷不是完整病歷，有些資料漏掉了，所以手上的病歷影本對於大寶病情診斷的了解，沒有太大的幫助。王先生聽到這樣的說法，認為該醫生跟醫院一定有所隱瞞，覺得真是有苦說不出啊！

問題討論

1.你服務的醫院有關病人影印病歷的規定是什麼？
2.病人要複製病歷需要醫師同意嗎？需要醫療機構同意嗎？
3.病歷是誰的財產？
4.病歷為何不是中文書寫？
5.病人有權利可以要病歷嗎？如果有的話？是可以要全本？還是只能要部分？
6.應該由誰來決定影印部分病歷所應該涵蓋的內容，是醫師嗎？還是病人？
7.如果病人不能親自來拿病歷複製本或是病歷摘要，託人來拿可以嗎？你應該注意哪些問題？
8.如果保險公司提具病人投保時所簽的概括性同意書，可以用來複製病歷嗎？

參考法規

醫療法（民國112年6月28日總統令修正公布）

第 71 條 醫療機構應依其診治之病人要求，提供病歷複製本，必要時提供中文病歷摘要，不得無故拖延或拒絕；其所需費用、由病人負擔。

醫療法施行細則（民國106年12月12日總統令修正公布）

第 49-1 條 本法第七十一條所稱必要時提供中文病歷摘要，指病人要求提供病歷摘要時，除另有表示者外，應提供中文病歷摘要。

行政院衛生署公告

發文日期：中華民國九十四年一月十九日

發文字號：衛署醫字第〇九三〇二二〇四九二號

主　　旨：所詢醫療法第七十一條規定，其中有關索取病歷複製本之申請人資格相關疑義，復如說明，請查照。

說　　明：

一、復貴院九十三年十一月二十二日（九三）嘉基醫字第二〇一一號函。

二、醫療機構依醫療法第七十一條規定提供病歷複製本，應以病人或其法定代理人申請爲原則；如非病人本人或其法定代理人申請，應檢具病人或其法定代理人載明委託意旨及範圍之委託同意書，始得爲之。又如保險公司提具投保時病人所簽概括性條款之同意書，不視爲上開所稱之委託同意書；如病患爲死亡者，具其繼承權之親屬，均可申請。

正　　本：財團法人嘉義基督教醫院

副　　本：縣市衛生局

行政院衛生署公告

發文日期：中華民國九十三年九月三十日

發文字號：衛署醫字第〇九三〇二一七五〇一號

主　　旨：有關醫療法第七十一條規定醫療機構應依其診治之病人要求，提供病歷複製本，不得無故拖延或拒絕之相關原則，詳如說明，請加強輔導所轄醫療機構配合辦理，請查照。

說　　明：

一、依本署九十三年六月二十八日、八月四日及九月十七日召開之「醫療院所提供病歷複製本相關事宜」、「研商醫療院所提供病歷複製本之收費原則」會議紀錄辦理。

二、醫療機構提供病歷複製本之時限規範如下：

㈠檢查檢驗報告複製本、英文病歷摘要：以一個工作天內交付病人爲原則，最遲不得超過三個工作天。

㈡全本病歷複製本：以三個工作天內交付病人爲原則，最遲不得超過十四個工作天。

㈢中文病歷摘要：以十四個工作天內交付病人爲原則。

三、醫療機構提供病歷複製本之收費原則。

㈠收費上限爲病歷複製基本費二〇〇元、每張紙五元，傳統膠片之影像病歷（包括：X光片、CT、MRI、內視鏡及超音波檢查資料）每張二〇〇元。

㈡前項所稱基本費，已包括醫療機構提供該病歷複製本所產生之病歷調閱、歸位等人力及影印機等相關成本，醫療機構應不得再行額外收取掛號費。

㈢另各醫療機構得於該收費上限內，依其實際狀況及需求，訂定細部收費標準，送衛生局核定。

㈣該收費原則係提供各縣市衛生局訂定「醫療機構提供病歷複製本之收費標準」參考，各縣市衛生局仍可依各該縣市實際生活消費水準，於該收費上限內自行調整費用。

(五)由於中文病歷摘要之內容格式尚未統一，各醫療院所提供之內容不同，該費用由醫療院所自行訂定後送衛生局核定。

四、爲減少病人申請病歷多次往返醫院之舟車勞苦，請醫療機構研議提供郵寄費用由病人負擔。

五、爲免醫療機構和病人之間有所誤解，建議各醫療機構將提供病歷複製本可能遇到之相關問題，一併列入提供病歷複製本之申請書內供病人參考。

參考文獻

1. 臺灣醫療改革基金會（2004）。民眾資訊非法全都露，依法拿病歷卻沒著落；臺灣病歷取得障礙調查，1/3民眾拿不到自己的病歷。http://www.thrf.org.tw。

2. 張耀懋（1996/8/23）。熱線追蹤——資保法如何保障病歷隱私？病患既有權使用病歷資訊，何須他人允許；調閱病歷先經醫師同意，法界有異見。《民生報》，醫藥新聞。

第四節　醫療廣告和不正當方法

案　例

〈本案例改編自「臺灣臺北地方法院行政判決106年度簡字第72號」〉

原告：甲醫師

被告：衛生局

當事人間因醫療法事件，原告不服臺北市政府訴願決定，提起行政訴訟，本院判決如下：

主文

原告之訴駁回。

訴訟費用由原告負擔。

事實及理由

一、事實概要：原告係臺北市○○整形外科診所（簡稱系爭診所）負責醫師，經被告於民國一○五年八月一日查得系爭診所在FB社群網站刊登「……雷射溶脂雕塑輕盈身型……」等詞句之醫療廣告（簡稱系爭廣告），並刊登診所名稱、地址、電話等資訊。嗣經被告於一○五年八月十五日訪談原告之受託人吳○○並製作調查紀錄表後，審認系爭廣告涉及以誇大療效及聳動用語等不正當方式招攬病人，違反醫療法第八十六條第七款規定，且原告前已因刊登違規醫療廣告，經被告以一○五年五月十六日北市衛醫護字第一○五三三九一九五○○號裁處書裁處在案，本次係第二次違規，乃依醫療法第一百零三條、第一百十五條及臺北市政府衛生局處理違反醫療法事件統一裁罰基準規定，以一○五年八月十九日北市衛醫護字第一○五三九○七○一○○號裁處書，處原告新臺幣（下同）十萬元罰鍰（即本件原處分）。原告不服，提起訴願經駁回後，遂提起本件行政訴訟。

二、本件原告主張：……

三、被告則以下述理由資為抗辯，並聲明求為判決駁回原告之訴：……

四、本院之判斷：

㈠本件應適用之法令及法理見解：……

㈡查本件系爭診所於一○五年八月一日被查得在FB社群網站刊登「……雷射溶脂雕塑輕盈身型……」等詞句之醫療廣告（簡稱系爭廣告），並刊登診所名稱、地址、電話等資訊等情，有該網頁資料（原處分卷二三○至二三五頁）及系爭診所職員吳○○之調查筆錄（原處分卷第一七五至一七七頁）在卷可考，系爭廣告以強調「雷射溶脂雕塑輕盈身型」等用詞，而此等廣告詞句實屬無法積極證明「溶脂」之聳動用語或誇大醫療效能「雕塑輕盈身型」方式之違規醫療廣告，招攬患者，已該當於醫療法第八十六條第七款之不正當方法，至為明確。被告以原告為系爭診所之登記負責醫師，依醫療法第一百零三條第一項第一款及第一百十五條規定裁處罰鍰，應屬有據。

㈢至於原告稱其於診所網站刊登系爭醫療廣告，係使用合法之醫療器材，並以口語化名稱形容系爭醫療廣告，非法所不許；若一概不允許以「口語化」方式表達，將有礙於一般民眾理解醫療項目內容，更不利於醫療訊息傳達與發展；又系爭醫療廣告以「口語化」方式表達，為坊間美容醫學之慣用語句，不應逕視為醫療法第八十六條第一項第七款之「其他不正當方式」宣傳云云。惟按，醫療廣告係利用傳播方法，宣傳醫療業務，以達招徠醫療為目的之行為，雖美容醫學跳脫傳統醫病之求醫關係，然醫療非屬營利事業，有別於一般商品，其廣告之商業言論，因與國民健康有重大關係，不得以不正當方法招攬病人就醫、刺激或創造醫療需求之情形，基於公共利益之維護，自應受較嚴格之規範。本件系爭網頁內容載有診所名稱、地址、咨詢專線，可使不特定多數人得以共見共聞，客觀上已足使不特定多數人知悉，是原告為系爭廣告之直接受益者，符合醫療法第九條「宣傳醫療業務」。綜觀其網頁整體廣告內容訊息，強調「溶脂」之聳動用語，以及「雕塑輕盈身型」之誇大醫療效能，然查原告固然說明系爭廣告之療程係使用「『德卡』思媚麗波雷射系統」雷射儀（衛署醫器輸字第○○○○○○號）以及「『捷洛恩』超音波外科設備」（衛署醫器輸字第○二一二六一號）兩種一般及整型外科手術裝置（原處分卷第一○三至一二四頁），惟經審視系爭網頁文字、用語，系爭廣告未揭露使用特定外科手術裝置之訊息，僅刊登雷射溶脂。另「『德卡』思媚麗波雷射系統」中文仿單記載產品用途為「……適用於軟組織手術切開（incision）、切除（excision）、汽化（vaporization）、磨剝（ablation）、凝集（co agulation）等……」以及「『捷洛恩』超音波外科設備」中文仿單記載產品用途為「整形外科手術之軟組織乳化分解」（原處分卷第一○六、一一七頁），並無針對「清除脂肪細胞」或「溶脂」之用途。此外，原告所提之系爭診所手術同意書，係為「抽脂」手術同意書（本院卷第五五頁），與「溶脂」字義顯然差別甚多，即「抽脂」應是「抽取脂肪組織」，而「溶脂」應指「溶解脂肪組織」，顯係聳動用語。再原告稱上開外科手術裝置用途「整形外科手術之軟組織乳化分解」，所謂軟組織是指人體的皮膚、皮細組織、脂肪、肌肉、肌腱、韌帶等等，因此當然包含「脂肪之乳化分解」，即所謂「溶脂」云云，然原告「手術乳化分解脂肪」與「溶脂」仍有字義之差距，仍屬不同概念，「溶脂」更顯非屬上開外科手術裝置之「仿單適應症核准外使用」之用途。此外，廣告內容所稱「雕塑輕盈身型」，上開外科設備即使達成抽脂之手術成效，但根本與「雕塑輕盈身型」無關，因為成就「雕塑輕盈身型」之效果，應從日常生活作息及良好運動習慣做起，非得以上開外科手術即得達成之立即美好結果，故實屬誇大醫療效能文字。故原告稱系爭醫療廣告「雷射溶脂雕塑輕盈身型」係以「口語化」方式表達內容云云，並不足採。

㈣前開廣告詞句實屬無法積極證明之聳動用語、誇大醫療效能方式之違規醫療廣告，非原告所稱以「口語化」方式表達之內容。原告所刊登「……元和雅……雷射溶脂雕塑輕盈身型……」等詞句之系爭廣告使用等字樣，涉及誇大難以積極證明內容為真實及類似聳動用語之宣傳，原告稱上開外科手術裝置用途「整形外科手術之軟組織乳化分解」，所謂軟組織是指人體的皮膚、皮細組織、脂肪、肌肉、肌腱、韌帶等等，因此當然包含「脂肪之乳化分解」，即所謂「溶脂」云云，然原告「手術乳化分解脂肪」與「溶脂」仍有字義之差距，仍屬不同概念，亦可見「溶脂」顯非屬上開外科手術裝置之「仿單適應症核准外使用」之用途，核已違反醫療法第八十六條第七款不得以其他不正當方式為宣傳之規定。原告明知違反行政法上義務行為，仍未審慎檢視網頁內容，縱非故意，亦難謂無過失，參酌司法院釋字二百七十五號解釋，本案違章事實明確，自應受罰。關於原告所稱本件之裁罰可能陷於文字獄的問題，按管制醫療廣告與管制藥品廣告相同，雖均有可能侵害人民言論自由，且因醫療廣告具有工作權之屬性，故加以管制亦可能侵害該工作權，且依司法院釋字第三百六十四號解釋所稱「人民平等接近使用傳播媒體之權利」，係直接確保傳播媒體之表現自由，間接亦在保障人民資訊取得自由，是以醫療廣告雖係商業性言論之一種，而為醫療機構用以宣傳醫療業務，獲致醫療利益之目的，惟其一併可迅速提供國人正確而充分之醫療資訊，使民眾得以獲取最新、最有效、最妥當之醫療機會，並可普遍提昇國人之醫療常識，惟醫療廣告既由專業的醫師或醫療機構所出具，一般消費者必然比其他商業性廣告較為信任其真實性，透過避免誇大療效及聳動用語之醫療廣告之管制，才能使醫療院所適度藉由廣告宣傳醫療業務，使醫療業務價格透明化、業務施作流程公開化，而使一般民眾方便取得醫療新知、深入瞭解醫療業務實務。本件原告所刊登「雷射溶脂雕塑輕盈身型」廣告，除具誇大療效及聳動性，更不能使醫療業務施作流程公開化，更不能讓一般民眾方便取得醫療新知、深入瞭解醫療業務實務，故本件被告基於醫療廣告真實性保障之管制而對原告裁罰，並不致影響言論自由及陷於文字獄之誤解。

㈤原告又主張醫療法第八十六條第七款規定禁止醫療廣告以其他不正當方式為宣傳，然何謂不正當方式，過於空泛抽象且不明確，又該條並未明確授權主管機關以命令補充，醫療法施行細則亦未就此有較為詳細之規範云云。按，司法院釋字第四百四十三號所揭示之層級化法律保留原則，若屬於相對法律保留下，在法律有授權之情況仍得以限制人民之自由等基本權利。而在細節性以及技術性的事項，因為不涉及人民權利之侵犯，故無需有法律保留原則之適用。查醫療法第八十五條第一項第七款規定「以其他不正當方式為宣傳」，係法律授權行政機關依其職權制定行政規則，規定容許刊登之事項。前衛生署及改制之衛福部本於中央主管機關職權，為執行醫療法之必要，就醫療法第八十五條第一項第七款「其他不正當方式」規定之適用為之上開函釋內容，究其內容並未涉及限制人民權利或增加人民法律所無之義務等事項，僅為細節性或技術性之規定，並未逾越母法（醫療法）之限度及目的，無違法律保留原則，自得予以援用。系爭廣告經被告機關審認違反醫療法第八十六條第七款規定，即為憲法第二十三條所稱之法律，非以行政命令之方式予以裁處，是以，原告所陳不足據採，被告機關依首揭規定論處，並無違誤。

五、從而，原告刊登系爭廣告，係違反醫療法第八十六條第七款規定，又原告前因相同違規情事裁處在案，本次屬第二次違規，業據原告所不爭執，並有一〇五年五月十六日裁處書可憑（原處分卷第一二五頁），從而，被告依醫療法第一百零三條第一項第一款、第一百十五條之規定，以及臺北市政府衛生局處理違反醫療法事件統一裁罰基準，處以原告十萬元罰鍰，並無不合。本件原告所訴各節，均非可採，被告機關所為之原處分，揆諸前揭法令規定，並無違誤，訴願決定予以維持，亦無不合，原告仍執前詞，指摘原處分有誤，為無理由，應予駁回。本件判決基礎已臻明確，兩造其餘攻擊、防禦方法，核與判決不生影響，無一一論述之必要，併予敘明。

六、據上論結，本件原告之訴為無理由，依行政訴訟法第九十八條第一項前段，判決如主文。

問題討論

1. 誰可以做醫療廣告？
2. 醫療廣告的內容可以包含哪些？
3. 醫療機構網際網路提供的資訊，算不算是醫療廣告？
4. 你還看過哪些奇怪的可能違法的醫療廣告？
5. 何謂「以不正當方法，招攬病人」？
6. 自己的醫療廣告被取締違規，有沒有救濟途徑？
7. 不知道自己已經違法是不是就不算違法？

參考法規

醫療法（民國112年6月28日總統令修正公布）

第 9 條 本法所稱醫療廣告，係指利用傳播媒體或其他方法，宣傳醫療業務，以達招徠患者醫療為目的之行為。

第 61 條 醫療機構，不得以中央主管機關公告禁止之不正當方法，招攬病人。

醫療機構及其人員，不得利用業務上機會獲取不正當利益。

第 84 條 非醫療機構，不得為醫療廣告。

第 85 條 醫療廣告，其內容以下列事項為限：

一、醫療機構之名稱、開業執照字號、地址、電話及交通路線。

二、醫師之姓名、性別、學歷、經歷及其醫師、專科醫師證書字號。

三、全民健康保險及其他非商業性保險之特約醫院、診所字樣。

四、診療科別及診療時間。

五、開業、歇業、停業、復業、遷移及其年、月、日。

六、其他經中央主管機關公告容許登載或播放事項。

利用廣播、電視之醫療廣告，在前項內容範圍內，得以口語化方式為之。但應先經所在地直轄市或縣（市）主管機關核准。

醫療機構以網際網路提供之資訊，除有第一百零三條第二項各款所定情形外，不受第一項所定內容範圍之限制，其管理辦法由中央主管機關定之。

第 86 條 醫療廣告不得以下列方式為之：

一、假借他人名義為宣傳。

二、利用出售或贈與醫療刊物為宣傳。

三、以公開祖傳秘方或公開答問為宣傳。

四、摘錄醫學刊物內容為宣傳。

五、藉採訪或報導為宣傳。

六、與違反前條規定內容之廣告聯合或並排爲宣傳。

七、以其他不正當方式爲宣傳。

第 87 條 廣告內容暗示或影射醫療業務者，視爲醫療廣告。

醫學新知或研究報告之發表、病人衛生教育、學術性刊物，未涉及招徠醫療業務者，不視爲醫療廣告。

第 103 條 有下列情形之一者，處新臺幣五萬元以上二十五萬元以下罰鍰：

一、違反第十五條第一項、第十七條第二項、第二十二條第二項、第二十三條第四項、第五項、第五十七條第一項、第六十一條、第六十三條第一項、第六十四條、第七十二條、第八十五條、第八十六條規定或擅自變更核准之廣告內容。

二、違反中央主管機關依第六十二條第二項、第九十三條第二項規定所定之辦法。

三、醫療機構聘僱或容留未具醫師以外之醫事人員資格者，執行應由特定醫事人員執行之業務。

醫療廣告違反第八十五條、第八十六條規定或擅自變更核准內容者，除依前項規定處罰外，其有下列情形之一者，得處一個月以上一年以下停業處分或廢止其開業執照，並由中央主管機關吊銷其負責醫師之醫師證書一年：

一、內容虛僞、誇張、歪曲事實或有傷風化。

二、以非法墮胎爲宣傳。

三、一年內已受處罰三次。

第 104 條 違反第八十四條規定爲醫療廣告者，處新臺幣五萬元以上二十五萬元以下罰鍰。

醫療機構網際網路資訊管理辦法（民國104年11月3日衛生福利部令修正公布）

第 2 條 本辦法所稱醫療機構網際網路資訊（以下稱網路資訊），指醫療機構透過網際網路，提供之該機構醫療相關資訊。

前項資訊之內容，除本法第八十五條第一項規定者外，得包括有關該醫療機構之一般資料及人員、設施、服務內容、預約服務、查詢或聯絡方式、醫療或健康知識等資訊。

第 3 條 醫療機構提供網路資訊，應將其網域名稱、網址或網路工具及網頁內主要可供點閱之項目，報所在地主管機關備查；異動時亦同。

前項網路資訊內容，除其他醫事法令另有規定外，不得登載其他業者或非同一醫療體系之醫療機構資訊。

第一項備查之方式，得以電子郵件爲之。

第 4 條 前條網路資訊之首頁，應以明顯文字，聲明禁止任何網際網路服務業者轉錄其網路資訊之內容供人點閱。但以網路搜尋或超連結方式，進入醫療機構之網址（域）直接點閱者，不在此限。

行政院衛生署公告

發文日期：中華民國九十四年三月十七日

發文字號：衛署醫字第〇九四〇二〇三〇四七號

主　　旨：公告醫療法第六十一條第一項所稱禁止之不正當方法。

依　　據：醫療法第六十一條第一項。

公告事項：

一、醫療機構禁止以下列不正當方法招攬病人。

㈠公開宣稱就醫即贈送各種形式之禮品、折扣、彩券、健康禮券、醫療服務，或於醫療機構慶祝活動贈送免費兌換券等情形。

㈡以多層次傳銷或仲介之方式。

㈢未經主關機關核備，擅自派員外出辦理義診、巡迴醫療、健康檢查或勞工健檢等情形。

㈣宣傳優惠付款方式，如：無息貸款、分期付款、低自備款、治療完成後再繳費等。

二、違反前項規定者，依醫療法第一百零三條第一項處罰。

行政院衛生署公告

發文日期：中華民國九十年九月七日

發文字號：衛署醫字第〇九〇〇〇四一八九五號

主　　旨：有關大〇中醫診所向貴局申請核准利用電視、廣播，播放含其他相同名稱診所之聯合醫療廣告疑義乙案，復請查照。

說　　明：

一、復貴局九十年六月二十六日北市衛三字第九〇二二八八一五〇〇號函。

二、查醫療廣告得刊登之內容範圍，醫療法第六十條第一項已定有明文、又同法條第二項規定，利用廣播、電視之醫療廣告，在前項內容範圍內，得以口語化方式爲之，並應先經所在地直轄市或縣（市）衛生主管機關核准。爰此，醫療機構申請於電視刊播、廣播播放醫療廣告， 應先向當地衛生主管機關申請核准，始得依廣播電視法及有關規定辦理。

三、本案大〇中醫診所擬刊播廣告內容，包含其他縣市相同名稱診所之地址及電話等資料，顯已涉及各該管衛生主管機關審核權責，依前開所敘，自應由各該醫療機構向所在地之衛生主管機關申請核准，方符規定。

行政院衛生署公告

發文日期：中華民國九十年八月二十三日

發文字號：衛署醫字第〇九〇〇〇四六三二五號

主　　旨：有關貴轄仁〇眼鏡公司廣告標示「本公司備有醫療巡迴服務接送專車、免費服務、歡迎預約利用」是否違反醫療法等相關規定乙案，復請查照。

說　　明：

一、復貴局九十年七月二十五日（九〇）衛醫字第三〇五七四號函。

二、按醫療法第五十九條規定，非醫療機構，不得爲醫療廣告。同法第六十二條規定，廣告內容暗示或影射醫療業務者，視爲醫療廣告。

本案廣告內容標示「本公司備有醫療巡迴服務接送專車、免費服務、歡迎預約利用」等詞句，核屬違規醫療廣告。

行政院衛生署公告

發文日期：中華民國八十五年六月二十一日

發文字號：衛署醫字第八五〇三一四〇六號

主　　旨：有關中醫醫院經查有向保險對象收取當日掛號收據以兌贈品，是否違反醫療相關法規一案，復請查照。

說　　明：

一、復貴局八十五年六月六日健保醫字第八五〇〇七七三九號函。

二、按醫療法第四十四條第一項規定：「醫療機構，不得以不正當方法，招攬病人。」醫療機構以收取病患掛號收據換取贈品方式，招攬病人，應依違反上開規定論處。

三、中醫醫院經貴局查有向保險對象收取當日掛號收據以兌換贈品一節，請將該院違規之詳細事證移送當地衛生主管機關，依法妥處。

衛福部醫字第1031660048號公告103年1月24日

參考文獻

1. 蘇嘉宏、吳秀玲（2023）。《醫事護理法規概論》（十五版）。臺北：三民。

2. 黃俊杰（2013）。《行政救濟法》。臺北：三民。

3. 陳櫻琴、黃于玉、顏忠漢（2003）。《醫療法律》。臺北：五南。

第五節　醫療糾紛的暴力脅迫問題

案例一

林醫師與吳醫師是大學同學，一日，林醫師經過吳醫師的診所，沒想到卻看到吳醫師診所的大門緊閉，吳醫師一人坐在診所裡發呆，林醫師看到後就走了進去，「老吳，你還好吧，幹嘛一個人發呆呢，其他人呢？」不問還好，林醫師一問，吳醫師馬上開始大吐苦水，原來啊，吳醫師碰上了醫療糾紛。

「上個月有一位婦人來診所看診後，因為病情嚴重，我馬上就讓她轉至大型醫院，但是她最後還是救不回來。本來這不是我的錯啊，可是她的家屬一口咬定是我的錯，天天打電話來騷擾我，說什麼要讓我全家不得安寧。我本來想要息事寧人的，就請了律師去跟他們談，可是他們還是不滿意，說什麼我避不見面一定是心虛了，所以後來他們甚至天天到我診所門口來叫囂，說什麼我要給他們一個交代，不然有我好看，再不然就說什麼我再不滾出來就去把我老婆抓來之類的。前幾天還在我門口灑冥紙，而且最過分的是，他們還把棺材抬到這裡，對著我門口丟雞蛋，你說這樣我這診所還有病人會來嗎？」林醫師聽了之後問說：「那你沒有去請警察來幫忙嗎？」吳醫師說：「有啊，所以這幾天他們有收斂一點不敢來啦，但是騷擾電話偶爾還是有啦，不過每次找警察，好像來的動作都很慢，病人都已經鬧得天翻地覆才姍姍來遲。」「那你有沒有告他們？」「哎呀，不要啦，可能過幾天就沒事啦，反正律師已經在處理了。」

案例二

〈本案例改編自「臺灣臺中地方法院刑事判決92年度易字第1738號」〉

裁判書

公訴人：地方檢察署檢察官

被告：甲君，乙君

上列被告因強制等案件，經檢察官提起公訴，本院判決如下：

主文

甲君共同以強暴、脅迫妨害人行使權利，處有期徒刑參月，如易科罰金，以參佰元折算壹日，緩刑貳年。

乙君共同以強暴、脅迫妨害人行使權利，處有期徒刑參月，如易科罰金，以參佰元折算壹日；又共同以加害生命、身體、財產之事，恐嚇他人，致生危害於安全，處有期徒刑參月，如易科罰金，以參佰元折算壹日；應執行有期徒刑伍月，如易科罰金，以參佰元折算壹日，緩刑貳年。

事實

一、甲君與乙君係母子關係，因乙君之子曾在大大醫院住院醫療，嗣轉院花花醫院醫療中病逝，甲君及乙君不滿大大醫院遲未與談醫療有無疏失及應否負責之問題，竟於某日上午十時許，率同親友十餘人，抬空棺至大大醫院急診門口抗議，以空棺堵塞急診室大門、僱用六名八家將舞刀弄棍及親友灑冥紙等強暴、脅迫行為，使醫療人員、病患心生畏懼，妨害該醫院正常營業工作權利之行使及一般民眾病患至該醫院求診權利之行使。另乙君復夥同綽號「小虎」之成年男子，於某日下午二時許，至該醫院理論，由綽號「小虎」者對醫院代表A恐嚇稱：「B醫師為何不在場，是不是害怕，叫B醫師的家人妻小來，我要當場對他砰砰（並以手作手槍樣子作勢開槍）。」要A將此恐嚇言論轉告B醫師，A因而心生畏懼並將此恐嚇言論告知B醫師，B及其家人均因而心生畏怖。綽號「小虎」者並揚言：醫院如不好好談，其將找人來砸醫院等語。以上述加害B及其家人生命、身體之事及加害該醫院財產之事，恐嚇B及該醫院負責人C，致生危害於安全。

二、案經C告訴由警察局移送地方檢察署檢察官偵查起訴。

理由

一、訊據被告甲君與乙君二人對有於某日上午十時許，率同親友，抬空棺至大大醫院急診門口抗議之事實，均直承不諱，惟均辯稱：我們在門口，但是沒有在他們大門，應該不會影響門診云云。另被告乙君對有於某日下午二時許，至該醫院理論之事實亦不諱言，惟否認有夥同綽號「小虎」者對醫院代表A恐嚇稱：「B醫師為何不在場，是不是害怕，叫B醫師的家人妻小來，我要當場對他砰砰（並以手作手槍樣子作勢開槍）。」要A將此恐嚇言論轉告B醫師之事實，辯稱：「我都在旁邊沒有聽到。」惟查被告二人前揭犯罪事實，業據告訴代理人、A及B於偵查中指訴明確，此外，並有抬棺抗議強暴脅迫及恐嚇危害安全之錄影帶各乙捲及洗錄之現場照片等在案可證，本件事證明確，被告二人所辯，無非事後卸責之詞，均不足採信，其等犯行均堪認定。

二、核被告甲君與乙君二人上開率同親友抬空棺至大大醫院急診門口抗議，以空棺堵塞急診室大門、僱用六名八家將舞刀弄棍及親友灑冥紙等強暴、脅迫行為，使醫療人員、病患心生畏懼部分之所為，係犯刑法第三百零四條第一項之以強暴、脅迫妨害他人行使權利罪，被告二人間有犯意之聯絡、行為之分擔，均為共同正犯。另被告乙君上開夥同綽號「小虎」之成年男子，至該醫院理論，由綽號「小虎」者對B醫師恐嚇及揚言砸該院等犯行，係犯同法第三百零五條恐嚇危害安全罪，被告乙君與綽號「小虎」之成年男子間，有犯意之聯絡、行為之分擔，均為共同正犯。被告乙君所犯上開二罪，犯意各別，罪名不同，應分論併罰。爰審酌被告二人係因喪失親人，致心情悲痛，其處境固屬堪憫，惟其等如認大大醫院或B有醫療疏失，亦應循正常法律訴訟程序予以解決，尚未可以此激烈手段，強行私自處理等及其他一切情狀，分別量處如主文所示之刑，及均諭知易科罰金之折算標準，被告乙君部分並定其應執行之刑。末查被告等前均未曾受有期徒刑以上刑之宣告，有臺灣高等法院被告全國前案紀錄表在卷可按，被告二人其等經此教訓，當皆知警惕而無再犯之虞，本院綜核各情，所宣告之刑，認以暫不執行為適當，均併予宣告緩刑二年，以啓自新。

據上論斷，應依刑事訴訟法第二百九十九條第一項前段，刑法第二十八條、第三百零四條第一項、第三百零五條、第四十一條第一項前段、第五十一條第五款、第七十四條第一款，罰金罰鍰提高標準條例第一條前段、第二條，判決如主文。

問題討論

1. 醫療機構可能遇到什麼樣的暴力事件？
2. 遇到病人抬棺該怎麼辦？
3. 遭到病人或是家屬的暴力該怎麼辦？
4. 醫療機構應該如何避免及預防暴力事件的發生？
5. 如果向警察報案，警察遲遲不來怎麼辦？
6. 何謂「強制罪」？何謂「恐嚇危害安全罪」？
7. 你的醫院裡面是誰在負責處理類似的暴力事件？
8. 醫療法有沒有相關刑事責任規定？

參考法規

中華民國刑法（民國109年1月15日總統令修正公布）

第 304 條　以強暴、脅迫使人行無義務之事或妨害人行使權利者，處三年以下有期徒刑、拘役或九千元以下罰金。
前項之未遂犯罰之。

第 305 條　以加害生命、身體、自由、名譽、財產之事恐嚇他人，致生危害於安全者，處二年以下有期徒刑、拘役或九千元以下罰金。

社會秩序維護法（民國108年12月31日總統令修正公布）

第 64 條　有下列各款行為之一者，處三日以下拘留或新臺幣一萬八千元以下罰鍰：

一、意圖滋事，於公園、車站、輪埠、航空站或其他公共場所，任意聚眾，有妨害公共秩序之虞，已受該管公務員解散命令，而不解散者。

二、非供自用，購買運輸、遊樂票券而轉售圖利者。

三、車、船、旅店服務人員或搬運工人或其他接待人員，糾纏旅客或強制攬載者。

四、交通運輸從業人員，於約定報酬後，強索增加，或中途刁難或雖未約定，事後故意訛索，超出慣例者。

五、主持、操縱或參加不良組織有危害社會秩序者。

第 87 條 有下列各款行爲之一者，處三日以下拘留或新臺幣一萬八千元以下罰鍰：

一、加暴行於人者。

二、互相鬥毆者。

三、意圖鬥毆而聚眾者。

醫療法（民國112年6月28日總統令修正公布）

第 24 條 醫療機構應保持環境整潔、秩序安寧，不得妨礙公共衛生及安全。

爲保障就醫安全，任何人不得以強暴、脅迫、恐嚇、公然侮辱或其他非法之方法，妨礙醫療業務之執行。

醫療機構應採必要措施，以確保醫事人員執行醫療業務時之安全。

違反第二項規定者，警察機關應排除或制止之；如涉及刑事責任者，應移送司法機關偵辦。

中央主管機關應建立通報機制，定期公告醫療機構受有第二項情事之內容及最終結果。

第 106 條 違反第二十四條第二項規定者，處新臺幣三萬元以上五萬元以下罰鍰。如觸犯刑事責任者，應移送司法機關辦理。

毀損醫療機構或其他相類場所內關於保護生命之設備，致生危險於他人之生命、身體或健康者，處三年以下有期徒刑、拘役或新臺幣三十萬元以下罰金。

對於醫事人員或緊急醫療救護人員以強暴、脅迫、恐嚇或其他非法之方法，妨害其執行醫療或救護業務者，處三年以下有期徒刑，得併科新臺幣三十萬元以下罰金。

犯前項之罪，因而致醫事人員或緊急醫療救護人員於死者，處無期徒刑或七年以上有期徒刑；致重傷者，處三年以上十年以下有期徒刑。

參考文獻

1. 臺灣臺中地方法院刑事判決92年度易字第1738號。
2. 王皇玉（2023）。《刑法總則》。臺北：新學林。
3. 蔡墩銘（2013）。《刑法總論》。臺北：三民。

第六節　無過失責任

案　例

〈本案例改編自「臺灣高等法院民事判決92年度上字第596號」〉

上訴人：甲方

被上訴人：乙方

當事人間請求損害賠償事件，上訴人對於地方法院第一審判決提起上訴，本院言詞辯論終結，判決如下：

主文

原判決關於命上訴人給付超過新臺幣肆佰玖拾陸萬伍拾伍元本息部分，及該部分假執行之宣告，暨訴訟費用（除確定部分外）之裁判均廢棄。

右開廢棄部分，被上訴人在第一審之訴及其假執行之聲請均駁回。

其餘上訴駁回。

第一審（除確定部分外）及第二審訴訟費用由上訴人百分之九十七負擔，餘由被上訴人負擔。

事實

甲、上訴人方面：

一、聲明：㈠原判決不利於上訴人部分廢棄。㈡右開廢棄部分，被上訴人在第一審之訴及假執行之聲請均駁回。

二、陳述：除與原判決記載相同者茲以引用外，並補稱略以：

㈠依康康大學醫學院附設醫院（以下稱康康醫院）所載被上訴人民國（下同）八十九年三月二十日及八十九年三月二十七日之病歷資料中，均已明白記載被上訴人在同年月十三日即已知悉其左肺發現腫塊，卻遲至九十一年三月十八日始提出本件訴訟，顯逾侵權行為損害賠償請求權二年之時效，並為時效抗辯。

㈡本件醫療行為無消費者保護法（以下稱消保法）之適用，被上訴人主張依消保法第七條，上訴人應負無過失責任云云，即非有據。退萬步言，縱認為本件仍有消保法之適用，被上訴人主張依消保法第七條規定之損害賠償請求權亦因罹於二年時效而歸於消滅。

三、證據：除援用原審所提證據外，並補提醫療機構開業執照、康康醫院病歷部分節本之譯文等件為證，並聲請調閱康康醫院及某縣立五五醫院（以下稱五五醫院）病歷及胸部X光片，及送行政院衛生福利部鑑定。

乙、被上訴人方面：

一、聲明：上訴駁回。

二、陳述：除與原判決記載相同者茲以引用外，並補稱略以：被上訴人僅在八十九年三月十三日發現肺部有腫塊，但在此時被上訴人對上訴人之侵權行為尚無所悉。直到八十九年四月初，在康康醫院的各項檢驗報告結果陸續確定後，方才確知罹患肺腺癌，此後被上訴人才憶起上訴人在半年前曾為其進行相關的肺部檢查，而檢查報告為肺部正常，並無任何異狀。其在高度懷疑下到上訴人處將當時的胸部X光片調閱出來，一看之下才知上訴人為其進行檢查時，被上訴人胸部早有異常腫塊卻未告知，此時才知悉上訴人為侵權行為人。故被上訴人是在八十九年四月始知悉上訴人之侵權行為與其受損害，故被上訴人於九十一年三月十九日提出本件請求，並無罹於時效消滅。

三、證據：援用原審所提證據為證。

丙、本院依職權函康康醫院、五五醫院及衛生局。

理由

一、按依醫療法第四條：「本法所稱私立醫療機構，係指由醫師所設立之醫療機構。」及第十三條：「醫療機構之開業，應依規定申請核准登記，發給開業執照……私立醫療機構應以醫師為申請人。」暨第二十四條：「私立醫療機構由醫師設立者，該醫師並為其機構之負責醫師。」等規定以觀，上訴人為私立醫療機構，負責醫師為甲方乙節，業經本院依職權函臺北市政府衛生局查明屬實，並有該局函為證，且上訴人自陳該醫療機構為獨資，亦有該院醫療機構開業執照在卷足參，足證，上訴人為一獨資之私立醫療機構，合先陳明。

二、被上訴人起訴主張：伊於八十八年六月間經私立天主教忠義大學（以下稱忠義大學）法律研究所錄取，因該校要求研究所新生均需接受上訴人負責之入學健康檢查，伊即依照該校規定向上訴人繳交體檢費用新臺幣（下同）四百元，並於同年九月十八日接受檢查，其中並包含胸部X光檢驗等胸部健康狀況檢查。上訴人於同年十月間寄發予伊之健康檢查報告書中，表示伊胸部健狀況為「正常」，理學檢查亦「無明顯異常」。嗣伊通過律師考試，依規定於八十九年三月間至五五醫院院接受健康檢查後，經該院於八十九年三月二十日告知依胸部X光片顯示，伊左肺下方有一明顯大區域之圓形白色陰影，左肺上方則有一團明顯黑色陰影，肺部狀況有明顯異常。伊旋於同日至康康醫院初診，再於同年月二十七日接受進一步胸腔穿刺檢查，經確認伊罹患肺腺癌第三B期，經伊向上訴人調出健康檢查時所拍攝之胸部X光片，發覺當時該肺部X光片上早已有肉眼清晰可見之異常現象，上訴人竟疏未發現，並以書面告知伊胸部檢查為正常，致伊錯失治療之機會，癌症存活率由百分之六十七，降為百分之五。經伊向上訴人異議，上訴人表示已履行契約義務，並無過失，爰依債務不履行、侵權行為及消保法第七條之規定，求命上訴人與判讀伊胸部X光醫師即原審共同被告乙方連帶給付伊減少勞動能力損失一千一百五十二萬元、非財產上損害三百萬元，共計一千四百五十二萬元及加計自起訴狀繕本送達翌日（即九十一年三月二十七日）起之遲延利息云云（原審判命上訴人給付五百零九萬八千七百五十九元本息，並駁回被上訴人其餘之訴，被上訴人就其敗訴部分，未據聲明不服，故被上訴人訴請原審共同被告乙方連帶賠償部分，及減少勞動能力請求九百四十二萬一千二百四十一元部分，均已確定）。

三、上訴人則以：伊係受忠義大學之委託從事八十八學年度新生之健康檢查，與被上訴人間並無契約關係存在，而忠義大學委託健康檢查項目中並不包括癌症部分，伊並無過失可言，且本件亦無消保法之適用，況被上訴人所罹肺腺癌，其發生或擴散與伊之健康檢查行為間，亦無相當因果關係，且本件業已罹於侵權行為二年時效云云，資為抗辯。

四、被上訴人主張其於八十八年六月間經忠義大學法律研究所錄取，因該校要求研究所新生均需接受上訴人所負責之健康檢查，其並依該校規定於同年九月十八日向上訴人繳交體檢費用四百元並接受檢查，其中並包含胸部X光檢驗等胸部健康狀況檢查。上訴人於同年十月間寄發之健康檢查報告書中，表示其胸部健狀況為「正常」，理學檢查亦「無明顯異常」。嗣其通過律師考試，依規定於八十九年三月間至五五醫院接受健康檢查後，經該院於八十九年三月二十日告知依胸部Ｘ光片顯示，其左肺下方有一明顯大區域之圓形白色陰影，左肺上方則有一團明顯黑色陰影，肺部狀況有明顯異常。其旋於同日至康康醫院初診，再於同年月二十七日接受進一步胸腔穿刺檢查，於同年四月間經確認其罹患肺腺癌第三B期，經其向上訴人調出健康檢查時所拍攝之胸部Ｘ片，發覺當時該肺部Ｘ片上早已有肉眼清晰可見之腫瘤異常等情，業據其提出健康檢查報告書、律師高考及格證書、康康醫院診斷證明書、上訴人八十八年九月十八日拍攝之胸部Ｘ光片等件為證，並經本院依職權函五五醫院及康康醫院，經分別函覆被上訴人上開健康檢查及告知就診情形明確，有五五醫院函並檢附病歷摘要表、康康醫院函等件為證，復為上訴人所不爭執，堪信為真。

五、本件兩造所爭執者為：㈠兩造間有無契約關係存在？㈡若有，則該契約是否有消保法之適用？㈢本件是否已罹於二年之請求權時效？㈣被上訴人請求減少勞動能力及精神慰撫金是否有據？茲分別論述如下：

㈠上訴人抗辯：伊係受忠義大學委託而辦理該校八十八年度健康檢查，與被上訴人間並無契約關係存在云云。經查，忠義大學八十八年度健康檢查業務係於八十八年六月八日正式召開招標說明會，計有上訴人、星大附設醫院、愛愛醫院、連連診所參加招標說明會，會後彙整比較各家醫療院所之健檢經驗、服務品質及設備人力、健檢價格等條件，最後篩選出最適宜承辦健檢之合格醫療院所，並簽報核定由上訴人得標承辦，並於同年八月二十三日完成簽約手續，此有忠義大學函暨檢附學生健康檢查合約書在卷可憑。而參照該學生健康檢查合約書第一條約定「甲方（即忠義大學）八十八學年度之新生、實驗室教職員工及餐廳供膳人員健康檢查與健檢資料處理相關業務委由乙方（即上訴人）辦理。」第八條「健檢費用」約定「由乙方（即上訴人）向受檢者收費，依照身分之健檢費用如下：㈠學生健檢費用每人新臺幣肆佰元整……」是上訴人承辦忠義大學八十八年度健康檢查業務，固經公開招標後得標，然此係忠義大學就健康檢查及健檢資料相關業務，委託上訴人辦理，即上訴人與忠義大學間就健康檢查業務成立一委任契約，而實施健康檢查時，則個別受檢者與上訴人間，就健康檢查再成立一契約，此由健檢費用由上訴人直接向受檢者收取可知，故上訴人抗辯伊與被上訴人間並無契約關係云云，自無可取。

㈡本件健康檢查契約是否有消保法之適用？

1. 按為保護消費者權益，促進國民消費生活安全，提昇國民消費生活品質，特制定本法，消保法第一條第一項定有明文。又，「一、消費者：指以消費為目的而為交易、使用商品或接受服務者。二、企業經營者：指以設計、生產、製造、輸入、經銷商品或提供服務為營業者。三、消費關係：指消費者與企業經營者間就商品或服務所發生之法律關係。四、消費爭議：指消費者與企業經營者間因商品或服務所生之爭議。」同法第二條第一至四款亦有明文。另消保法對於消費，並未為定義性之解釋，故一般謂該法所指「消費」應泛指為達成生活上目的而使用商品或接受服務之行為，只要其非用於生產，即屬消費。且所謂「服務」之定義，依據我國消保法第二條第二款規定，凡以提供服務業為營業之人，均屬於「企業經營者」。又由第三條規定可知，在本法上係將商品與服務視為對等之規範標的。換言之，本法所稱服務並不以與商品有關連者為限，與商品無關之服務業，如社會服務業（醫療、教育等）、生產者服務業（如：律師、會計師、通訊、金融、保險等）、個人服務業（如餐飲、旅館、修理等），均在本法規律之範圍。又再參酌八十三年二月四日（消保法於八十三年一月十一日經總統公布施行）立法院公聽會紀錄結論認為：「……消保法未確定考量醫病關係的適法性問題，致引起爭議，因此一致表達希望立法院能修法解決問題，若不修法，行政院在制定施行細則時，應在『服務』類別中將醫療服務排除在外」，雖與會醫界人士對於修法前醫療行為有消保法現行條文之適用，仍有爭議，希望將來修法時將其排除。嗣消保法於九十二年一月二十二日修正前，經立法院院會討論消保法第七條修正條文時，原有立法委員主張於該條第一項增列後段「但危險係醫療行為內含之風險者，不在此限。」即希望將醫療行為排除於消保法之外，但經一連串討論後，仍採納行政院提案條文通過（即現行條文）等情，此有立法院公報第九十二卷第三期及第四期院會紀錄節本及條文對照表附卷可參，可知，目前消保法並未將醫療服務排除在外，足證，消保法中之服務行為當然包含醫療行為在內。

2. 依據醫療法第四十條規定：「醫療機構應依其提供服務之性質，具備適當之醫療場所及安全設施。」以觀，可知醫療行為若從廣義的概念加以認識，係指包括疾病、傷害之診斷、治療，治後情況之判定，以及療養指導等具有綜合性行為內涵之法律事實而言。準此可知，本件被上訴人為忠義大學法律研究所所錄取之新生，依該校規定於八十八年九月十八日向上訴人繳納健康檢查費用四百元後，即可接受上訴人依據健康檢查合約書所列檢查項目，為被上訴人（即受檢者）作健康檢查，且再參照卷附學生健康檢查合約書第二條約定：「在甲方（指忠義大學）學務處衛生保健組監督下，由乙方（指上訴人）醫護人員到甲方校內健檢，……2、由乙方派遣X光車到健檢現場實施照射小片或大片，再由醫師閱片……」意旨，可知兩造間所成立此一以健康檢查為給付內容之契約，自屬於廣義醫療行為之契約。是以，上訴人為一私立醫療機構，本即屬於以提供醫療（含健康檢查服務）之營業者，而被上訴人是以消費為目的而接受上訴人此一醫療服務行為，是兩造間因健康檢查醫療契約而生之爭議，自屬於消保法所規範之消費爭議。

3. 次按，從事設計、生產、製造商品或提供服務之企業經營者，於提供商品流通進入市場，或提供服務時，應確保該商品或服務，符合當時科技或專業水準可合理期待之安全性，消保法第七條第一項亦有明文規定。且，該項所稱之「服務」，應係指非直接以設計、生產、製造、經銷或輸入商品為內容之勞務供給，且消費者可能因接受該服務而陷於安全或衛生上之危險者而言。又，所謂「安全或衛生上之危險」，係指服務於提供時，未具通常可合理期待之安全性，且未符合當時科技或專業水準者而言。而是否具備通常可合理期待之安全性，則應以提供服務當時之科技及專業水準，以及符合社會一般消費者所認知之期待為整體衡量。經查，被上訴人於八十八年九月十八日由上訴人所拍攝之胸部Ｘ光片顯示，被上訴人左肺葉上已有肉眼可辨識之異狀，有卷附胸部Ｘ光片放大影本可參，並為兩造所不爭執，惟上訴人負責判讀該Ｘ光片之醫師未查覺被上訴人肺部之異狀，而未告知被上訴人促其儘速就醫，且上訴人所出具予被上訴人之健康檢查報告中之理學檢查項目記載肺藏「無明顯異常」，胸部Ｘ光片檢查亦記載「正常」乙事，亦有健康檢查報告附卷可稽，嗣被上訴人於八十九年三月間至五五醫院接受健康檢查時，始知肺部狀況有明顯異常。再至康康醫院接受進一步之胸腔穿刺檢查後，確認已罹患胸腔惡性腫瘤且已至肺腺癌第三B期，則上訴人於八十八年九月十八日為被上訴人所實施健康檢查時，就當時有明顯異狀之肺部情形，未為判讀發現並未告知被上訴人此異常狀況，足證，其所提供之醫療服務行為，使消費者即被上訴人因此而受有延誤六個月之治療期間之危險發生，自應依消保法第七條第三項規定，對被上訴人負損害賠償責任至明。

4. 上訴人雖抗辯：依忠義大學八十八學年度健康檢查有關要點及條件所示，該校所訂定之健康檢查項目，其中新生健檢項目之胸部Ｘ光檢查，僅限於肺結核、脊柱側彎、心臟三項，其他項目則不包含在內，是入學新生有無罹癌，並非該次健康檢查之項目與範圍，伊自無過失云云。惟按醫師非親自診察，不得施行治療、開給方劑或交付診斷書，醫師法第十一條第一項前段定有明文，即醫師對病患有親自診察及治療之義務。又，醫療機構診治病人時，應向病人或其家屬告知其病情、治療方針及預後情形，此亦為醫療法第五十八條所規定，是以醫療機構對病人診察、治療時，有向病人告知病情、治療方針及預後情形之義務。再參照大專院校學生健康檢查實施項目最低標準建議表：「目的：1.瞭解大專院校學生健康狀態。2.早期發現疾病與體格缺點，追蹤、矯治，以增進學生健康。……健康檢查實施目的如下表：1.……檢康檢查項曰以能瞭解學生體格發展狀態及可防治或積極治療的疾病之早期篩檢為主。2.檢查項目為顧及積極的篩檢與各校學生的負擔，……初步擬定大專院校健康檢查實施項目最低標準如下：……六、一般學理檢查：……2、胸部：心臟及肺臟，為心臟疾患與呼吸系統疾患之初步篩檢。七、胸部X光：先照小片篩檢。有疑問者再追蹤大片及其他相關項目。」以觀，可知健康檢查之目的在及早發見疾病現象，俾得及早治療。準此可知，依卷附兩造均不爭執之忠義大學八十八學年度健康檢查有關要點及條件，其第二條「校訂之健檢項目」第六項為「胸部X光檢查（10cm×10cm小片）：肺結核、脊柱側彎、心臟」，固未明定含癌症之篩檢在內，然揆諸上開說明，上訴人所屬醫師於閱讀該胸部X光片時，本即在發現受檢者是否有胸部異常現象，以便再照大片胸部X光片檢查，然上訴人於判讀該小片胸部X光片時，以肉眼即可閱讀出被上訴人胸部有異狀現象，卻未予判讀出該異狀，顯已違反該健康檢查醫療契約之義務。況本件上訴人依據該健康檢查醫療契約所負之責任，是在於依據該醫療契約，應就其為被上訴人拍攝之胸部X光片，判讀是否有異常現象並告知被上訴人之義務，以達到健康檢查之目的（即及早發現疾病異狀，得以及早治療目的），並非在於篩檢被上訴人是否罹患癌症一事，故上訴人抗辯：新生健檢項目之胸部X光檢查，僅限於肺結核、脊柱側彎、心臟三項，其他項目則不包含在內，是入學新生有無罹癌，並非該次健康檢查之項目與範圍，伊自無過失云云，顯違反健康檢查之醫療契約目的，委無可取。

5. 上訴人雖又抗辯：被上訴人罹患癌症，其發生或擴大健康檢查之行為間並無因果關係云云。然查：肺癌病情之輕重程度所進行之分類，可分為：

零期：同時稱為原位癌通常只發生於局部區域，尚未增生及蔓延。

第一期：癌細胞尚未從原來位置蔓延出去，第一期可進一步區分為第一A期、第一B期，兩者的癌細胞通常均尚可切除。

第二期：癌細胞已經擴散至肺葉附近之淋巴結，第二期可區分為第二A期和第二B期，二者皆可以外科手術切除。

第三期：癌細胞已蔓延至附近組織以及淋巴結。第三期非小細胞癌可分為第三A期和第三B期。

第四期：癌細胞已擴散至體內之其他器官，第四期非小細胞癌通常無法以外科手術切除，除非有特殊情況則例外。

非小細胞肺癌五年存活率：

第一A期：百分之六十至百分之六十七。

第一B期：百分之三十六至百分之七十一。

第二A期：百分之三十四至百分之五十五。

第二B期：百分之二十四至百分之三十九。

第三A期：百分之十三至百分之二十三。

第三B期：約百分之五。

第四期：約百分之一。

此有兩造均不爭執之美國肺癌協會（Alliance for Lung Cancer Advocacy, Support, and Education）所出版之「肺癌手冊」（Lung Cancer Manual ），第六章「非小細胞肺癌的治療」（Treatment for Nonsmall Cell Lung Cancer）英文版及翻譯在卷可憑，是肺癌如能早期診斷，即長期存活之機率愈大。

被上訴人自八十九年四月初得知為肺腺癌第三B期，並參酌上訴人於八十八年九月十八日所拍攝之胸部Ｘ光片已有異狀情形，推估被上訴人於斯時應為肺腺癌第一期，其五年存活之機率為百分之三十六至百分之七十一，因上訴人未查覺當時肺部Ｘ光片之異狀，未告知促其就醫，使其未能把握治療之時機，遲至八十九年三月因五五醫院檢康檢查發現肺部異狀時，再至康康醫院檢查至同年三月二十七日始確定罹患肺腺癌第三B期，五年存活機率已降為百分之七等情，有康康醫院函可憑。則按人格權中之生命權，係指享受生命安全之人格利益之權利，生命因受侵害而消滅時，為生命權受侵害。而存活機會為病人對未來繼續生命之期待，存活機會受侵害，最終導至死亡時，即為剝奪生存之機會，亦應認為生命權受侵害，故存活機會應認為人格權之概念所涵蓋。

則上訴人於八十八年九月十八日為被上訴人實施健康檢查時，其判讀被上訴人胸部Ｘ光片之受僱醫師，就當時有明顯異狀之肺部狀況未為查覺，且未告知被上訴人此異常狀況，致其未能把握治療之時機，至八十九年三月二十七日發現罹患肺腺癌時已降為百分之七，可見被上訴人肺癌之範圍擴大，與上訴人受僱醫師未察覺判讀出其胸部Ｘ光片顯示胸部異常間，顯具有相當因果關係。上訴人自需依消保法第七條第三項規定，對被上訴人負損害賠償責任。故上訴人上開抗辯，自無可取。

6. 上訴人再抗辯：被上訴人並未主動告知醫師，其身體之異狀，故對於損害發生，與有過失云云。然為被上訴人所否認，則當事人主張有利於己之事實，需負舉證責任（民事訴訟法第二百七十七條規定參照），上訴人對於被上訴人未盡告知醫師其身體異狀情形乙節，並未舉證以實其說，且被上訴人亦否認當時身體有任何異狀情形，是上訴人空言抗辯被上訴人應負與有過失責任云云，要無可採。

㈢上訴人再抗辯：本件縱有消保法規定之適用，因消保法對於時效並無明文規定，是應類推適用侵權行為請求權二年時效，因被上訴人於八十九年三月十三日即已知悉罹患惡性腫瘤，故本件業已罹於時效云云。然查，被上訴人固於八十九年三月十三得知其肺部有腫塊，但於同年月二十日至康康醫院初診，並於同年月二十七日住院接受進一步檢查，經確認其罹患肺腺癌，則被上訴人於斯時始確定其罹患肺腺癌之情，且被上訴人於得知肺腺癌後，始憶起八十八年九月十八日曾經上訴人作檢康檢查並拍攝胸部Ｘ光片，並於八十九年四月向上訴人調閱該胸部Ｘ光片，才發現其上早已顯現被上訴人胸部早有異常情形，竟未經上訴人所屬醫師判讀出來，於此時才知悉上訴人有過失乙節，有康康醫院函檢附病歷資料在卷可稽，可知被上訴人於八十九年三月二十七日得知罹患肺腺癌，並於同年四月間上訴人調閱健康檢查所拍攝之胸部Ｘ光片後，方知悉上訴人以肉眼即可自該胸部Ｘ光片看出其胸部有異常現象，卻未予判讀出來，其於斯時才知悉上訴人之過失行為，則被上訴人於九十一年三月十九日提起本訴，此有卷附起訴狀足憑，並未罹於二年請求權時效至明。是上訴人抗辯：本件業已罹於二年請求權時效云云，自無可取。

㈣揆諸右揭說明，本件上訴人與被上訴人成立健康檢查之契約，該契約是屬於提供消費服務之行為，業如前述，上訴人所聘僱之醫師既為被上訴人從事健康檢查，且從其所拍攝胸部X光片，即可判讀出被上訴人胸部有異常現象，卻未予以判讀出來並告知被上訴人，顯有違反醫療服務行為而致被上訴人受有損害甚明。則上訴人依據消保法第七條規定，自應對被上訴人負損害賠償責任。再參照消保法第一條第二項規定：「有關消費者之保護，依本法之規定，本法未規定者，適用其他法律。」準此，有關損害賠償責任項目，自應適用民法關於侵權行為法則規定。茲就被上訴人損害賠償金額是否允當，分別論駁如下：

1. 減少勞動能力損害部分：按不法侵害他人之身體或健康者，對於被害人因此喪失或減少勞動能力或增加生活上之需要時，應負損害賠償責任，民法第一百九十三條第一項定有明文。經查：

⑴被上訴人主張：伊因罹患肺腺癌經康康醫院一連串化學治療後並無改善，且其他器官亦受到化學治療之影響而功能下降，醫師囑伊在家修養，然因伊家境不佳，無法長期負擔伊龐大醫療及養生藥品之費用，伊只好強忍生理上之不適，勉強以兼職方式填補醫療開銷，每月減少之勞動能力所相當之薪資報酬三萬元乙節，業據提出康康醫院診斷證明書、律師證書及九十年一月至九月之薪資扣繳憑單等件為證，並為上訴人所不爭執，則依據該扣繳憑單所示，該律師九十年一至九月所得為七十萬零九百元，每個月平均薪資為七萬七千八百七十八元。而被上訴人以兼職方式工作，其主張每月減少薪資三萬元，尚屬採信。

⑵次查，本件因上訴人依據消保法對於健康檢查之服務契約，負有檢查及判讀資料之義務，卻疏於判讀胸部X片，致延誤被上訴人就醫機會，致發生其存活機會降低之危險，故應負損害賠償責任。而被上訴人罹患癌症，於治療過程中無可避免將產生勞動能力之降低，因我國對於減少勞動能力數額計算，法無明文規定，故本院參照美國俄亥俄州最高

法院案例，即採納存活機會喪失理論，謂患者自醫療專業人員尋求醫療輔助，有權期待獲得適當照顧，且因醫療人員之過失而減低其生存機會時，應獲得賠償，至於所得請求賠償數額為過失行為時，最後傷害或死亡的全部損害數額，乘以機會喪失的比例。準此，本件被上訴人請求之減少勞動能力之賠償數額，即以全部減少勞動能力之數額，乘以存活機率降低之比例，查肺癌第一期B最低存活率百分之三十六，而目前被上訴人之存活率為百分之七，有康康醫院函附卷足憑，即上訴人僅就被上訴人自肺癌第一期最低之存活率百分之三十六，降為百分之七之存活率之差額，百分之二十九負賠償責任。

⑶再查，被上訴人每月減少之勞動能力損失為三萬元，其百分之二十九為八千七百元，其減少勞動能力之年損害額為十萬四千四百元。另被上訴人為六十一年三月二十七日生，自八十九年三月六日律師高考放榜日起算，被上訴人為二十八歲，參照我國勞動基準法第五十四條計算自動退休年齡六十歲計算其退休年齡，被上訴人工作期間共計三十二年，因被上訴人請求減少勞動能力一次給付之賠償總額，應扣除中間利息，依霍夫曼計算法扣除中間利息，被上訴人所受減少勞動能力之損害為一百九十六萬三千三百五十五元（104400×18.80608587（採年別單利5%複式霍夫曼式係數表所示）≒1963355，元以下四捨五入），則本院認被上訴人請求上訴人賠償其減少勞動能力之損害以一百九十六萬三千三百五十五元為允當。被上訴人逾此數額之請求，則為無理由。

⑷上訴人雖抗辯：被上訴人所罹肺腺癌很難治療，依一般經驗法則，生命週期不會到六十歲云云。按癌症之存活率，係以計算五年仍存活之比率（即統計學），此有卷附美國肺癌協會出版之肺癌手冊節本足參，雖被上訴人八十九年四月間證實罹患肺腺癌（即肺癌之一種）之五年存活率為百分之七，然目前並無積極證據足認被上訴人將於六十歲死亡，是上訴人執此抗辯：被上訴人不得請求至六十歲減少勞動能力之損害云云，尚無可取。

2. 非財產上損害部分：按不法侵害他人之身體、健康、名譽、自由、信用、隱私、或不法侵害其他人格法益而情節重大者，被害人雖非財產上之損害，亦得請求賠償相當之金額，民法第一百九十五條第一項定有明文。本院斟酌惡性腫瘤列為我國十大死因之一，罹患癌症如未經及時之治療，不啻為絕症，故一般人獲知罹患癌症，其恐懼、不安無異於宣告生命將結束，尤其被上訴人罹癌時年僅二十八歲，正值人生黃金歲月，且經律師高考及格，人生正要起步之際，卻因上訴人於為被上訴人作健康檢查時，怠於發現被上訴人肺部明顯之異常狀況，延誤其治療之黃金時期，致其存活率僅為百分之七，且因上訴人未及時自胸部X光片發現並判讀出被上訴人肺部異常現象而延誤病情，導致其腫瘤不斷增生及造成惡性積水而無法以有效之治療方式治療，經化學治療藥物摧殘，飽受掉髮、嘔吐、指甲脫落流膿之苦，其身體上所受之折磨實非筆墨得以形容，精神上更遭受重大痛苦。另再參酌上訴人為一醫療機構，為受檢者從事健康檢查之目的，即在早期發現病症得以早期治療，竟疏失至以肉眼即可自胸部X光片發現被上訴人胸部有異常情形，卻未為發現，顯未盡其注意義務，並審酌上訴人為一知名之私立醫療機構，財力狀況顯較被上訴人為佳等一切情況，認被上訴人請求非財產上之損害以三百萬元為適當。

3.從而，被上訴人請求上訴人給付勞動能力損失一百九十六萬三千三百五十五元及非財產上損害三百萬元，共計四百九十六萬三千三百五十五元，於法有據，應予准許。

六、綜上所述，被上訴人本於消保法及民法第一百九十三條第一項、第一百九十五條第一項規定，請求上訴人給付四百九十六萬三千三百五十五元，及自訴狀繕本送達翌日起之法定遲延利息部分，為有理由，應予准許。被上訴人逾此所為請求，則為無理由，應予駁回；此部分假執行之聲請，亦失所附麗，應併予駁回。原審就超過上開應准許部分，為上訴人敗訴之判決，並為假執行之宣告，自有未洽。上訴意旨就此部分指摘原判決不當，求予廢棄改判，為有理由。至於上開應准許部分，原審判命上訴人給付，並依兩造聲請供擔保各為准、免假執行之宣告，核皆無違誤。上訴意旨，就此部分，仍執陳詞，指摘原判決不當，求予廢棄，為無理由，應駁回其上訴。

七、至上訴人並聲請本院將本件被上訴人胸部X光片及相關病歷資料送請行政院衛生福利部鑑定，有關被上訴人於八十八年九月十八日接受健康檢查、五五醫院及康康醫院各拍攝之胸部X光片顯示，其各為肺癌第幾期乙節，但如前所述，本件爭點乃在於上訴人所屬醫師為被上訴人從事健康檢查時，就所拍攝之胸部X光片於判讀時，以肉眼清晰可見之異狀情形，竟未予判讀出來並告知被上訴人，此為兩造所不爭執，以致延誤六個月之診療機會，顯違反醫療服務行為，依消保法自應負損害賠償責任。故上訴人聲請送鑑定一事，與本件爭點顯然無涉，故本院認此部分之調查證據聲請，核無必要，附此敘明。

八、據上論結，本件上訴為一部有理由，一部無理由，依民事訴訟法第四百五十條、第四百四十九條第一項、第七十九條但書，判決如主文。

問題討論

1. 本案的主要爭點何在？
2. 何謂「無過失責任」？無過失爲什麼有責任？
3. 醫療行爲適用消費者保護法嗎？
4. 醫療行爲適用無過失責任嗎？
5. 你覺得新生健康檢查項目的胸部X光檢查，只要求看肺結核、脊柱側彎、心臟三項，醫師沒有發現癌症有沒有過失？
6. 本案例中的醫師是被判有過失？還是沒有過失？
7. 本案例的賠償金額如何計算？你覺得合理嗎？有沒有更公平的計算方式？

參考法規

消費者保護法（民國104年6月17日總統令修正公布）

第 2 條 本法所用名詞定義如下：

一、消費者：指以消費爲目的而爲交易、使用商品或接受服務者。

二、企業經營者：指以設計、生產、製造、輸入、經銷商品或提供服務爲營業者。

三、消費關係：指消費者與企業經營者間就商品或服務所發生之法律關係。

四、消費爭議：指消費者與企業經營者間因商品或服務所生之爭議。

五、消費訴訟：指因消費關係而向法院提起之訴訟。

六、消費者保護團體：指以保護消費者爲目的而依法設立登記之法人。

七、定型化契約條款：指企業經營者爲與多數消費者訂立同類契約之用，所提出預先擬定之契約條款。定型化契約條款不限於書面，其以放映字幕、張貼、牌示、網際網路、或其他方法表示者，亦屬之。

八、個別磋商條款：指契約當事人個別磋商而合意之契約條款。

九、定型化契約：指以企業經營者提出之定型化契約條款作爲契約內容之全部或一部而訂立之契約。

十、通訊交易：指企業經營者以廣播、電視、電話、傳眞、型錄、報紙、雜誌、網際網路、傳單或其他類似之方法，消費者於未能檢視商品或服務下而與企業經營者所訂立之契約。

十一、訪問交易：指企業經營者未經邀約而與消費者在其住居所、工作場所、公共場所或其他場所所訂立之契約。

十二、分期付款：指買賣契約約定消費者支付頭期款，餘款分期支付，而企業經營者於收受頭期款時，交付標的物與消費者之交易型態。

第 7 條 從事設計、生產、製造商品或提供服務之企業經營者，於提供商品流通進入市場，或提供服務時，應確保該商品或服務，符合當時科技或專業水準可合理期待之安全性。

商品或服務具有危害消費者生命、身體、健康、財產之可能者，應於明顯處爲警告標示及緊急處理危險之方法。

企業經營者違反前二項規定，致生損害於消費者或第三人時，應負連帶賠償責任。但企業經營者能證明其無過失者，法院得減輕其賠償責任。

第 7-1 條 企業經營者主張其商品於流通進入市場，或其服務於提供時，符合當時科技或專業水準可合理期待之安全性者，就其主張之事實負舉證責任。

商品或服務不得僅因其後有較佳之商品或服務，而被視爲不符合前條第一項之安全性。

醫療法（民國112年6月28日總統令修正公布）

第 82 條 醫療業務之施行，應善盡醫療上必要之注意。

醫事人員因執行醫療業務致生損害於病人，以故意或違反醫療上必要之注意義務且逾越合理臨床專業裁量所致者爲限，負損害賠償責任。

醫事人員執行醫療業務因過失致病人死傷，以違反醫療上必要之注意義務且逾越合理臨床專業裁量所致者爲限，負刑事責任。

前二項注意義務之違反及臨床專業裁量之範圍，應以該醫療領域當時當地之醫療常規、醫療水準、醫療設施、工作條件及緊急迫切等客觀情況爲斷。

醫療機構因執行醫療業務致生損害於病人，以故意或過失爲限，負損害賠償責任。

參考文獻

1. 臺灣高等法院民事判決92年度上字第596號。
2. 吳建樑（1999）。醫療關係與消費者保護法。《醫事法學》，第7卷第7期：頁6～32。
3. 劉永弘（1999）。消費者保護法之服務責任與醫療。《醫事法學》，第7卷第3期：頁33～48。
4. 許忠信（1999）。消費者保護法於醫療服務之適用與解釋。《醫事法學》，第7卷第3期：頁49～69。

第七節　想進行人體試驗嗎？

案　例

吳醫師最近很驚訝的發現，有五個臨床試驗的病人一起告他，檢察官正在偵辦中。這五個病人都是參加他一個有關白血病的新治療方法的人體試驗計畫，不幸地，這些病人最後失望了。

這些病人本來病情非常嚴重，以目前的治療方法，已經沒有比較好的方法來增加他們的存活率，可惜這些病人在參加這個計畫之後，還是不幸地過世了。吳醫師不知道為什麼病人要告他，等到了法院，原來病人家屬告他沒有盡到告知的義務。為什麼會說他沒有盡到告知的義務呢？病人的家屬說：「固然病人的病情已經很嚴重了，並沒有什麼好的治療方法，但吳醫師並沒有告訴我們在國外已經有新的治療方法，那個治療方法已經證明了比現有的治療方法有效，卻只告訴我們，因為沒有好的治療方法，所以現在只能試看看這個實驗性方法。」

吳醫師聽了家屬的指控之後，覺得真是非常非常的冤枉，因為國外現在雖然已經有美國FDA核准的新的治療方法，可是這個治療方法在臺灣目前都還沒有人使用，也還沒有被核准，吳醫師也不曉得這個方法是否真的有效，因為同時也還有很多別的新治療方法已經被核准，但他的病人也不可能接受到國外去治療，所以他當然建議這些病人願不願意接受這樣一個國內的新方法。沒想到這些病人的家屬，卻在病人過世之後，反過來告吳醫師沒有盡到告知的義務。吳醫師覺得非常的生氣，就跑到人體試驗委員會說這個計畫當時人體試驗委員會都已經通過了，委員會是不是應該幫他證明這樣的一個研究計畫是符合人體試驗的要求，可是人體試驗委員會的主任委員卻告訴吳醫師說：「沒有錯，我們固然是通過了這個計畫，不過當時我們也只是聽你說現在已經沒有更好的治療方法了，所以我們必須要嘗試一些比較試驗性的方法，在專業方面也只有你最清楚，我們也沒辦法知道在國外是否已經有更好的方法，關於這一點，我們並不能幫你作證的。」吳醫師聽了就火大：「如果這樣的話，為什麼需要人體試驗委員會，大家都自己核准自己的人體試驗就好了！」

問題討論

1. 何謂「人體試驗」？
2. 進行人體試驗應該注意哪些問題？
3. 人體試驗的受試者有何權利義務？
4. 給人體試驗的受試者報酬有何優缺點？對受試者的權利有何影響？
5. 哪一種醫療機構才可以進行人體試驗？
6. 何謂「人體試驗委員會」？
7. 人體試驗委員會在審查試驗計畫時應該注意哪些事項？

參考法規

醫療法（民國112年6月28日總統令修正公布）

第 8 條 本法所稱人體試驗，係指醫療機構依醫學理論於人體施行新醫療技術、新藥品、新醫療器材及學名藥生體可用率、生體相等性之試驗研究。

人體試驗之施行應尊重接受試驗者之自主意願，並保障其健康權益與隱私權。

第 78 條 為提高國內醫療技術水準或預防疾病上之需要，教學醫院經擬定計畫，報請中央主管機關核准，或經中央主管機關委託者，得施行人體試驗。但學名藥生體可用率、生體相等性之人體試驗研究得免經中央主管機關之核准。

非教學醫院不得施行人體試驗。但醫療機構有特殊專長，經中央主管機關同意者，得準用前項規定。

醫療機構施行人體試驗應先將人體試驗計畫，提經醫療科技人員、法律專家及社會公正人士或民間團體代表，且任一性別不得低於三分之一之人員會同審查通過。審查人員並應遵守利益迴避原則。

人體試驗計畫內容變更時，應依前三項規定經審查及核准或同意後，始得施行。

第 79 條 醫療機構施行人體試驗時，應善盡醫療上必要之注意，並應先取得接受試驗者之書面同意；接受試驗者以有意思能力之成年人為限。但顯有益於特定人口群或特殊疾病罹患者健康權益之試驗，不在此限。

前項但書之接受試驗者為限制行為能力人，應得其本人與法定代理人同意；接受試驗者為無行為能力人，應得其法定代理人同意。

第一項書面，醫療機構應至少載明下列事項，並於接受試驗者或法定代理人同意前，以其可理解方式先行告知：

一、試驗目的及方法。

二、可預期風險及副作用。

三、預期試驗效果。

四、其他可能之治療方式及說明。

五、接受試驗者得隨時撤回同意之權利。

六、試驗有關之損害補償或保險機制。

七、受試者個人資料之保密。

八、受試者生物檢體、個人資料或其衍生物之保存與再利用。

前項告知及書面同意，醫療機構應給予充分時間考慮，並不得以脅迫或其他不正當方式爲之。

醫師依前四項規定施行人體試驗，因試驗本身不可預見之因素，致病人死亡或傷害者，不符刑法第十三條或第十四條之故意或過失規定。

第 80 條 醫療機構施行人體試驗期間，應依中央主管機關之通知提出試驗情形報告；中央主管機關認有安全之虞者，醫療機構應即停止試驗。

醫療機構於人體試驗施行完成時，應作成試驗報告，報請中央主管機關備查。

醫療法施行細則（民國106年12月12日衛生福利部令修正發布）

第 2 條 本法第八條第一項所稱新醫療技術，指醫療處置之安全性或效能，尚未經醫學證實或經證實而該處置在國內之施行能力尚待證實之醫療技術；所稱新藥品，指藥事法第七條所定之藥品；所稱新醫療器材，指以新原理、新結構、新材料或新材料組合所製造，其醫療之安全性或效能尚未經醫學證實之醫療器材。

人體試驗管理辦法（民國105年4月14日衛生福利部令修正發布）

第　1　條　本辦法依醫療法（以下稱本法）第七十九條之一規定訂定之。

第　2　條　新藥品、新醫療器材於辦理查驗登記前，或醫療機構將新醫療技術，列入常規醫療處置項目前，應施行人體試驗研究（以下稱人體試驗）。

第　3　條　醫療機構施行人體試驗，應擬訂計畫，向中央主管機關申請核准。

前項計畫，應載明下列事項：

一、主題。

二、目的。

三、方法：

㈠接受人體試驗者（以下稱受試者）之條件、招募方法及數目。

㈡實施方式。

㈢人體試驗期間及預計進度。

㈣治療效果之評估及統計方法。

㈤受試者之追蹤及必要之復健計畫。

四、受試者同意書內容。

五、主持人及協同主持人之學、經歷及其所受訓練之資料。

六、有關之國內、外已發表之文獻報告。

七、其他國家已核准施行者，其證明文件。

八、所需藥品或儀器設備，包括必須進口之藥品或儀器名稱、數量。

九、預期效果。

十、可能引起之損害及其救濟措施。

人體研究法（民國108年1月2日總統令修正公布）

第　1　條　爲保障人體研究之研究對象權益，特制定本法。

人體研究實施相關事宜，依本法之規定。但其他法律有特別規定者，從其規定。

第 2 條 人體研究應尊重研究對象之自主權，確保研究進行之風險與利益相平衡，對研究對象侵害最小，並兼顧研究負擔與成果之公平分配，以保障研究對象之權益。

第 3 條 本法之主管機關爲衛生福利部。

人體研究之監督、查核、管理、處分及研究對象權益保障等事項，由主持人體研究者（以下簡稱研究主持人）所屬機關（構）、學校、法人或團體（以下簡稱研究機構）之中央目的事業主管機關管轄。

第 4 條 本法用詞，定義如下：

一、人體研究（以下簡稱研究）：指從事取得、調查、分析、運用人體檢體或個人之生物行爲、生理、心理、遺傳、醫學等有關資訊之研究。

二、人體檢體：指人體（包括胎兒及屍體）之器官、組織、細胞、體液或經實驗操作產生之衍生物質。

三、去連結：指將研究對象之人體檢體、自然人資料及其他有關之資料、資訊（以下簡稱研究材料）編碼或以其他方式處理後，使其與可供辨識研究對象之個人資料、資訊，永久不能以任何方式連結、比對之作業。

參考文獻

1. 衛生署。《醫療機構人體試驗委員會組織及作業基準》（民國92年11月12日）。臺北：衛生署。

第八節　人體試驗除罪化

案 例

【本報記者芝芝報導】

行政院為了推動生技產業發展，使臺灣成為生物科技中心，有意修法將進行人體試驗除罪化，主要目的是使進行人體試驗的醫師免除疑慮，以推動更多的人才投身於生物科技發展。

不同於美國等許多國家，臺灣對於醫療人員發生缺失動輒就處以刑責的辦法，造成醫療人員在從事醫療上有極大的壓力與許多的顧忌。可是，若要發展生技產業，許多新藥的研發，人體試驗是不可或缺的。但人體試驗比起其他的醫療行為又多了許多的不確定性，造成人員傷亡的比例也當然較普通醫療行為高出許多，所以進行人體試驗的醫事相關技術人員可能要擔負刑責的風險當然也極高。國內這種不同於美國除非發生重大傷害才須負刑責的規定，當然會令許多醫事人員望之卻步。因此，為了有助於國內生物科技產業的發展，政府打算排除醫師在人體試驗可能要負的刑事責任。

不過，此舉也令不少人擔心，因為這項法案可能將無法保障參加人體試驗的病患的安全，參加人體試驗的病患將成為任醫師擺佈的白老鼠。針對此項疑慮，政府表示，若將人體試驗除罪化，必定也同時對於參加人體試驗的醫師給予更為嚴格的規定，進行試驗的醫師必須嚴格遵守如醫療法、藥事法等有關人體試驗的相關法規，並且加強其他相關法規，讓受試民眾一旦真的發生了損害，得到的民事賠償將會更多，並不會損害到民眾的權益，對民眾的權益反而有更大的保障。

衛生福利部指出，國內已經有「臨床試驗」保單，可以由製藥廠商與主持試驗的醫療人員為受試者投保，一旦因試驗不良反應造成身體傷害或死亡，最高可獲得一千萬元補償金，以降低試驗執行醫師的風險，也保障受試驗者的權益。

但即使政府做出了這樣的回應，對於可能要將人體試驗除罪化的政策，許多人認為，最根本的辦法還是制定相關的法律，而且必須要更加周延，讓醫師有法可循，如此對於受試民眾的保障也可提升至最高，而謹慎遵行規定的醫師，也不擔心會負上刑事責任。

問題討論

1. 你覺得一般醫療和人體試驗有何不同？
2. 進行人體試驗有哪些程序要件需要進行？有哪些實質要件需要符合？
3. 你覺得人體試驗和一般醫療在法律責任上有何不同？
4. 何謂「去刑化」？
5. 人體試驗應該去刑化嗎？人體試驗去刑化有何優缺點？
6. 你覺得一般醫療如果不能除罪，人體試驗應不應該除罪？
7. 你覺得推動人體試驗除罪成功的可能性大不大？

參考法規

醫療法（民國112年6月28日總統令修正公布）

第 8 條 本法所稱人體試驗，係指醫療機構依醫學理論於人體施行新醫療技術、新藥品、新醫療器材及學名藥生體可用率、生體相等性之試驗研究。

人體試驗之施行應尊重接受試驗者之自主意願，並保障其健康權益與隱私權。

第 78 條 為提高國內醫療技術水準或預防疾病上之需要，教學醫院經擬定計畫，報請中央主管機關核准，或經中央主管機關委託者，得施行人體試驗。但學名藥生體可用率、生體相等性之人體試驗研究得免經中央主管機關之核准。

非教學醫院不得施行人體試驗。但醫療機構有特殊專長，經中央主管機關同意者，得準用前項規定。

醫療機構施行人體試驗應先將人體試驗計畫，提經醫療科技人員、法律專家及社會公正人士或民間團體代表，且任一性別不得低於三分之一之人員會同審查通過。審查人員並應遵守利益迴避原則。

人體試驗計畫內容變更時，應依前三項規定經審查及核准或同意後，始得施行。

第 79 條 醫療機構施行人體試驗時，應善盡醫療上必要之注意，並應先取得接受試驗者之書面同意；接受試驗者以有意思能力之成年人爲限。但顯有益於特定人口群或特殊疾病罹患者健康權益之試驗，不在此限。

前項但書之接受試驗者爲限制行爲能力人，應得其本人與法定代理人同意；接受試驗者爲無行爲能力人，應得其法定代理人同意。

第一項書面，醫療機構應至少載明下列事項，並於接受試驗者或法定代理人同意前，以其可理解方式先行告知：

一、試驗目的及方法。

二、可預期風險及副作用。

三、預期試驗效果。

四、其他可能之治療方式及說明。

五、接受試驗者得隨時撤回同意之權利。

六、試驗有關之損害補償或保險機制。

七、受試者個人資料之保密。

八、受試者生物檢體、個人資料或其衍生物之保存與再利用。

前項告知及書面同意，醫療機構應給予充分時間考慮，並不得以脅迫或其他不正當方式爲之。

醫師依前四項規定施行人體試驗，因試驗本身不可預見之因素，致病人死亡或傷害者，不符刑法第十三條或第十四條之故意或過失規定。

第 80 條 醫療機構施行人體試驗期間，應依中央主管機關之通知提出試驗情形報告；中央主管機關認有安全之虞者，醫療機構應即停止試驗。

醫療機構於人體試驗施行完成時，應作成試驗報告，報請中央主管機關備查。

參考文獻

1. 張耀懋（2001/8/6）。大石頭與雜草。《民生報》，A7版。
2. 吳佩蓉（2001/8/5）。熱線追蹤——臨床試驗致傷亡，醫師無罪？醫界：有助醫師參與，加速新藥研發；法界：試驗規範周延，才能保障病患。《民生報》，A5版。
3. 吳佩蓉（2001/8/4）。臨床試驗致傷亡，醫師無罪？為推動生技產業，吸引新藥來台試驗，政院同意修法：只要依法規執行，排除醫師刑責。《民生報》，A9版。
4. 陳怡安（2000）。醫療過失刑事責任的比較法研究。《醫事法學》，第8卷第2、3期合訂本：頁24～32。
5. 黃榮堅（2012）。《基礎刑法學（上下）》（四版）。臺北：元照。

第九節　不正當利益

案　例

〈本案例改編自「臺灣臺北地方法院刑事判決91年度訴字第287號」〉

公訴人：地方檢察署檢察官

被告：A醫師

被告因違反貪污治罪條例案件，經檢察官提起公訴，本院判決如下：

主文

A醫師依據法令從事公務之人員，對於職務上之行為，收受賄賂，處有期徒刑貳年，褫奪公權壹年，緩刑貳年。

事實

一、A醫師係公立醫院婦產科醫師，為依據法令從事公務之人員，於民國（下同）八十六年七月間，為甲女士治療所患多發性子宮肌瘤症，而認有施行全子宮切除手術之必要，甲女士則希望僅切除肌瘤部分，非不得已才施行全子宮切除手術，A醫師乃請甲女士考慮後再決定，於八十六年七月十五日甲女士接獲住院通知後，為求開刀手術順利，於當日黃昏，由甲女士之姐陪同前往A醫師住處，事先並準備水果禮盒一盒，其上置放內裝有現金新臺幣（下同）二萬元之紅包，紅包袋上並註明A醫師拿瘤就好及甲女士簽名等情，到達後，A醫師不在，由其不知情配偶A太太開門，甲女士表明欲找A醫師，A太太表示其為A醫師配偶，其夫A醫師不在，甲女士表示明天要開刀，請轉告A醫師祇要拿瘤，不要切除子宮等情後，將水果禮盒等交付A太太即行離去。次（十六）日，甲女士住院後，A醫師收受前開賄賂後於前往探視甲女士時，向甲女士表示「要割瘤啊」，沒有多久即離去。隔（十七）日，A醫師為甲女士進行手術時，因發現甲女士肌瘤太大、太多無法僅切除肌瘤，乃請家屬至手術室，由甲女士之姐代表前往，A醫師表示肌瘤太大，需要切除子宮，並詢問甲女士之姐意見，甲女士之姐表示尊重醫師決定，A醫師手術切除子宮後，由於與甲女士先前表示拿瘤意思有所出入，乃於同月十九日，將二萬元賄賂轉贈其擔任董事長之「財團法人癌症基金會」，並將收據寄交甲女士。嗣本案訴訟中之九十一年九月中、下旬，基金會將轉贈二萬元退還甲女士收取。

二、案經告發人甲女士訴由地方檢察署（下稱地檢）檢察官偵查起訴。

理由

一、訊據被告A醫師矢口否認有何上開犯行，辯稱：我本人並不知道她捐款給基金會這件事，我是在八十七年被她告時才知道她有送二萬元，我後來接到前案傳票，問我太太才知道她捐給基金會；我們決定子宮切除，要事先通知病人；我們通常作業，手術前三到五天通知病人住院，手術前二天，會排病房及通知開刀方式，手術前一天會照會麻醉科，來做評估，麻醉醫師來會診寫明了是要做子宮切除術，開刀日程很清楚寫甲女士因為子宮肌瘤要切除，要做腹式子宮切除術云云。並舉其妻為證及提出基金會收據、醫院麻醉照會單等為證。

二、惟查：

㈠被告A醫師於八十七年十一月二十六日地檢檢察官偵訊，問：「開刀前，甲女士是否有送紅包二萬元給你？」答：「她本人託人或本人拿二萬元紅包給我，地點我記不清，我覺得很困擾，但為顧及病人想法，通常我放了幾天再還給病人，本件我要還給她，但她不肯收，我通知她後，我就把錢捐給「癌症基金會」，並將收據寄還給她。」足見被告A醫師於開刀前已知甲女士交付二萬元之事。

㈡訊之證人即被告之妻A太太，問：「甲女士如何交付二萬元？」答：「她是八十六年七月十五日黃昏，到我家，她按電鈴，我問她找誰，她說B醫師在家嗎，我說我就是，我開門看門口站二位小姐，我眼睛不好，我不知道是誰。其中一人拿一個袋子給我，是何人我看不清楚，而且我也不認識對方，她說要捐二萬元給基金會，她交給我，我就收起來，我是癌症基金會的義工。」問：「在當天之前是否認識甲女士或聽過她名字？」答：「都沒有。我在星大及康康醫院都有看診，我本身是婦產科醫師，但是家醫科會員。」問：「是否有其他病人以這種方式捐款？」答：「我不記得了。我的病人我都認得，但如很少碰到，我就不認得了。當時我也不知道甲女士是病人。我的病人沒有這種方式捐款，朋友有這種情形。」問：「為何對這筆款特別有印象？」答：「因為A醫師在八十七年十一月二十六日出庭後特別問我。我就回去查資料。」查告發人甲女士與A太太並不認識，又無醫病或其他關係，甲女士為何要去找A太太？又甲女士並不知有該基金會，更不可能知悉A太太係基金會義工，又怎會於開刀即住院前一天傍晚特地去捐款二萬元給該基金會？另如依證人A太太所言，八十七年十一月二十六日被告開庭後詢問才查資料所以特別有印象，而被告於八十七年十一月二十六日開庭時已坦承開刀前知悉甲女士交付二萬元之事實，縱如被告其後均否認開刀前知悉，則被告怎會於八十七年十一月二十六日開庭時，以上述理由二、㈠之內容答覆檢察官之訊問？參諸證人A太太與被告A醫師係夫妻，關係密切自非尋常可比，其迴護其夫即被告亦屬人之常情。

㈢

1. 訊之證人即告發人甲女士，問：「當天送錢去，是何人與你去的？」答：「我和我姐姐去的。是我按電鈴，有一女人出來開門，天色暗，客廳沒開燈，我不知是何人，對方問是何人，我說是病患，並說要找A醫師，對方就開門了，我將一袋水果及二萬元（放在紅包袋）交給對方，紅包是放在水果盒外面，紅包袋上有寫A醫師，也有寫我姓名。我說我明天要開刀，我只要拿瘤，不要切子宮，我將水果及錢交給對方，我問她是誰，她說是A醫師的太太，我就交給她，她就收下，我們二人就走了。對方也沒提到基金會或收據的事情。當時我不知道癌症基金會這件事情。我開刀出院後，才收到對方的收據，才知道有這個基金會。」「紅包袋上有寫「A醫師請拿瘤就好」。因為我在門診時，我沒決定拿瘤或切子宮時，A醫師叫我決定再告訴他，所以我在開刀前一天去他家告訴他決定……。」問：「你說拿瘤就好了，在門診時是否有告訴A醫師？」答：「門診當時，我說拿瘤就好了，A醫師持反對意思，他說這個瘤不好拿，會流血過多，他建議我切除，意見不一樣。我決定開刀，至於是否要把子宮一起拿掉，我要回去和家人商量，A醫師說好，決定了再告訴他。門診當天就辦住院手續，但沒病房，只是決定住院，還沒實際住進去，也沒決定要不要拿子宮。」問：「當天送完紅包，第二天住院，是否碰到被告？」答：「住院那天晚上，被告有來看我，我正好在輸血，被告問我要割瘤啊，我說『對』，隔天開刀，開刀到一半，被告把我姐姐叫進去，說瘤太大，沒辦法拿瘤，要切除，我姐姐說由醫師決定。」問：「你送禮給B醫師後，開刀前或開刀後，在醫院是否告訴A醫師？」答：「我不敢告訴他，我還在醫院治療，我怕他們不看我……」問：「你回家接到基金會的收據，回來複診時，有無對A醫師說，我不是要把錢送給基金會？」答：「我當時只擔心身體，我每天只擔心滲尿的事情，那還管基金會的事情。」

2. 訊之證人即甲女士之姐，問：「當天你妹妹帶何物？」答：「我們在菜市場買一盒水果，水果盒上面放一個紅包袋，裡面放二萬元現金。水果盒是立著放，紅包袋放在上面，一眼就可看到。」問：「當天是否碰到被告？」答：「沒有，我是打一〇四查號台問被告家電話，我們按照電話打過去，他家有位女士告訴我住處，還告訴我如何搭車，我們就去被告家裡，我們坐計程車去的，當天是我妹妹按電鈴，有一位女士出來，她先在門裡問是何人，我們說是病患，我們要找A醫師，門就打開了，我們就進到院子，沒進去客廳。我妹妹問對方A醫師是否在家，對方說A醫師不在，我妹妹問對方是何人，他說是A醫師的太太。我妹妹對那女士說，明天她就要開刀了，請轉告A醫師她要拿瘤就好了，不切子宮，就把那水果盒（包括那紅包）交給那女士。」問：「你妹妹是否說那紅包捐給癌症基金會？」答：「我們從沒聽過這個基金會，也沒說要捐錢給基金會。」問：「當時封套上是否有註記？」答：「我們是用一般的紅包袋，是甲女士寫『A醫師拿瘤就好』，上面有甲女士簽名。」問：「當天開刀情形？」答：「那天早上她開刀，我們家屬（我、我弟弟、我父親等等）在外面等，護士通知家屬請我們進去開刀房，就由我代表進去，她說只能一人進去，換了衣服及鞋子，她們帶我到開刀房，我妹妹躺在那手術檯，不省人事，旁邊圍了很多醫生、護士，A醫師告訴我瘤太大了，要和子宮一起切除，我看看他，因為我們事先有去他家拜訪過，當時我們送了紅包，還和他太太說只拿瘤，現在在開刀房又告訴我說又要切除子宮，我就愣在那邊，我考慮了一下，就跟A醫師說，那就由醫師決定好了。A醫師沒說話，護士就叫我出來。」問：「被告說你沒進入手術房，有何意見？」答：「我願意發誓，頭上三尺有神明。」

3. 經查：證人甲女士之姐雖是告發人甲女士姐姐，惟於本院訊問時，均經具結並告以偽證之處罰後始為陳述，且證人甲女士之姐亦當庭願意發誓，在會受偽證罪之追訴處罰之情形下，其陳述與告發人甲女士指訴相互符合，足證⑴告發人甲女士交付二萬元係為開刀順利，並非捐贈基金會。證人A太太證稱甲女士二人是去找渠，並捐款二萬元予基金會不足採信。⑵甲女士先前並未確定僅拿瘤或切除子宮，除住院前一晚至被告住處告知A太太請其轉告被告只要拿瘤外，其後未再告訴被告只要拿瘤之事，而被告於開刀前在醫院探視甲女士時，告知甲女士「要割瘤啊」，可證被告於開刀前，已由其妻轉知或見到甲女士交付水果禮盒（內含二萬元及拿瘤之事）並予收受。⑶證人甲女士之姐證述開刀時，被告有請其至開刀房告知要切除子宮之事，如依被告所述先前已決定切除子宮，且為甲女士所同意，又何必於手術中特地請其家屬進入手術房加以確認。被告雖提出醫院麻醉照會單為證，然該照會單僅是知會麻醉師需要進行麻醉之部位及時間，縱其上註記切除子宮，並不足以證明該次手術開刀後必定切除子宮，足證被告辯稱事前已決定切除子宮及手術中未詢問甲女士之姐切除子宮之事不足採信。⑷證人陳女士於八十八年五月十七日作證，問：「她的輸尿管問題，是否切除子宮肌瘤所引起？」答：「開刀前，並無證據顯示左輸尿管有阻塞現象，所以應該是與該子宮肌瘤手術有關。」證人C先生於八十八年五月二十四日作證，問：「在你看來，之前A醫師有無醫療上過失？」答：「她所發生的情況是常常發生，據A醫師講，所作手術有嚴重沾黏現象，因為手術困難度高的關係。」被告稱：「因為她子宮肌瘤很多個是多發性，同時嚴重貧血、頻尿壓迫膀胱，才如此做。手術困難度高。開刀時沒傷到她的輸尿管或造成其他傷害。我認為手術是成功的，她肌瘤非常深，在骨盤腔深部，為多發性……。」足證手術困難度高，容易產生併發症。嗣後告發人甲女士告訴被告過失傷害雖經判決無罪，然亦可證被告執行手術後，與告發人甲女士期望並不相符，故被告於手術後將賄賂二萬元轉贈基金會。(5)被告自承擔任基金會董事長，而依前揭收據所載，捐款之日期為八十六年七月十九日，衡情若告發人自願捐款，豈會恰巧選擇由被告擔任董事長之基金會為捐款對象，如要捐款給該基金會，為何不親自交給被告？且捐款之時間又是在住院手術前一天黃昏，足見上開二萬元確屬「賄款」，並非「捐款」；再者，病患於醫院接受手術前，為求開刀手術順利而餽贈醫師紅包，乃時有所聞，甚可謂係「陋習」，縱被告將該筆賄款捐予基金會，亦僅屬受賄後之處分財產行為，應無解於受賄既遂之罪責。綜上論述，本件事證明確，被告所辯不足採信，犯行足堪認定。

三、按被告A醫師為公立醫院婦產科醫師，係依據法令從事公務之人員。核被告所為，係犯貪污治罪條例第五條第一項第三款對於職務上之行為，收受賄賂罪。另告發人甲女士利用被告配偶轉交二萬元予被告，被告在收受之前並無犯意存在，且無利用行為，應不構成間接正犯，併此敘明。又被告因犯罪所得之財物在五萬元以下，且情節尚屬輕微，依貪污治罪條例第十二條第一項規定，減輕其刑。被告為公立醫院醫師，又係婦產科教授，兼癌症研究中心主任、腫瘤醫學部主任，貢獻良多，又非主動向病人索賄，因一時失慮，誤罹刑典，客觀上尚堪憫恕，雖宣告法定最低本刑，猶嫌過重，爰依刑法第五十九條之規定，酌減其刑，並依法遞減之。爰審酌被告犯罪之動機、目的、手段、身為醫院醫師收受紅包嚴重影響公務員及醫師品操與形象，被告犯罪後之態度等一切情狀，量處如主文所示之刑，並依法宣告褫奪公權一年。查被告前均未曾受有期徒刑以上刑之宣告，有臺灣高等檢察署刑案紀錄簡覆表附卷可稽，其因一時失慮致罹刑章，經此刑之教訓，當知所警惕，而無再犯之虞，本院認前開對其宣告之刑，以暫不執行為適當，爰併宣告緩刑二年，以啓自新。被告犯罪後，已將犯罪所得財物二萬元轉贈其擔任董事長之基金會，基金會再將二萬元全部歸還告發人甲女士，爰不另為追繳之諭知，附此敘明。

四、據上論斷，應依刑事訴訟法第二百九十九條第一項前段，貪污治罪條例第二條前段、第五條第一項第三款、第十二條第一項、第十七條、第十九條，刑法第十一條前段、第五十九條、第三十七條第二項、第七十四條第一款，判決如主文。

問題討論

1. 醫師收紅包有罪嗎？收禮物呢？
2. 醫師收紅包有什麼優缺點？收禮物呢？
3. 醫師爲什麼不應該收紅包？
4. 何謂「不正當利益」？
5. 請廠商或是病人捐款，算不算是不正當利益？
6. 在公立醫院服務的醫師和在非公立醫院服務的醫師，在收受紅包的法律責任上是不是會有不同？依現行刑法對公務員的定義，這個判決會不會改變？
7. 你服務的醫院有關收受紅包或是禮物的政策爲何？

參考法規

醫療法（民國112年6月28日總統令修正公布）

第 61 條 醫療機構，不得以中央主管機關公告禁止之不正當方法，招攬病人。

醫療機構及其人員，不得利用業務上機會獲取不正當利益。

第 107 條 違反第六十一條第二項、第六十二條第二項、第六十三條第一項、第六十四條第一項、第六十八條、第七十二條、第七十八條、第七十九條或第九十三條第二項規定者，除依第一百零二條、第一百零三條或第一百零五條規定處罰外，對其行爲人亦處以各該條之罰鍰；其觸犯刑事法律者，並移送司法機關辦理。

前項行爲人如爲醫事人員，並依各該醫事專門職業法規規定懲處之。

醫師法（民國111年6月22日總統令修正公布）

第 25 條 醫師有下列情事之一者，由醫師公會或主管機關移付懲戒：

一、業務上重大或重複發生過失行爲。

二、利用業務機會之犯罪行爲，經判刑確定。

三、非屬醫療必要之過度用藥或治療行爲。

四、執行業務違背醫學倫理。

五、前四款及第二十八條之四各款以外之業務上不正當行爲。

中華民國刑法（民國112年12月27日總統令修正公布）

第 10 條 稱以上、以下、以內者，俱連本數或本刑計算。

稱公務員者，謂下列人員：

一、依法令服務於國家、地方自治團體所屬機關而具有法定職務權限，以及其他依法令從事於公共事務，而具有法定職務權限者。

二、受國家、地方自治團體所屬機關依法委託，從事與委託機關權限有關之公共事務者。

稱公文書者，謂公務員職務上製作之文書。

稱重傷者，謂下列傷害：

一、毀敗或嚴重減損一目或二目之視能。

二、毀敗或嚴重減損一耳或二耳之聽能。

三、毀敗或嚴重減損語能、味能或嗅能。

四、毀敗或嚴重減損一肢以上之機能。

五、毀敗或嚴重減損生殖之機能。

六、其他於身體或健康，有重大不治或難治之傷害。

稱性交者，謂非基於正當目的所爲之下列性侵入行爲：

一、以性器進入他人之性器、肛門或口腔，或使之接合之行爲。

二、以性器以外之其他身體部位或器物進入他人之性器、肛門，或使之接合之行爲。

稱電磁紀錄者，謂以電子、磁性、光學或其他相類之方式所製成，而供電腦處理之紀錄。

稱凌虐者，謂以強暴、脅迫或其他違反人道之方法，對他人施以凌辱虐待行爲。

稱性影像者，謂內容有下列各款之一之影像或電磁紀錄：

一、第五項第一款或第二款之行爲。

二、性器或客觀上足以引起性慾或羞恥之身體隱私部位。

三、以身體或器物接觸前款部位，而客觀上足以引起性慾或羞恥之行爲。

四、其他與性相關而客觀上足以引起性慾或羞恥之行爲。

第 121 條 公務員或仲裁人對於職務上之行爲，要求、期約或收受賄賂或其他不正利益者，處七年以下有期徒刑，得併科七十萬元以下罰金。

貪污治罪條例（民國105年6月22日總統令修正公布）

第 5 條 有下列行爲之一者，處七年以上有期徒刑，得併科新臺幣六千萬元以下罰金：

一、意圖得利，擅提或截留公款或違背法令收募稅捐或公債者。

二、利用職務上之機會，以詐術使人將本人之物或第三人之物交付者。

三、對於職務上之行爲，要求、期約或收受賄賂或其他不正利益者。

前項第一款及第二款之未遂犯罰之。

公務員廉政倫理規範（民國99年7月30日行政院修正發布）

四、公務員不得要求、期約或收受與其職務有利害關係者餽贈財物。但有下列情形之一，且係偶發而無影響特定權利義務之虞時，得受贈之：

㈠屬公務禮儀。

㈡長官之獎勵、救助或慰問。

㈢受贈之財物市價在新臺幣五百元以下；或對本機關（構）內多數人爲餽贈，其市價總額在新臺幣一千元以下。

㈣因訂婚、結婚、生育、喬遷、就職、陞遷異動、退休、辭職、離職及本人、配偶或直系親屬之傷病、死亡受贈之財物，其市價不超過正常社交禮俗標準。

「醫師及廠商間關係」守則

中華民國95年9月8日衛署醫字第0950202204號

一、序言

醫師因診療病人，需使用廠商研製之醫藥產品；而廠商對於醫學研究、會議、教育之支持，有助於醫學之進步。但，醫師於照護病人及廠商行銷產品之間，可能面對利益衝突，爰有規範其分際之必要。

本守則係基於「公開」、「避免利益衝突」及「依據病人最佳利益執行臨床判斷之自主性」等原則訂定，個別醫療機構得基於管理必要，增列細部規範；醫師依法具有其他身分者，並應遵守相關法令之規定。

二、醫師參加廠商主辦或贊助之醫學會議，應遵守下列事項：

㈠會議應以提昇醫療品質、促進病人權益及專業資訊之交流爲其主要目的，其學術討論時間應達總時間三分之二以上。

㈡醫師接受贊助，以本人之註冊費、旅費及膳食費爲限。但擔任演講人或主持人時，得收受適當之演講費或主持費。

㈢會議主辦單位應公開贊助廠商名稱，主辦單位、演講者、主持人與贊助廠商間之關係，應主動告知與會者。

㈣醫師於會議中發表之資料應符合科學實證原則，不受贊助廠商之影響，並應平衡論述替代診療方式。

㈤主辦單位或醫師應拒絕廠商對會議內容、發表方式、講員之選定等，為不當之干預。

三、醫師接受廠商餽贈，應遵守下列事項：

㈠不得違反法律或全國性醫學會、公會之政策。

㈡符合當地慣例且非昂貴之禮物。

㈢不可收受金錢或等同現金之禮券或有價證券。

㈣不得因餽贈而約定或暗示「將」使用特定醫藥產品或轉介病人至特定處所。

四、醫師或醫療機構執行廠商贊助之研究，應遵守下列事項：

㈠研究及成果發表，應符合法律、倫理及赫爾辛基宣言之規範，並嚴守臨床專業判斷。

㈡主持研究之報酬，應以其所投注研究之時間與心力，不以研究之結論衡酌。

㈢研究成果發表時，應一併公布直接或間接贊助者的名稱。

㈣從事研究前，應與廠商充分溝通；廠商不得限制研究成果之發表。

五、醫師擔任廠商顧問或為廠商提供諮詢時，應遵守下列事項：

㈠任何專業判斷，不得因擔任廠商顧問或為廠商提供諮詢而受到影響。

㈡對病人之義務，不得因擔任廠商顧問或為廠商提供諮詢而有所怠忽。

㈢演講、發表文章或報告時，應公開與廠商之從屬或其他關係。

參考文獻

1. 臺灣臺北地方法院刑事判決91年度訴字第287號。

Chapter 4
醫師法

第一節　病歷記載的法律問題

案　例

正當白醫師在開刀房裡面當助手跟著主治醫師開刀的時候，突然接到病歷室的電話，要他到未完成病歷室去，白醫師當然是很快的跟病歷室說，他現在正在上刀，怎麼可能現在趕過去，等他下刀之後會趕快過去，不過病歷室那邊非常的急，透過對講機，跟白醫師說：「白醫師，你有一個病人，前天出院，他今天已經要來複製病歷了。」白醫師說：「未完成的病歷不是三天之內完成就好了嗎？」病歷室說：「可是他已經來拿病歷啦，不給他也不行，總不能跟他說還沒有寫吧。」這時候，主治醫師聽到這些對話就跟白醫師說：「你趕快去看看吧，剩下這些事我來做就行了。」白醫師聽主治醫師這麼說，也只好心不甘情不願的出了開刀房，趕到病歷室去。

到了未完成病歷室，他見到了病歷室的王主任，劈頭就罵王主任：「不是有三天的時間嗎？現在才第二天，你們到底是什麼意思？」王主任聽了王醫師的抱怨，也只能和顏悅色的跟白醫師說：「白醫師，這也不是我們願意的啊，今天病人家屬拿著病人的委託書，來跟醫院申請病歷的複製本，而且人已經在外面了。我們是好不容易跟他說，因為病人剛出院，我們需要把整個病歷資料做一個整理，否則的話，病人家屬一直吵說為什麼沒有辦法立刻拿到病歷？為什麼還需要做什麼整理？現在他人都在外面了，你趕快看看還有什麼沒有完成的，趕快補一補吧。」沒有辦法，白醫師也只好很快的檢查一遍病歷，把沒有記錄的地方再做一些詳細的記錄與整理，還好這個病歷平常也記載得還算完整，所以就很快的完成，讓病人可以複製帶走。

白醫師覺得受了一肚子的窩囊氣，不曉得現在病人可以隨時要病歷，讓他連準備病歷的時間都沒有。所以這天他忙完了他開刀房的工作之後，心想，這個事情不能再拖了，要趕快把自己病人的病歷做一個整理，看看還有哪些需要記錄的，哪裡需要加強的，利用這個時間趕快寫一寫。

當他正在整理這些病歷的時候，他突然發現，他昨天晚上值班的時候，給病人一個口頭的醫囑，因為病人一直抱怨全身很癢，病人過去也有很多過敏的病史，所以他就跟護理人員講說：「就幫他打Allermine好了。」沒想到他今天來看的時候，發現護理人員幫他打的是Aramine，白醫師嚇一跳，就趕快去找護理長：「怎麼回事？我昨天明明跟你們大夜的護理人員說要打Allermine，現在看這個鉛筆的字，是說打Aramine。」護理長說：「是這樣子的嗎？」她趕緊翻一翻昨天大夜護理人員的紀錄，上面果然寫著因為病人有什麼樣的抱怨，所以值班醫師就口頭交代她們要打Aramine。護理長只好跟白醫師說：「那也沒辦法啦。」白醫師一聽火冒三丈：「你們不可以這麼沒有專業的訓練，怎麼可以把Allermine打成Aramine，幸好病人看起來也沒有什麼問題，這件事情也不能夠再張揚啦，是不是叫你們護理人員把那個病歷整理一下，不要這樣寫。不要寫說，打電話叫我，我沒有辦法過來，只有口頭要求要注射藥物，症狀也寫的跟Aramine的適應症有點相像嘛，這樣，我也才有辦法可以交代。」護理長立刻就說：「病歷不能這樣隨便塗改啊。」白醫師說：「那你們以前，我看小姐都拿立可白在上面塗塗寫寫的，怎麼會不能改呢？」護理長就說：「不行啊，這本來就不行，何況現在有更嚴格的規定了，無論任何東西只要寫上去，就不能修改，最多也只能劃掉，還要簽名負責。如果我們現在改的這個病歷，把前面的症狀全部改掉，還要把你沒有來變成有來，這樣不是很明顯的衝突嗎？」

白醫師一聽，覺得醫師真是越來越難當了。

問題討論

1. 誰應該寫病歷？
2. 病歷記載應該包含哪些內容？
3. 書寫病歷一定要簽名嗎？可不可以蓋章？
4. 塗改病歷應該注意哪些事項？
5. 使用口頭醫囑有哪些優點和缺點？
6. 病歷爲什麼至少要保存七年？應不應該長一點或是短一點？
7. 哪些病歷要保存超過七年？
8. 病歷摘要和病歷複製本差別在哪裡？
9. 在你的醫院，病人取病歷複製本需要經過何種程序？

參考法規

醫師法（民國111年6月22日總統令修正公布）

第 12 條　醫師執行業務時，應製作病歷，並簽名或蓋章及加註執行年、月、日。

前項病歷，除應於首頁載明病人姓名、出生年、月、日、性別及住址等基本資料外，其內容至少應載明下列事項：

一、就診日期。

二、主訴。

三、檢查項目及結果。

四、診斷或病名。

五、治療、處置或用藥等情形。

六、其他應記載事項。

病歷由醫師執業之醫療機構依醫療法規定保存。

醫療法（民國112年6月28日總統令修正公布）

第　67　條　醫療機構應建立清晰、詳實、完整之病歷。

前項所稱病歷，應包括下列各款之資料：

一、醫師依醫師法執行業務所製作之病歷。

二、各項檢查、檢驗報告資料。

三、其他各類醫事人員執行業務所製作之紀錄。

醫院對於病歷，應製作各項索引及統計分析，以利研究及查考。

第　68　條　醫療機構應督導其所屬醫事人員於執行業務時，親自記載病歷或製作紀錄，並簽名或蓋章及加註執行年、月、日。

前項病歷或紀錄如有增刪，應於增刪處簽名或蓋章及註明年、月、日；刪改部分，應以畫線去除，不得塗燬。

醫囑應於病歷載明或以書面爲之。但情況急迫時，得先以口頭方式爲之，並於二十四小時內完成書面紀錄。

第　69　條　醫療機構以電子文件方式製作及貯存之病歷，得免另以書面方式製作；其資格條件與製作方式、內容及其他應遵行事項之辦法，由中央主管機關定之。

第　70　條　醫療機構之病歷，應指定適當場所及人員保管，並至少保存七年。但未成年者之病歷，至少應保存至其成年後七年；人體試驗之病歷，應永久保存。

醫療機構因故未能繼續開業，其病歷應交由承接者依規定保存；無承接者時，病人或其代理人得要求醫療機構交付病歷；其餘病歷應繼續保存六個月以上，始得銷燬。

醫療機構具有正當理由無法保存病歷時，由地方主管機關保存。

醫療機構對於逾保存期限得銷燬之病歷，其銷燬方式應確保病歷內容無洩漏之虞。

第　71　條　醫療機構應依其診治之病人要求，提供病歷複製本，必要時提供中文病歷摘要，不得無故拖延或拒絕；其所需費用，由病人負擔。

第 73 條 醫院、診所因限於人員、設備及專長能力，無法確定病人之病因或提供完整治療時，應建議病人轉診。但危急病人應依第六十條第一項規定，先予適當之急救，始可轉診。

前項轉診，應填具轉診病歷摘要交予病人，不得無故拖延或拒絕。

第 74 條 醫院、診所診治病人時，得依需要，並經病人或其法定代理人、配偶、親屬或關係人之同意，商洽病人原診治之醫院、診所，提供病歷複製本或病歷摘要及各種檢查報告資料。原診治之醫院、診所不得拒絕；其所需費用，由病人負擔。

第 76 條 醫院、診所如無法令規定之理由，對其診治之病人，不得拒絕開給出生證明書、診斷書、死亡證明書或死產證明書。開給各項診斷書時，應力求慎重，尤其是有關死亡之原因。

前項診斷書如係病人為申請保險理賠之用者，應以中文記載，所記病名如與保險契約病名不一致，另以加註方式為之。

醫院、診所對於非病死或可疑為非病死者，應報請檢察機關依法相驗。

醫療法施行細則（民國106年12月12日衛生福利部令修正發布）

第 49-1 條 本法第七十一條所稱必要時提供中文病歷摘要，指病人要求提供病歷摘要時，除另有表示者外，應提供中文病歷摘要。

行政院衛生署公告

發文日期：中華民國八十五年十一月十三日

發文字號：衛署醫字第八五〇六六八八八號

主　　旨：有關台端建議以中文書寫病歷表、藥品名稱、病名一案，復請查照。

說　　明：

一、台端八十五年十月十六日北市民調願文字第〇一五號請願書收悉。

二、台端建議醫師製作病歷、處方以中文書寫一事，查現行醫療管理法規，對於病歷、處方之內容，尚無明文規定須使用何種語文製作。為達此一目標，應由醫學教育著手，目前醫學教材均為外文，在醫學教材未能全面採用中文前，其實施尚有困難。

三、又查藥品名稱除一般名稱外，尚有成分名稱、別名、俗名、各廠牌之製品名稱等，其中文譯名亦不一致，若統一規定以中文書寫藥品，於醫師開具處方或藥劑人員調劑上，均有困難。

四、依醫療法第五十八條規定：「醫療機構診治病人時，應向病人或其家屬告知其病情、治療方針及預後情形。」民衆就醫時如對病情或醫師處方之藥品有任何疑義，可逕請主治醫療說明。至於處方箋上所載之藥品，除可向醫師、醫療機構調劑部門諮詢藥物問題外，並可向社區藥局等尋求諮詢服務，以確保用藥安全及其「知」的權利。

參考文獻

1. 蘇嘉宏、吳秀玲（2023）。《醫事護理法規概論》（十五版）。臺北：三民。

2. 陳櫻琴、黃于玉、顏忠漢（2003）。《醫療法律》。臺北：五南。

第二節　醫師也可能被記過嗎？

案　例

吳醫師是一位在星星醫院工作的耳鼻喉科醫師，不過吳醫師並不是星星醫院的專任主治醫師，吳醫師只是一個合約醫師，吳醫師除了在星星醫院看診之外，自己也開了間小診所。而最近，吳醫師很煩惱，因為，前一陣子，全國爆發了十分嚴重的上呼吸道傳染病，也就是人人都懼怕的SARS，而吳醫師所工作的星星醫院因為被懷疑是疫情最嚴重的地方，於是政府因為擔心疫情擴散，便封鎖整間星星醫院，而星星醫院的很多醫師也都被叫回星星醫院隔離。而吳醫師並不在星星醫院的召回名單中，所以吳醫師當然沒有接到星星醫院的召回通知書，因此吳醫師在SARS期間，繼續在自己的診所看診。不料在這時候，卻有媒體發現吳醫師是在星星醫院兼任的醫師，於是媒體便開始大肆報導，並稱吳醫師為「落跑醫師」。

結果，政府看到了這一項報導，也沒有經過查證，便勸說吳醫師返回星星醫院隔離，並且要醫師懲戒委員會對吳醫師提起懲戒，吳醫師一聽之後，覺得莫名奇妙，我明明就沒有收到居家隔離書，也沒有叫我回醫院，現在卻把一堆罪名冠在我身上，這樣不是太過分了嗎？不過也因為政府的這些動作，吳醫師的妻子與小孩即使出門也會被別人以異樣的眼光看待。吳醫師越想越氣，他明明沒錯，卻有可能要被懲戒，還被如此的對待，真的是很過分。當醫師懲戒委員會調查完畢之後，並沒有處分吳醫師，但是也沒有對吳醫師的名譽提出澄清，吳醫師在事後覺得自己很委曲，難道醫師懲戒委員會在審議之後如果發現醫師沒錯，不用替醫師做個澄清嗎？難道醫師不管有錯沒錯，都要遭受名譽受損的損失嗎？

問題討論

1. 何謂「醫師懲戒」？
2. 違法會被處罰，違反醫學倫理應該被公權力處罰嗎？
3. 應該用懲戒制度來管理醫師嗎？
4. 應該用懲戒制度來管理其他醫事人員嗎？
5. 醫師懲戒應該是由衛生主管機關來負責還是由醫師公會來負責？

6. 廢止執業執照或是廢止醫師證書的懲戒會不會太重了？
7. 如果被移送懲戒的醫師最後獲不懲戒的決定，因調查過程的名譽受損是否有救濟的管道？

參考法規

醫師法（民國111年6月22日總統令修正公布）

第 25 條 醫師有下列情事之一者，由醫師公會或主管機關移付懲戒：

一、業務上重大或重複發生過失行爲。

二、利用業務機會之犯罪行爲，經判刑確定。

三、非屬醫療必要之過度用藥或治療行爲。

四、執行業務違背醫學倫理。

五、前四款及第二十八條之四各款以外之業務上不正當行爲。

第 25-1 條 醫師懲戒之方式如下：

一、警告。

二、命接受額外之一定時數繼續教育或臨床進修。

三、限制執業範圍或停業一個月以上一年以下。

四、廢止執業執照。

五、廢止醫師證書。

前項各款懲戒方式，其性質不相牴觸者，得合併爲一懲戒處分。

第 25-2 條 醫師移付懲戒事件，由醫師懲戒委員會處理之。

醫師懲戒委員會應將移付懲戒事件，通知被付懲戒之醫師，並限其於通知送達之翌日起二十日內提出答辯或於指定期日到會陳述；未依限提出答辯或到會陳述者，醫師懲戒委員會得逕行決議。

被懲戒人對於醫師懲戒委員會之決議有不服者，得於決議書送達之翌日起二十日內，向醫師懲戒覆審委員會請求覆審。

醫師懲戒委員會、醫師懲戒覆審委員會之懲戒決議，應送由該管主管機關執行之。

醫師懲戒委員會、醫師懲戒覆審委員會之委員，應就不具民意代表身分之醫學、法學專家學者及社會人士遴聘之，其中法學專家學者及社會人士之比例不得少於三分之一。

醫師懲戒委員會由中央或直轄市、縣（市）主管機關設置，醫師懲戒覆審委員會由中央主管機關設置；其設置、組織、會議、懲戒與覆審處理程序及其他應遵行事項之辦法，由中央主管機關定之。

大法官會議解釋釋字第545號

中華民國七十五年十二月二十六日公布之醫師法第二十五條規定：「醫師於業務上如有違法或不正當行爲，得處一個月以上一年以下停業處分或撤銷其執業執照。」所謂「業務上之違法行爲」係指醫師於醫療業務，依專業知識，客觀上得理解不爲法令許可之行爲，此既限於執行醫療業務相關之行爲而違背法令之規定，並非泛指醫師之一切違法行爲，其範圍應屬可得確定；所謂「業務上之不正當行爲」則指醫療業務行爲雖未達違法之程度，但有悖於醫學學理及醫學倫理上之要求而不具正當性應予避免之行爲。法律就前揭違法或不正當行爲無從鉅細靡遺悉加規定，因以不確定法律概念予以規範，惟其涵義於個案中並非不能經由適當組成之機構依其專業知識及社會通念加以認定及判斷，並可由司法審查予以確認，則與法律明確性原則尚無不合，於憲法保障人民權利之意旨亦無牴觸。首揭規定就醫師違背職業上應遵守之行爲規範，授權主管機關得於前開法定行政罰範圍內，斟酌醫師醫療業務上違法或不正當行爲之於醫療安全、國民健康及全民健康保險對象暨財務制度之危害程度，而爲如何懲處之決定，係爲維護醫師之職業倫理，維持社會秩序，增進公共利益所必要，與憲法第二十三條規定之意旨無違。

參考文獻

1. 大法官會議解釋釋字第545號。
2. 楊哲銘、邱文達、盧美秀、郭乃文（2005）。由醫師懲戒看醫師倫理規範之國際比較分析。《醫事法學》，第12卷第3、4期合訂本：頁59～68。
3. 鄭心媚、張啓楷（2003/6/26）。被冠落跑醫師，李易倉要馬道歉。《中國時報》。

第三節　告知義務

案　例

林先生與林太太是一對結婚已經很久的夫婦，結婚多年都還是無法生下小孩，兩人對於此事一直十分的耿耿於懷，因此兩人在經過了審慎的考慮以及親友的建議之後，兩人決定到快樂醫院去接受不孕的諮詢。

林先生和林太太在與快樂醫院的章醫師接觸過之後，發現其實林太太要懷孕也不一定是不可能的，於是兩人在與醫師接觸幾次之後，便決定接受人工的方式來懷孕。在經過了好幾次的嘗試，林太太終於如願的懷孕了，而且還是三胞胎。林先生與林太太當然十分期待新生兒的來臨，對於即將出生的小孩也抱持著許多的期望。但是，因為是三胞胎，兩人的小孩未到足月便誕生了。小孩一生下來就住加護病房，其中兩個小孩最後都接近失明，即使經過醫治，最好的情況也是嚴重弱視。期盼許久的新生命竟帶給兩人這樣的打擊，當然是很難過，可是兩人都納悶，為什麼會有這樣的問題呢？

兩人因此認為是章醫師的問題造成小孩變成這樣，於是便對章醫師提起告訴，希望章醫師賠償。沒想到，最後卻發現這並不是章醫師技術上有問題，而是人工受孕的技術原本就容易會產生多胞胎，而小孩會有這些問題也是因為早產所造成的，並不是醫生的問題。

林先生夫婦知道後有一種受欺騙的感覺，因為當初醫生並沒有告訴他們如果用人工生殖治療的方式會有這些可能的後遺症啊，如果醫師有早點告訴他們的話，他們說不定就不會接受這樣的人工生殖，也不會生下這樣的小孩了，難道醫師不用對此負責嗎？

問題討論

1. 告知的對象應該包含哪些人？
2. 可以應家屬要求不告知病人嗎？
3. 如果病人要求不告知家屬呢？
4. 何謂「關係人」？
5. 告知的內容應該涵蓋到什麼樣的範圍？
6. 要說得多清楚才算清楚？

參考法規

醫師法（民國111年6月22日總統令修正公布）

第 12-1 條　醫師診治病人時，應向病人或其家屬告知其病情、治療方針、處置、用藥、預後情形及可能之不良反應。

醫療法（民國112年6月28日總統令修正公布）

第 81 條　醫療機構診治病人時，應向病人或其法定代理人、配偶、親屬或關係人告知其病情、治療方針、處置、用藥、預後情形及可能之不良反應。

安寧緩和醫療條例（民國110年1月20日總統令修正公布）

第 8 條　醫師應將病情、安寧緩和醫療之治療方針及維生醫療抉擇告知末期病人或其家屬。但病人有明確意思表示欲知病情及各種醫療選項時，應予告知。

病人自主權利法（民國110年1月20日總統令修正公布）

第 4 條 病人對於病情、醫療選項及各選項之可能成效與風險預後，有知情之權利。對於醫師提供之醫療選項有選擇與決定之權利。

病人之法定代理人、配偶、親屬、醫療委任代理人或與病人有特別密切關係之人（以下統稱關係人），不得妨礙醫療機構或醫師依病人就醫療選項決定之作爲。

第 5 條 病人就診時，醫療機構或醫師應以其所判斷之適當時機及方式，將病人之病情、治療方針、處置、用藥、預後情形及可能之不良反應等相關事項告知本人。病人未明示反對時，亦得告知其關係人。

病人爲無行爲能力人、限制行爲能力人、受輔助宣告之人或不能爲意思表示或受意思表示時，醫療機構或醫師應以適當方式告知本人及其關係人。

參考文獻

1. 楊惠君、胡恩蕙（2003/7/4）。新聞幕後——手術同意書鉅細靡遺，保護了誰。《民生報》，A15版。
2. 蘇嘉宏、吳秀玲（2023）。《醫事護理法規概論》（十五版）。臺北：三民。
3. 曾育裕（2024）。《醫護法規》（十版）。臺北：五南。
4. 陳櫻琴、黃于玉、顏忠漢（2003）。《醫療法律》。臺北：五南。
5. 李聖隆（2006）。《醫護法規概論》（五版）。臺北：華杏。
6. 黃丁全（2000）。《醫事法》。臺北：元照。
7. 文衍正（2000）。《看診法門：醫療倫理與法律》。臺北：永然。
8. 劉文瑢（1999）。《醫事法要義》。臺北：合記。

第四節　保　密

案例一

最近，小小醫院的王醫師遇到了一個很大的問題，王醫師是一個腫瘤科的醫師，常常都會接觸癌症病患。不過，前一陣子有一位病患昏倒在家，因此被送到小小醫院來，在經過了一些的檢查之後，王醫師發現了吳先生得了癌症，並且是末期的。王醫師知道了結果之後，馬上就告知了吳先生的家人，不過，在吳先生的家人知道了之後，卻提出了一個要求，就是希望王醫師不要告訴吳先生本人他得了癌症，他們希望王醫師對於病情要保密，不得對吳先生有一丁點的洩漏。王醫師在面對吳先生一家百般的拜託之下，勉強答應了。不過，在治療過程中，吳先生因為面對癌症的治療而毫不知情，不知道自己的痛苦是來自於癌症的治療，因此變得越來越暴躁，情緒越來越不穩，而且常常一個人不說話好幾天。王醫師看在眼裡，覺得說不定將病情告訴吳先生，或許會讓他想開，並且可以與家人一起開開心心的走完最後一程。因此，王醫師便還是將病情告訴了吳先生。吳先生一家人知道之後，非常的不諒解，他們覺得王醫師怎麼可以在沒有獲得他們的同意之下，違背當初保密的承諾呢？

案例二

陳小姐是一個要升大四的大學生，跟現在很多青少女一樣，陳小姐一直對自己的身材不怎麼滿意，因此，陳小姐一考上大學便拼命的打工，想要在畢業前去接受一些美容手術，讓自己在大學畢業之後可以不同於以往，脫胎換骨。於是陳小姐在升大四的暑假，去了一家十分有名的診所接受了抽脂以及削骨的手術。陳小姐在接受手術之前，再三地詢問醫師，是否保密，因為她並不想要自己曾經整過形的事情被人發現。診所的醫師當然也再三的保證絕對不會將陳小姐的病歷資料洩漏出去，這件事除了陳小姐跟診所的相關人員知道以外，絕對不會有其他人知道的。陳小姐在聽了醫師的保證之後，也放心的接受了手術。經過了一段時間的恢復之後，陳小姐對於自己的手術結果相當滿意，因此也就沒再多想。過了一年，陳小姐某一日在翻閱雜誌時，發現自己當初去接受手術的那間診所的廣告。而且，令陳小姐驚訝的是，上面放的照片是陳小姐整形後的照片，雖然眼睛有打上馬賽克，但是陳小姐依然認得出自己，陳小姐覺得很生氣，明明當初就答應我不會洩漏出去，現在居然拿我整形的照片來打廣告，即使打上了馬賽克，但是萬一認識我的人認出來該怎麼辦？難道這樣不算是違反對我的承諾嗎？

問題討論

1. 保密的主體和告知的主體是否會有衝突？
2. 執行醫療業務時保密的對象包不包含病人家屬？同事呢？
3. 病人的秘密涵蓋的範圍多大？病人的哪些資訊是保密的範圍？
4. 眼睛打馬賽克算不算已經沒有洩漏病人的身分？
5. 有沒有什麼情況可以在沒有病人的同意下洩漏病人秘密？
6. 鼓吹病人接受媒體採訪有沒有法律問題？有沒有倫理問題？
7. 病人死亡之後，保密義務就終止了嗎？
8. 如果媒體記者來採訪病人病情，應該注意哪些事項？

參考法規

醫療法（民國112年6月28日總統令修正公布）

第 72 條 醫療機構及其人員因業務而知悉或持有病人病情或健康資訊，不得無故洩漏。

醫師法（民國111年6月22日總統令修正公布）

第 22 條 醫師受有關機關詢問或委託鑑定時，不得爲虛僞之陳述或報告。

第 23 條 醫師除依前條規定外，對於因業務知悉或持有他人病情或健康資訊，不得無故洩露。

醫師法施行細則（民國110年10月4日衛生福利部令修正公布）

第 6 條 本法第二十二條所稱有關機關，係指衛生、司法或司法警察機關。

安寧緩和醫療條例（民國110年1月20日總統令修正公布）

第 8 條 醫師應將病情、安寧緩和醫療之治療方針及維生醫療抉擇告知末期病人或其家屬。但病人有明確意思表示欲知病情及各種醫療選項時，應予告知。

中華民國刑法（民國112年12月27日總統令修正公布）

第 316 條 醫師、藥師、藥商、助產士、心理師、宗教師、律師、辯護人、公證人、會計師或其業務上佐理人，或曾任此等職務之人，無故洩漏因業務知悉或持有之他人秘密者，處一年以下有期徒刑、拘役或五萬元以下罰金。

醫療機構接受媒體採訪注意事項（民國90年11月1日行政院衛生署公告）

一、爲保障病人隱私與就醫權益，兼顧媒體採訪需求，特訂定本注意事項。

二、醫療機構應依法規規定，致力保護病人隱私，不得無故洩漏。

三、醫療機構應禁止訪客拍攝病人；對採訪媒體應告知不得於醫療機構任意採訪或拍攝病人。

四、醫療機構接受採訪時，應考慮對病人的病情及權益，不得藉採訪宣傳醫療業務，招徠病人。

五、接受採訪，如有揭露病人身分之虞或需安排病人接受採訪，應先徵得病人同意。對未成年人或禁治產人，並應徵得其法定代理人同意。對意識障礙或精神耗弱之病人，應徵得其配偶或家屬之同意。

六、徵詢病人同意時，宜指派社會工作人員或相關人員，告知採訪相關事項，並應明確告知病人有拒絕之權利。病人如同意時，應派人協助接受採訪；病人如拒絕時，應尊重其意願。

七、對於未成年人、精神疾病病人、性侵害及家庭暴力受害人，應依相關法律規定予以特別保護。

八、醫療機構接受採訪，應以不影響醫療作業、醫療安全或安寧秩序爲原則；並宜規劃採訪區、攝影點及採訪動線，派人維持秩序。手術室、加護病房、產房、急診室、燒燙傷中心、隔離病房、門診診察室與病房，於施行醫療作業時，不宜開放採訪，對涉及暴露病人生理隱私之畫面，並應禁止拍攝。

九、非經病人同意，不得提供其肖像、人身或生理特徵相關畫面或場景，並應隔離血腥、暴露或屍體等畫面。

十、遇有重大災害或大量傷患，應彙整傷患名單、傷亡狀況及救治情形，指派專人以定點記者會方式，對外公布說明。

十一、醫療機構平時應先訂定接受採訪作業流程，並應督導所屬人員遵守本注意事項。

參考文獻

1. 蘇嘉宏、吳秀玲（2023）。《醫事護理法規概論》（十五版）。臺北：三民。
2. 曾育裕（2024）。《醫護法規》（十版）。臺北：五南。
3. 陳櫻琴、黃于玉、顏忠漢（2003）。《醫療法律》。臺北：五南。
4. 李聖隆（2006）。《醫護法規概論》（五版）。臺北：華杏。
5. 黃丁全（2000）。《醫事法》。臺北：元照。
6. 文衍正（2000）。《看診法門：醫療倫理與法律》。臺北：永然。
7. 劉文瑢（1999）。《醫事法要義》。臺北：合記。

第五節　親自診療

案　例

王醫師是一個很成功的開業醫師，他的診所每天都擠滿了病人，隨著口碑越來越好，甚至有一些外縣市的病人都不遠千里來找他看各式各樣的疑難雜症。王醫師他自己也非常的努力，每天從早上到晚上，每一個時段的門診都是由自己來看診。他想趁著自己年輕體力好的時候，能夠多看一些病人，增加自己的收入也累積自己的經驗跟知名度。不過隨著全民健康保險制度的改變，使得王醫師漸漸覺得，如果只有自己一個人的執照來開業看診，實在划不來，因為實施合理門診量之後，每個醫師每一張執照可以申報健保支付的數量有限，如果超過一定的數量，看再多的病人健保都不會再支付了，看了等於沒有看，除了自己累的半死，反而划不來。所以同業之間就流行了一種做法，去找一些沒有打算自己開業的醫師，或是已經不執業的醫師來增加自己診所登記的醫師數，通常大家都會去找年紀比較大已經退休的醫師，給他們一些費用，然後把他們的執照登錄在自己的診所裡面，但並沒有實際看診的業務。王醫師為了增加自己的收入，也如法炮製，找了兩位八十多歲的老醫師，因為已經不再執業了，就把他們的執照登錄在自己的診所裡面。

沒想到有一天，健保署突然來訪查，也去詢問病人到底他們來王醫師診所看病的時候，是由哪一位醫師負責診治的。病人們當然回答說是由王醫師負責診治，可是在向健保署申報時卻是其他兩位醫師的署名。於是健保署對王醫師處以罰款以及停止健保特約的處分。同時這個案子也被移送到衛生局去做進一步的調查。很不幸的，當衛生局有一天又到王醫師的診所去進行調查的時候，王醫師因為最近處理健保的事情感到心力交瘁，想要出國散散心，就請了一位以往的同事，鄭醫師，來幫他看診，當衛生局來訪查的時候，赫然發現王醫師根本不在，只有鄭醫師在負責看診。而且也發現，鄭醫師並不是每一天全天都在這裡看診 ，因為鄭醫師白天也在別的地方看門診，白天王醫師診所的病人如果只想要拿藥的話，就由病人按著以前的處方，由護士直接蓋上王醫師的章，就讓他們去拿藥了。這段期間王醫師不但沒有親自看診，而且鄭醫師也沒有報備支援，就直接在王醫師的診所看診。所以衛生局不但要再處罰王醫師，也要處罰鄭醫師。王醫師回國之後，面對這個燙手山芋不知如何是好。

問題討論

1. 請定義「親自診療」？
2. 如果用電話問診可以嗎？
3. 依現行法律可不可以進行遠距醫療？
4. 如果只看病人的醫學影像，沒有看到病人本人，算不算是親自診療？
5. 病人託人代拿藥你怎麼辦？
6. 病人沒有親自就診，健保可以給付嗎？
7. 何謂「合理門診量」？

參考法規

醫師法（民國111年6月22日總統令修正公布）

第 11 條 醫師非親自診察，不得施行治療、開給方劑或交付診斷書。但於山地、離島、偏僻地區或有特殊、急迫情形，爲應醫療需要，得由直轄市、縣（市）主管機關指定之醫師，以通訊方式詢問病情，爲之診察，開給方劑，並囑由衛生醫療機構護理人員、助產人員執行治療。

前項但書所定之通訊診察、治療，其醫療項目、醫師之指定及通訊方式等，由中央主管機關定之。

第 11-1 條 醫師非親自檢驗屍體，不得交付死亡證明書或死產證明書。

通訊診察治療辦法（民國113年1月22日衛生福利部令修正發布）

第 1 條 本辦法依醫師法（以下稱本法）第十一條第二項規定訂定之。

第 2 條 本法第十一條第一項但書所定山地、離島及偏僻地區如附表。

第 3 條 本法第十一條第一項但書所定特殊情形，爲病人有下列診察、治療（以下稱診療）需求之一者：

一、急性後期照護。

二、慢性病照護計畫收案病人。

三、長期照顧服務。

四、家庭醫師收治照護。

五、居家醫療照護。

六、疾病末期照護。

七、矯正機關收容照護。

八、行動不便照護。

九、災害、傳染病或其他重大變故照護。

十、國際醫療照護。

第 4 條 前條第一款所稱急性後期照護，指爲緊急外傷病人、急性冠心症病人、精神疾病急性病人、急性腦中風病人、慢性阻塞性肺病病人、慢性心衰竭病人、手術後病人或其他需急性後期照護之病人，於離開醫院、診所後三個月內施行之追蹤診療及照護。

第 15 條 通訊診療之醫療項目如下：

一、詢問病情。

二、提供醫療諮詢。

三、診察、診斷、醫囑。

四、開立檢查、檢驗單。

五、會診。

六、精神科心理治療。

七、開立處方。

八、原有處方之調整或指導。

九、衛生教育。

十、其他中央主管機關指定之項目。

前項第五款會診，指因病人病情之需要，由病人端之診療醫師以通訊方式，諮詢他醫療機構醫師之診療意見或提供處方建議；他醫療機構醫師，得依醫師法第八條之二規定，免事先報所在地主管機關核准。

以電子方式開立第一項第七款處方，其處方箋應符合中央主管機關公告之格式。

第 16 條 經通訊診療之病人符合下列情形之一者，醫師始得開立處方：

一、第三條第一款至第六款及第八款：病情穩定之複診病人。

二、第二條、第三條第七款、第九款、第十款及第十四條：初診及複診病人。

前項開立之處方，不得包括管制藥品。但第二條、第三條第六款、第十四條及精神病之情形，不在此限。

第 19 條 通訊診療之實施，得以電信設備、電子通訊、網際網路或其他相類資通訊技術或設備為之。

通訊診療使用之資訊系統，涉及病歷資料之傳輸、交換、儲存或開立處方、檢查、檢驗單者，應具備個人身分驗證及符合國際標準組織通用之資料傳輸加密機制，且應符合醫療機構電子病歷製作及管理辦法之相關規定。

前項通訊診療資訊系統，醫療機構得委託機構、法人、團體或大學建置及管理，受託者應通過中央主管機關認可之資訊安全標準驗證；其委託，應訂定書面契約。

第 20 條 醫療機構實施通訊診療時，應遵行下列事項：

一、取得通訊診療對象之知情同意。但有急迫情形者，不在此限。

二、醫師實施通訊診療時，應確認病人身分；第三條第一款至第六款及第八款情形，不得為初診病人。

三、醫師實施通訊診療，以在醫療機構內實施為原則，並確保病人之隱私。

四、依醫療法規定製作病歷，並註明以通訊方式進行診療。

五、護理人員、助產人員或其他醫事人員執行通訊診療醫囑時，應製作執行紀錄，併同病歷保存。

六、其他中央主管機關公告之事項。

醫師評估病人之病情，不適宜以通訊方式診療時，得不施行通訊診療，並建議改以其他方式為之。

第 21 條 本辦法所定通訊診療之病人，為全民健康保險之保險對象時，其保險給付，應依全民健康保險法及其相關法規之規定。

行政院衛生署公告

發文日期：中華民國八十一年五月十三日

發文字號：衛署醫字第八一〇五八五七號

主　　旨：有關診所所負責醫師出國，該診所聘用之輔助人員，依該醫師「出國前之指示」，於醫師出國期間執行醫療業務，宜認屬醫師法第二十八條所稱之「擅自執行醫療業務」，請查照並轉知各檢察機關參辦。

說　　明：按醫療工作之診斷、處方、手術、病歷記載、施行麻醉等醫療行為，應由醫師親自執行，其餘醫療工作得在醫師「指示」下，由輔助人員為之，但該行為所產生之責任應由指示醫師負責，前經本署函釋在案。所稱「指示」，固得由醫師視情況自行斟酌指示方式或以醫囑為之，惟自應以醫師經親自診治病人為要件，方能確定病人之治療方針或用藥等。醫師出國，其於出國前既無法事先預見有那些病人會於其出國期間前來求診，復不能明白求診患者之病情如何？自無法就病人之治療、用藥或其他處置等預為「指示」。

行政院衛生署公告

發文日期：中華民國九十五年十二月十三日

發文字號：衛署健保字第〇九五二六〇〇五九二號

受 文 者：中央健康保險局

主　　旨：所詢全民健康保險醫療辦法第十條規定執行疑義，復請查照。

說　　明：

一、復貴局九十五年十月十九日健保醫字第〇九五〇〇二七三四五號函。

二、查全民健康保險醫療辦法第十條規定，須長期服藥之慢性病人，有特殊情況而無法親自就醫者，以繼續領取相同方劑為限，得委請他人向醫師陳述病情。所稱「繼續領取相同方劑」，基於維護病患安全考量，當以符合下列四要件之前提為限：

㈠相同醫師對相同病人。

㈡確信其病情沒有變化。

㈢針對相同診斷之疾病。

㈣開給與前一次處方相同成分、相同品項數之藥品。

三、關於病歷應記載之內容，查醫師法第十二條業已明訂。本項係因部分醫院為避免病歷之記載不符貴局要求，乃建議由貴局統一規定，請貴局妥適處理，避免造成醫療院所困擾。

全民健康保險醫療辦法（民國107年4月27日衛生福利部令修正發布）

第 7 條　保險醫事服務機構接受保險對象就醫時，應查核其本人依第三條第一項及第二項應繳驗之文件；其有不符時，應拒絕其以保險對象身分就醫。但須長期用藥之慢性病人，有下列特殊情況之一而無法親自就醫者，以繼續領取相同方劑為限，得委請他人向醫師陳述病情，醫師依其專業知識之判斷，確信可以掌握病情，始能開給相同方劑：

一、行動不便，經醫師認定或經受託人提供切結文件。

二、已出海，為遠洋漁業作業或在國際航線航行之船舶上服務，經受託人提供切結文件。

三、受監護或輔助宣告，經受託人提供法院裁定文件影本。

四、經醫師認定之失智症病人。

五、其他經保險人認定之特殊情形。

參考文獻

1. 林志六（2001）。代診與違約。《醫事法學》。第9卷第1期：頁47～56。

第六節　醫師有急救的義務嗎？

案　例

信潔，是一個剛從醫學院畢業正在接受內科住院醫師訓練的醫生，好不容易忙裡偷閒要到美國渡假。飛機起飛後四個小時，正昏昏沉沉的打盹，突然聽到機艙裡面廣播有一位產婦急性腹痛請求飛機上是否有醫師可以協助，信潔覺得自己也不是婦產科醫師就沒有搭理，過了一陣子又響起同樣的廣播，信潔心想一定是飛機上沒有別的醫師，就起身向空服員表示可以過去看看。

信潔到了這位孕婦的身旁檢查之後發現這位婦人已經有了陣痛的跡象，好像快要生了。但是因為信潔也不是專精婦產科的醫師，實在沒辦法判斷該名婦人的狀況是否會在飛行途中生產，是否需要立刻中途降落讓婦人趕到醫院。所以當機上人員詢問信潔飛機是否需要緊急降落或是折返臺北時，信潔不知道如何是好。大家七嘴八舌討論之後，信潔還是決定讓飛機返回。最後飛機折返臺北，產婦緊急送醫，機組人員和旅客經過一番折騰才又起飛，飛行途中傳來的消息是這名產婦是假性分娩，醫院又叫產婦回家待產了。雖然機上的人員並沒有特別的抱怨，但因為信潔的決定，大家都耽誤了寶貴的時間，所以信潔在剩餘的旅途中老覺得不自在，好像做錯了些什麼，這一次的事件讓信潔對於在非醫院的場所伸出醫師的援手有了很大的陰影。

幾年後，有一天信潔跟家人去臺北市郊區吃飯，當信潔一家吃完正要離開時，忽然，在餐廳裡的某位客人被食物噎住了，一時之間，其他人也不知道該怎麼辦。雖然那位客人拼命的想把食物咳出來，但就是沒辦法，眼看著那個人的臉色發紫，張口拼命的想要吸口氣的神情，信潔真是越看越不忍，因此馬上想要幫他施行哈姆立克法。但正當信潔想要自告奮勇的上前幫忙時，卻又想到了幾年前在飛機上自告奮勇，最後落得悻悻然的不好經驗，信潔便開始猶豫了，心想如果施行哈姆立克法後，那個人還是沒救，或是有了一些後遺症，會不會搞到最後大家會認為那是我的責任，但如果不救他，良心上又說不過去，信潔又陷入了兩難的抉擇，可是正當信潔猶豫之時，時間也一分一秒不停的過去……。

問題討論

1. 你覺得信潔有沒有挺身而出的義務？
2. 你覺得醫院和醫師有沒有拒絕病人的權利？
3. 如果你很討厭某個病人，應該如何處理？
4. 何謂「危急的病人」？你能夠分辨危急和不危急的病人嗎？
5. 如果你是信潔，你會不會挺身而出呢？

參考法規

醫師法（民國111年6月22日總統令修正公布）

第 21 條 醫師對於危急之病人，應即依其專業能力予以救治或採取必要措施，不得無故拖延。

醫療法（民國112年6月28日總統令修正公布）

第 60 條 醫院、診所遇有危急病人，應先予適當之急救，並即依其人員及設備能力予以救治或採取必要措施，不得無故拖延。

前項危急病人如係低收入、中低收入或路倒病人，其醫療費用非本人或其扶養義務人所能負擔者，由直轄市、縣（市）政府社會行政主管機關依法補助之。

第 73 條 醫院、診所因限於人員、設備及專長能力，無法確定病人之病因或提供完整治療時，應建議病人轉診。但危急病人應依第六十條第一項規定，先予適當之急救，始可轉診。

前項轉診，應填具轉診病歷摘要交予病人，不得無故拖延或拒絕。

緊急醫療救護法（民國102年1月16日總統令修正公布）

第 36 條 醫院為有效調度人力與設備，應建立緊急傷病患處理作業流程及內部協調指揮系統，遇有緊急傷病患時應即檢視，並依其醫療能力予以救治或採取必要措施，不得無故拖延；其無法提供適切治療時，應先做適當處置，並協助安排轉診至適當之醫療機構或報請救災救護指揮中心協助。

前項轉診，其要件、跨直轄市、縣（市）行政區之醫院聯繫與協調、轉診方式與醫療照護及其他應遵行事項之辦法，由中央衛生主管機關定之。

第 37 條 直轄市、縣（市）衛生主管機關應依轄區內醫院之緊急醫療設備及專長，指定急救責任醫院。

非急救責任醫院，不得使用急救責任醫院名稱。

第 38 條 中央衛生主管機關應辦理醫院緊急醫療處理能力分級評定；醫院應依評定等級提供醫療服務，不得無故拖延。

前項分級標準，由中央衛生主管機關依緊急醫療之種類定之。

參考文獻

楊秀儀（2003）。法定急救義務？強制締約義務？醫師法第21條、醫療法第43條性質解析。《疫病與社會：臺灣歷經SARS風暴之醫學與人文反省學術研討會》。臺北：國家衛生研究院。

第七節　容留密醫

案　例

英華是一名醫學系畢業的學生，不過，他並非是國內的醫學系畢業的，因為英華高中時期，考了兩次的聯考都沒考上醫學系，於是申請到菲律賓去唸醫學院，並在當地取得了醫生執照後才回國。

英華家裡從祖父開始，爸爸及叔叔、伯父也都是醫生，而英華的家族在台南擁有一間規模不算小的醫院等著英華去繼承。但是英華自回國後，不知道是運氣不好還是兩國的教學內容不同，考了許多年的國考，就是考不上，英華的爸爸雖然很急但也沒辦法，滿心期待英華會通過今年的國考。

但是今年的國考，英華又落榜了，英華的家人想說這樣也不是辦法，商量了許久，決定鋌而走險，讓英華先執業再說。於是英華的父親私下託人去打聽，看是否有人願意租借醫生執照。終於在百般打聽之下，與一名許醫生私下達成了協議，英華的父親於是以每月五萬元的代價跟許醫生租借醫生執照。

在借到執照之後，英華便在父親的資助下，開了一間小診所。英華開始看診後，因為上門求診的病患十分的多，所以當初答應租借執照給他的許醫生覺得五萬元實在太便宜了，因而要求更多的錢才肯出借執照，兩人在價錢談不攏的狀況下，不歡而散。不料沒過幾天，許醫生便威脅要揭穿英華無照行醫這件事。

後來，雖然兩人私下和解了，但是英華的診所也因此歇業，英華的父親心想自己年紀也大了，就決定讓英華回來醫院幫忙，因此英華便又在無照的情況下，在醫院裡協助照顧病人。

然而違法的事總有被揭穿的一天，院內的老員工因為某些原因跟英華有了爭吵，在離職之後心有不甘，便跑去檢舉英華。但是這一次不只是英華，連英華的父親和醫院可能都會因此受到牽連，英華父親只好急得像熱鍋上的螞蟻四處打聽該如何解套！

問題討論

1. 何謂「密醫」？
2. 何謂「容留密醫」？
3. 實習醫師算不算是密醫？
4. 還沒有考上醫師執照的醫學系畢業生可不可以在醫院執行醫療業務？
5. 外國醫學院畢業生可不可以在我國當實習醫師？
6. 當密醫會受到什麼處罰？
7. 容留密醫是誰會受到處罰？是什麼樣的處罰？

參考法規

醫師法（民國111年6月22日總統令修正公布）

第 28 條 未取得合法醫師資格，執行醫療業務，除有下列情形之一者外，處六個月以上五年以下有期徒刑，得併科新臺幣三十萬元以上一百五十萬元以下罰金：

一、在中央主管機關認可之醫療機構，於醫師指導下實習之醫學院、校學生或畢業生。

二、在醫療機構於醫師指示下之護理人員、助產人員或其他醫事人員。

三、合於第十一條第一項但書規定。

四、臨時施行急救。

五、領有中央主管機關核發效期內之短期行醫證，且符合第四十一條之六第二項所定辦法中有關執業登錄、地點及執行醫療業務應遵行之規定。

六、外國醫事人員於教學醫院接受臨床醫療訓練或從事短期臨床醫療教學，且符合第四十一條之七第四項所定辦法中有關許可之地點、期間及執行醫療業務應遵行之規定。

第 28-4 條 醫師有下列情事之一者，處新臺幣十萬元以上五十萬元以下罰鍰，得併處限制執業範圍、停業處分一個月以上一年以下或廢止其執業執照；情節重大者，並得廢止其醫師證書：

一、執行中央主管機關規定不得執行之醫療行為。

二、使用中央主管機關規定禁止使用之藥物。

三、聘僱或容留違反第二十八條規定之人員執行醫療業務。

四、將醫師證書、專科醫師證書租借他人使用。

五、出具與事實不符之診斷書、出生證明書、死亡證明書或死產證明書。

醫療法（民國112年6月28日總統令修正公布）

第 108 條 醫療機構有下列情事之一者，處新臺幣五萬元以上五十萬元以下罰鍰，並得按其情節就違反規定之診療科別、服務項目或其全部或一部之門診、住院業務，處一個月以上一年以下停業處分或廢止其開業執照：

一、屬醫療業務管理之明顯疏失，致造成病患傷亡者。

二、明知與事實不符而記載病歷或出具診斷書、出生證明書、死亡證明書或死產證明書。

三、執行中央主管機關規定不得執行之醫療行為。

四、使用中央主管機關規定禁止使用之藥物。

五、容留違反醫師法第二十八條規定之人員執行醫療業務。

六、從事有傷風化或危害人體健康等不正當業務。

七、超收醫療費用或擅立收費項目收費經查屬實，而未依限將超收部分退還病人。

全民健康保險醫事服務機構特約及管理辦法（民國101年12月28日行政院衛生署令修正發布）

第 37 條 保險醫事服務機構有下列情事之一者，以保險人公告各該分區總額最近一季確認之平均點值計算，扣減其申報之相關醫療費用之十倍金額：

一、未依處方箋、病歷或其他紀錄之記載提供醫事服務。

二、未經醫師診斷逕行提供醫事服務。

三、處方箋或醫療費用申報內容爲病歷或紀錄所未記載。

四、未記載病歷或未製作紀錄，申報醫療費用。

五、申報明知病人以他人之保險憑證就醫之醫療費用。

六、容留非具醫事人員資格，執行醫師以外醫事人員之業務。

前項應扣減金額，保險人得於應支付保險醫事服務機構之醫療費用中逕行扣抵。

第 39 條 保險醫事服務機構於特約期間有下列情事之一者，保險人予以停約一個月至三個月。但於特約醫院，得按其情節就違反規定之診療科別、服務項目或其全部或一部之門診、住院業務，予以停約一個月至三個月：

一、以保險對象之名義，申報非保險對象之醫療費用。

二、以提供保險對象非治療需要之藥品、營養品或其他物品之方式，登錄就醫並申報醫療費用。

三、未診治保險對象，卻自創就醫紀錄，虛報醫療費用。

四、其他以不正當行爲或以虛僞之證明、報告或陳述，申報醫療費用。

五、保險醫事服務機構容留未具醫師資格之人員，為保險對象執行醫療業務，申報醫療費用。

第 40 條　保險醫事服務機構有下列情事之一者，保險人予以終止特約。但於特約醫院，得按其情節就違反規定之診療科別、服務項目或其全部或一部之門診、住院業務，予以停約一年：

一、保險醫事服務機構或其負責醫事人員依前條規定受停約，經執行完畢後五年內再有前條規定之一。

二、以不正當行為或以虛偽之證明、報告或陳述，申報醫療費用，情節重大。

三、違反醫事法令，受衛生主管機關廢止開業執照之處分。

四、保險醫事服務機構容留未具醫師資格之人員，為保險對象執行醫療業務，申報醫療費用，情節重大。

五、停約期間，以不實之就診日期申報，對保險對象提供之服務費用，或交由其他保險醫事服務機構申報該服務費用。

六、依第一款至前款規定，受終止特約或停約一年，期滿再申請特約後，經查於終止特約或停約一年期間，有前款所定情事。

依前項規定終止特約者，自終止之日起一年內，不得再申請特約。

第 45 條　保險醫事服務機構於特約期間，有下列情事之一者，應予終止特約：

一、違反醫事法令規定，經衛生主管機關廢止開業執照處分。

二、第五條第一項第二款或第三款之一。

第 47 條　保險醫事服務機構受停約或終止特約，其負責醫事人員或負有行為責任之醫事人員，於停約期間或終止特約之日起一年內，對保險對象提供之醫事服務費用，不予支付。

前項受不予支付處分之醫事人員，其所受之處分視為受停約或終止特約之處分。

參考文獻

1. 蔡振修（2002）。違反醫師法罪（密醫罪）修正條文析論。《醫事法學》，第10卷第1期：頁10～26。
2. 蔡振修（2000）。實習醫師的業務權限與刑事責任。《醫事法學》，第7卷第4期、第8卷第1期合訂本：頁9～25。

第八節　非廣告

案　例

林醫師是一個非常有名的新陳代謝科的醫師，他每天除了忙著照顧門診及住院病人之外，還要花很多時間作研究、寫論文，同時他也非常熱心的參與很多病人教育的工作，包含在各種平面媒體上寫文章，還有參加各式各樣的電子媒體的現場訪談等等，因為林醫師覺得讓社會大眾能夠多了解疾病，才能落實預防勝於治療的理念。

某一天林醫師正在忙著看診的時候，突然接到同學老張的電話。老張是一個開業的醫師，他在受完家庭醫學的訓練之後就去開業了，開業得非常成功，而且很會多角化經營，除了診所之外，還有連鎖藥局，也經營護理之家等等。前一段時間，他也在電視上為一個靈芝雞精宣傳，號稱這個雞精對於保持健康、防止老化有很大的幫助。這個廣告一舉打響了張醫師知名度，產品據說是熱賣。

張醫師打電話是要請林醫師幫忙，張醫師說：「老林，老林，有件事要請你幫忙，我有一個朋友，是電視圈的人，這星期有個節目要錄影，主要是在講食物裡面的化學添加物對人體的一些害處。你是新陳代謝科的名醫，來講這個題材最適合。因為事先規劃有一點倉促，所以急著要我幫他找最權威的醫師，你可不可以看在我的面子上幫個忙，去錄一下影。」林醫師心想談化學物質對人體的潛在危害，也算是一種衛生教育，而且又是老同學介紹的，也就爽快答應了。

錄影當天到了電視台，導播就跟林醫師解釋了整個拍攝的過程，跟一般的拍攝過程一樣，就是接受主持人的引導來進行一些答詢，中間當然有一些廣告的時段，與談者也要配合廣告的時段，來控制發言長短。開拍之後大致上也按照一般的錄影去進行，然後順利的結束。

這天節目要播放的時候，林醫師剛好在家，於是就打開電視來收看這個預先錄好的訪談節目。參加節目的人員，除了他之外，還有幾個化學博士以及所謂的養生專家、健康指導的專家，大家都在節目中侃侃而談。看著看著，林醫師突然發現，每一次進廣告的時候，就發現其中一位養生專家在介紹某種品牌的有機食品，這位專家的說詞是：「大家都已經知道人工的化學添加物對人體有很大的危害，所以我們應該避免食用有人工添加物的東西，天然有機的食品才能促進健康。我們這種有機食品有什麼特別之處呢？……。」林醫師赫然發現，這個節目的每一段廣告都是由這位專家搭配幾位演藝人員在做特定產品的推銷，他感覺非常的驚訝，沒有想到這個節目居然是這種性質。他越看越生氣，直覺被騙了，可是又是老同學推薦的，實在不知如何是好。

問題討論

1. 醫師可不可以做廣告？
2. 何謂「產品代言人」？
3. 醫師適不適合做產品代言人？其他醫事人員，比如說營養師呢？
4. 如果產品有問題，當代言人有法律責任嗎？
5. 如果您是林醫師接下來該怎麼辦？

參考法規

行政院衛生署公告

發文日期：中華民國九十三年六月八日

發文字號：衛署醫字第○九三○二○三二八○號

說　　明：行政院衛生署為避免醫事人員為產品之不當代言行為誤導消費者，以及維護醫學倫理與醫事人員專業形象，特訂定有關醫事人員代言產品之處理原則，規定如下：

一、醫事人員為產品代言，其行為或內容並涉及違規醫療廣告或藥物廣告者，應並依違反醫療法、藥事法規定處理。

二、醫事人員為產品代言，其宣傳內容如未經科學研究證實或假借未曾發表之研究報告，而為產品代言、背書或影射，其具醫療、健康之療效或功效，誤導消費者購買之虞者，應依業務上不正當行為論處；醫師應依醫師法第二十五條第五款業務不正當行為移付懲戒。

三、未涉及藉其醫事專業身分，為一般性產品（不包括煙、酒）代言、宣傳者，不予處理。

行政院衛生署公告

發文日期：中華民國九十年十一月二十二日

發文字號：衛署醫字第○九○○○七二五一八號

主　　旨：醫療機構及醫事人員發布醫學新知或研究報告倫理守則。

說　　明：

一、為確保醫療保健資訊品質，促進正面的衛生教育宣導，保障病人權益，維護醫療秩序，特訂定本倫理守則。

二、發表醫學新知或研究報告（含特殊個案病例），應注意下列原則：

㈠國內人體試驗（含臨床試驗）之結果，應於「人體試驗執行成果報告書」經行政院衛生署審核通過後，始得發表，其內容應包括主題、目的、方法（接受試驗者標準及數目、試驗設計及進行方法、試驗期限及進度）、可能產生的傷害等資料，並應註明其爲試驗性質。

㈡在國內尚未使用之醫療技術、藥品及醫療器材，或國外人體試驗之結果，如經具學術公信力之期刊或機構認可，得引用轉述，但應註明其出處。

㈢非屬人體試驗之醫學新知或研究報告，如其結果已於國內、外醫學會報告，或已累積適當樣本數，經生物統計學或流行病學方法分析後，得發表之。但發表之內容，應依其性質，包括樣本數、適應症、禁忌症、副作用、併發症等完整資料。

㈣發布特殊個案病例，應以促進衛生教育宣導爲目的。

㈤應先製作新聞稿等書面資料，避免專業資訊引述錯誤。

㈥應隔離血腥、暴露或屍體等畫面，對於涉嫌犯罪或自殺等病例，應避免描述其方法或細節。

三、發表醫學新知或研究報告（含特殊個案病例），不得有下列各款情形：

㈠藉新聞媒體採訪、參加節目錄音錄影或召開記者會等方式，暗示或影射招徠醫療業務或爲不實宣傳。

㈡爲招徠醫療業務，刻意強調如「國內首例」、「北臺灣第一例」、「診治病例最多」、「全國或全世界第幾台機器」等用語。

㈢爲招徠醫療業務，刻意強調醫療機構名稱或醫師個人經歷資料。

㈣未累積相當病例數，以生物統計學或流行病學方法分析，或未將研究結果先行發表於國內、外醫學會，即以醫學研究名義發表。

㈤未同時提供適應症、禁忌症、副作用及併發症等完整資料。

㈥引用醫學文獻資料，宣稱或使人誤認爲其個人研究資料。

㈦爲迎合窺視心理、譁衆取寵、提高新聞曝光率或招徠醫療業務，而發布特殊個案病例。

㈧宣稱施行未經核准之人體試驗。

㈨宣傳人體試驗之結果，或宣傳在國內尚未使用之醫療技術、藥品或醫療器材，而未強調其為研究階段或試驗性質，有誤導民眾之虞。

四、醫療機構或醫事人員發表醫學新知或研究報告時，應遵守「醫療機構接受媒體採訪注意事項」。

醫師倫理規範（民國102年5月26日第十屆第一次會員代表大會修正通過）

第 28 條 醫師應盡量避免參與醫療及健康有關之商業廣告或代言。如基於社會公益或促進醫學進步目的，為產品代言或廣告應遵守下列原則：

一、為產品代言不涉及醫療廣告。

二、應秉持良知以謹慎之態度，教育民眾正確醫學知識，促進健康生活品質。

三、避免以誇大、煽惑性之言詞或違背醫業執行之方式為之，並不得影響醫療專業判斷之客觀性。

四、醫療專業意見之發表或陳述，應以曾於醫學會或醫學領域之專業期刊或學術活動公開或發表之論文著作內涵或研究報告為準。

五、不宜為產品介紹、功能描述或影射其未經科學研究證實之功效。

六、不得有誤導民眾或使民眾陷於錯誤判斷之陳述。

參考文獻

1. 蘇嘉宏、吳秀玲（2023）。《醫事護理法規概論》（十五版）。臺北：三民。

2. 陳櫻琴、黃于玉、顏忠漢（2003）。《醫療法律》。臺北：五南。

Chapter 5

人體器官移植條例

第一節　活體移植

案　例

【本報記者芝芝報導】

臺灣的器官捐贈，不論是活體移植或是死後的捐贈，風氣都不是十分的盛行，所以器官捐贈一直都是處於供不應求的狀態。當病人急切需要器官的同時，病患家屬常常會有自己捐贈給病人的念頭，不過，衛生主管機關當初為了避免以捐贈的名義而私下買賣器官的情形，對於活體捐贈有著嚴格的規定。原本的法律規定，如果是活體移植，不是任何陌生人都可以隨意捐給病人，只有三親等之內的親屬才可以捐贈，而如果是配偶想要捐贈的話，也必須結婚年滿三年以上，如此才符合規定。不過，此種嚴格的限制，常常造成病人家屬眼睜睜看著病人病情隨著時間而惡化卻無計可施的情形，因而在社會輿論的壓力之下，政府將把原來的法規改為較為寬鬆。

最近政府修法通過，將原本需要三親等才可以捐贈的情形，改為只要是五親等內的親屬，即可以符合活體捐贈的權利，而原本結婚需滿三年以上的規定，也將縮減一年，改為兩年即可。如此放寬活體移植的親等限制，預期將帶給許多在等待器官捐贈的病患一線生機。

但是，再寬鬆的規定都還是一定無法滿足所有人的需求，一定都還是有人無法符合親等的規定。高雄地區曾有男性肝癌病患因亟需換肝，他妹妹為此離婚與另一名願意捐肝的人結婚，以求符合五親等以內姻親的法律規定。不過因為醫院得知「結婚救兄」的過程，擔心不符合法規，將此案函請衛生福利部審查，衛生福利部邀集專家討論之後認定，既然配偶要捐贈有結婚年限，因為結婚衍生的姻親也應該有所限制，否則難以杜絕為器官假結婚的漏洞。也有病患結婚未滿兩年並且沒有子女，因而病患妻子只能眼睜睜的看著丈夫垂死掙扎而無計可施。

其實活體器官捐贈還是有風險性存在的，因此，原先限制親等的目的不僅僅是為了避免器官私下授受的情形產生，也有安全上的考量。政府為了因應親等限制的放寬，將對於活體移植做嚴格的審查，評估是否符合進行捐贈的資格，以保障捐贈者的權益，以避免器官捐贈限制放寬之後，捐贈者可能礙於親情壓力等因素不敢拒絕，賠上了自己的健康。

問題討論

1. 何謂「活體移植」？
2. 在臺灣進行活體移植有哪些限制？爲什麼要有這些限制？
3. 你覺得活體器官可不可以買賣？屍體器官呢？
4. 提供屍體器官捐贈者喪葬補助費算不算一種買賣？
5. 在你們醫院如何進行活體器官移植？
6. 醫事人員可以仲介器官移植嗎？

參考法規

人體器官移植條例（民國110年1月20日總統令修正公布）

第 8 條 醫院自活體摘取器官施行移植手術，除第二項另有規定外，應符合下列各款規定：

一、捐贈者應爲二十歲以上，且有意思能力。

二、經捐贈者於自由意志下出具書面同意，及其最近親屬之書面證明。

三、捐贈者經專業之心理、社會、醫學評估，確認其條件適合，並提經醫院醫學倫理委員會審查通過。

四、受移植者為捐贈者五親等以內之血親或配偶。

十八歲以上之人，得捐贈部分肝臟予其五親等以內之親屬。

第一項第三款所定醫院醫學倫理委員會，應置委員五人以上，包含法律專家學者及其他社會公正人士，醫院以外人士應達五分之二以上；任一性別委員不得低於三分之一。委員會之組織、議事、審查程序與範圍、利益迴避原則、監督、管理及其他應遵行事項之辦法，由中央主管機關定之。

第一項第四款所定配偶，應與捐贈者生有子女或結婚二年以上。但待移植者於結婚滿一年後始經醫師診斷須接受移植治療者，不在此限。

腎臟之待移植者未能於第一項第四款規定範圍內，覓得合適之捐贈者時，得於二組以上待移植者之配偶及該款所定血親之親等範圍內，進行組間之器官互相配對、交換及捐贈，並施行移植手術，不受該款規定之限制。

前項器官互相配對、交換與捐贈之運作程序及其他應遵行事項之辦法，由第十條之一第二項之專責機構擬訂，報中央主管機關核定發布。

第 8-1 條　前三條規定所稱最近親屬，其範圍如下：

一、配偶。

二、直系血親卑親屬。

三、父母。

四、兄弟姊妹。

五、祖父母。

六、曾祖父母或三親等旁系血親。

七、一親等直系姻親。

前項最近親屬依第六條第二款或第七條但書規定所為書面同意，

不得與死者生前明示之意思相反。

前項書面同意，最近親屬得以一人行之；最近親屬意思表示不一致時，依第一項各款先後定其順序。後順序者已爲書面同意時，先順序者如有不同之意思表示，應於器官摘取前以書面爲之。

第 9 條 醫師自活體摘取器官前，應注意捐贈者之健康安全，並以可理解之方式向捐贈者及其親屬說明手術之目的、施行方式、成功率、摘取器官之範圍、手術過程、可能之併發症及危險。

醫師施行器官移植時，應善盡醫療上必要之注意。

捐贈者於捐贈器官後，有定期爲追蹤檢查之必要時，移植醫院或醫師應協助安排。

第 12 條 任何人提供或取得移植之器官，應以無償方式爲之。

第 15 條 捐贈器官供移植之死者親屬，直轄市或縣（市）政府得予表揚。其家境清寒者，並得酌予補助其喪葬費。

第 16 條 仲介器官移植或器官之提供、取得，違反第十二條規定者，處一年以上五年以下有期徒刑，得併科新臺幣三十萬元以上一百五十萬元以下罰金。

中華民國人民在中華民國領域外犯前項之罪者，不問犯罪地之法律有無處罰之規定，均依本條例處罰。

醫事人員違反第一項規定且情節重大者，並得廢止其醫事人員證書。

有下列情形之一者，處新臺幣二十萬元以上一百萬元以下罰鍰，其爲醫事人員且情節重大者，並得廢止其醫事人員證書：

一、醫師違反第四條第一項或第五條規定。

二、醫療機構以僞造或虛僞不實之內容，通報第十條之一第一項之資料。

三、違反第十四條第一項規定。

違反前項第一款或第二款規定者，中央主管機關並得廢止醫院或醫師施行器官摘取、移植手術之資格。

第 18 條 有下列情形之一者，處新臺幣九萬元以上四十五萬元以下罰鍰：

一、醫院或醫師違反第六條第一項、第七條或第八條規定。

二、於廣告物、出版品、廣播、電視、電子訊號、電腦網路或其他媒體，散布、播送或刊登器官買賣、其他交易或仲介訊息。

媒體經營者違反前項第二款規定者，亦同。

第 19 條 違反本條例規定而涉及刑責事任者，依有關法律處理之。

參考文獻

1. 薛桂文（2002/5/18）。熱線追蹤——活體器捐親等限制，將放寬為五親等；衛署嚴格把關，將設兩道關卡，不符法定資格捐贈者，可望專案審查。《民生報》，A15版。
2. 黃靜宜（2003/12/24）。為救哥哥，改嫁捐肝人：衛生署認定姻親關係須滿兩年，改嫁時間過短，不符規定不能捐肝。《民生報》，A15版。
3. 楊哲銘（2004）。器官移植的倫理案例分析。《醫療兩難之倫理抉擇》，頁59～70。臺北：教育部。
4. 吳憲明（2001）。活體器官移植可以無條件施行嗎。《醫事法學》，第9卷第2期：頁6～8。

第二節　器官分配

案　例

【本報記者芝芝報導】

近年，需要器官捐贈的病人常常都透過網路的救命信件，徵求民眾的器官捐贈，甚至也有人直接透過報紙以及電視新聞來徵求器官，不過，這一切都將在今年的四月之後被禁止了。

為了避免所謂的器官買賣以及私相授受的情形，在今年（2004）的四月一號開始，「財團法人器官捐贈移植登錄中心」將正式開始公平分配器官。各家醫院已經將等待心臟、肺臟、肝臟及腎臟等器官移植的病患名單登錄在電腦上，一旦有腦死病患或是其他器官來源，醫院必須將器官上報登錄中心，由該中心分配給最需要的病患。民眾不必再透過網路轉寄救命信件，或上媒體徵求器官，即使這樣做也將不再有用，因為屍體器官分配上不允許指定捐贈，如此可以避免醫院私相授受，醫師不論輕重緩急都先給自己的病人使用的情形產生。器官登錄中心開始啓用之後，將依據分配原則，根據血型、病患的病情嚴重程度、等候時間、登記的先後等等將器官分配給最需要的病患，以符合最公平的配對方式。

但是值得注意的是，需要器官捐贈民眾要向醫師登記，由醫師將名單登錄上器官移植中心，不過一個病人只能選擇一間醫院登記， 如果醫院登錄的病人名單已被其他醫院登錄過的話，將無法被電腦所接受。

也因為此項規定，民眾不能隨意的到各大醫院進行登記，而必須仔細考慮清楚，自己想選擇哪一間醫院。若需要捐贈的病人不想在自己原本所屬的醫院進行登記，也可以有變更的權利，只要向原本的醫院填寫「等候器官移植者變更登錄醫院同意書」，再交給想要被登錄的醫院即可。而在器官移植登錄中心正式啓用之後，民眾其他的私下藉由網路或媒體等徵求器官的行為，都將成為違法的舉動，違者將處以罰款等處罰。

一個公平的器官登錄中心要能成功的運作，必須要有充足的器官來源，針對這一點，政府也積極的推動勸募計畫，不但對於參予器官勸募計畫的醫院予以補助，對於捐贈器官的民眾也會酌量補助喪葬費，以鼓勵民眾打破以往的迷思，勇於捐出器官。

問題討論

1. 國內目前如何分配器官？
2. 器官移植登錄中心有哪些功能？
3. 在你的醫院如何協助病人取得器官？
4. 器官應該怎麼分配才公平？
5. 你覺得器官應不應該依非醫療原因，如對社會的貢獻度、經濟能力等，決定分配順序？
6. 你覺得分配器官應該由政府來進行比較適合？還是由民間來進行比較好？

參考法規

人體器官移植條例（民國110年1月20日總統令修正公布）

第 10-1 條 醫療機構應將表示捐贈器官意願者及待移植者之相關資料，通報中央主管機關；其方式，由中央主管機關定之。

中央主管機關應捐助成立專責機構，推動器官捐贈、辦理器官之分配及受理前項、前條第三項與第四項通報、保存及運用等事項，必要時並得設立全國性之器官保存庫。器官分配之內容、基準、作業程序及其他應遵行事項之辦法，由中央主管機關定之。

主管機關、醫療機構與有關機構、團體及其人員，因業務而知悉之表示捐贈器官意願者、待移植者及受移植者之姓名及相關資料，不得無故洩漏。

醫院爲配合器官捐贈風氣之推動，應主動建立勸募之機制，向有適合器官捐贈之潛在捐贈者家屬詢問器官捐贈之意願，以增加器官捐贈之來源。

中央主管機關得對死後捐贈者之親屬，酌予補助喪葬費；其補助標準，由中央主管機關定之。

人體器官移植條例施行細則（民國92年3月20日行政院衛生署令修正發布）

第 10 條 本條例第十條之一第一項所稱願意捐贈器官者，係指同條第四項所稱經醫院勸募願意捐贈器官之潛在捐贈者；所稱等待器官移植者，係指經移植醫院診斷符合移植適應症須器官移植者；所稱通報，以書面、電子媒體或網路方式爲之，其通報格式，由中央衛生主管機關定之。

參考文獻

1. 李怡志（2002/3/30）。器官移植登錄中心，5月上路。《中時晚報》。
2. 黃靜宜、楊美珍（2003/12/5）。器捐中心運作，醫院搶登錄先搶先贏，又掀公平爭議。《民生報》，A15版。
3. 黃靜宜（2003/12/3）。器官移植登錄，即起運作；明年3月接手分配工作，醫院不能再私相授受。《民生報》，A15版。
4. 楊哲銘（2004）。器官移植的倫理案例分析。《醫療兩難之倫理抉擇》，頁59～70。臺北：教育部。

第三節　腦死判定及死刑犯的捐贈

案　例

王醫師是一位在樂樂醫院工作的麻醉科醫師，最近，王醫師開始要在樂樂醫院的移植小組工作，原本很興奮的王醫師，卻被派去做一件他十分不想做的事情，到底是什麼事情會搞到王醫師心情有如此大的起伏呢？原來啊，臺灣的器官移植來源是不夠多的，因此，有一部分的器官是來自於死刑犯的，而需要死刑犯器官的特約醫院的醫師，勢必需要去幫剛剛槍決的死刑犯判定是否腦死，然後送回醫院進行器官移植。

可是，王醫師一聽，心裡就覺得很不舒服，死刑犯槍決之後，又不會馬上就死掉，如果馬上宣布腦死立刻摘取器官的話，雖然對於器官的保存是有很大的幫助，可是對於死刑犯來說，在還沒死的情況下，就將他們開膛剖腹把器官拿出來，會不會有一點太殘忍了呢？而且，在如此短的時間之內，死刑犯說不定還是有感覺的。照道理說，一般要判斷腦死，是在使用人工呼吸器下觀察十二小時，才能第一次判定腦死，相隔四小時後再做第二次判定。但是，死刑犯要捐贈器官的步驟卻並不是如此，死刑犯只要一被槍決之後，經過醫師開一張死亡證明書，就可以送到醫院摘除器官，完全不用經過一段時間觀察來判斷腦死。過去也發生過死刑犯槍決後送到醫院，卻發現一息尚存，又送回刑場補一槍的烏龍事件。王醫師覺得雖然死刑犯一定會死，但是不管怎樣，在死刑犯還沒完全腦死之前，對他們施行器官移植，即使對象是一個死刑犯，會不會還是有一些不人道？

還好國內很快地禁止死刑犯捐贈器官，王醫師不用再擔心，可是國內器官還是有供需失衡的困境。為了縮短民眾器官移植之等待期，衛生福利部於一〇六年十二月二十六日發布「心臟停止死亡後器官捐贈作業參考指引」，將「腦死捐贈」及「心死捐贈」並列為大體器官捐贈來源，適用符合安寧緩和醫療條例中的末期病人，同意撤除維生醫療且願意器捐者，在心跳停止五分鐘後可施行無心跳器捐。

問題討論

1. 死刑犯的腦死判定程序和一般病人一不一樣？
2. 你覺得死刑犯的腦死判定程序和一般病人的程序需不需要一樣？
3. 接受死刑犯捐贈器官有何優缺點？
4. 被移植者是否應該被告知是使用死刑犯的器官？
5. 如果你是負責摘取器官的醫師，手術前才發現病人還沒有腦死，你會怎麼做？

6. 何謂「心臟停止死亡後器官捐贈」？

參考法規

人體器官移植條例（民國110年1月20日總統令修正公布）

第 4 條 醫師自屍體摘取器官施行移植手術，必須在器官捐贈者經其診治醫師判定病人死亡後爲之。

前項死亡以腦死判定者，應依中央衛生主管機關規定之程序爲之。

腦死判定準則（民國101年12月17日行政院衛生署令修正發布）

第 1 條 本準則依人體器官移植條例第四條第二項規定訂定之。

第 3 條 進行腦死判定，病人應符合下列各款之先決條件，始得爲之：

一、陷入昏迷指數爲五或小於五之深度昏迷，且須依賴人工呼吸器維持呼吸。

二、昏迷原因已經確定。但因新陳代謝障礙、藥物中毒影響未消除前或體溫低於攝氏三十五度所致之可逆性昏迷，不得進行。

三、遭受無法復原之腦部結構損壞。

第 4 條 腦死判定，應進行二次程序完全相同之判定性腦幹功能測試。

第二次判定性腦幹功能測試，應於第一次測試完畢接回人工呼吸器至少四小時後，始得爲之。但滿一歲以上未滿三歲者，應至少十二小時後；足月出生（滿三十七週孕期）未滿一歲者，應至少二十四小時後。

第 9 條 經依前二條規定，完成連續二次判定性腦幹功能測試，均符合腦幹反射消失及無自行呼吸者，即可判定爲腦死。

第 10 條 進行腦死判定之醫師，應符合下列各款之一之條件：

一、病人爲足月出生（滿三十七週孕期）未滿三歲者：具腦死判定資格之兒科專科醫師。

二、前款以外之病人：

㈠神經科或神經外科專科醫師。

㈡具腦死判定資格之麻醉科、內科、外科、急診醫學科或兒科專科醫師。

前項所稱腦死判定資格，係指完成腦死判定訓練課程，並取得證書者。

本準則修正前，已領有台灣小兒神經醫學會所發仍於有效期限內之小兒神經學專科醫師證書者，具腦死判定之資格。

第 12 條 腦死判定，應由具判定資格之醫師二人共同爲之；其中一人宜爲富有經驗之資深醫師。

醫師進行腦死判定時，原診治醫師應提供病人之資訊及瞭解腦死判定結果。

執行死刑規則（民國109年7月15日法務部令修正發布）

第 1 條 本規則依監獄行刑法第一百四十五條第二項規定訂定之。

第 4 條 執行死刑，由檢察官會同監獄典獄長或其職務代理人，或該管分監監長蒞視驗明，確認受刑人之身分。

檢察官應訊問受刑人下列事項，並由在場之書記官製作筆錄：

一、受刑人之姓名、出生年月日、身分證明文件編號。

二、告以當日執行死刑。

三、有無最後留言及是否通知其指定之家屬或親友。但指定通知之人不得逾三人。

四、其他認有訊問之必要。

前項第三款，受刑人之最後留言，得以錄音或錄影方式爲之，時間不得逾十分鐘。

前項最後留言，應由書記官立即交付監獄，於執行後二十四小時內以適當方式通知受刑人指定之家屬或親友。但不能或無法通知，或經檢察官認留言內容有脅迫、恐嚇他人、違反法令或其他不適宜通知之具體事由者，免予通知。

除依前項規定通知之家屬或親友者外，第二項第三款之最後留言不公開之。

第一項筆錄，應由檢察官及在場之典獄長或其職務代理人或該管分監監長簽名。

第 8 條 執行死刑逾二十分鐘後，由蒞場檢察官會同法醫師立即覆驗。

執行死刑後，執行死刑機關應將執行經過及法醫師覆驗結果，併同訊問筆錄、鑑定書、執行照片與相關資料，層報法務部備查。

受刑人經覆驗確認死亡，監獄應將執行完畢結果立即通知受刑人家屬或最近親屬。家屬或最近親屬有數人者，得僅通知其中一人。

受刑人之屍體，經依前項規定通知後七日內無人請領或無法通知者，得由監獄協助辦理火化之，並存放於骨灰存放設施。

心臟停止死亡後器官捐贈作業參考指引（106年12月26日衛生福利部發布）

一、衛生福利部（以下簡稱本部）為確保心臟停止死亡後器官捐贈者（以下簡稱器官捐贈者）之權益，及器官摘取、分配與移植各項作業之順利執行，特訂定本作業參考指引。

二、器官捐贈者捐贈器官，應符合下列條件：

1. 安寧緩和醫療條例第三條第二款之末期病人，並出具第七條第一項第二款或第三項不施行心肺復甦術或維生醫療之意願書或同意書。
2. 人體器官移植條例（以下簡稱移植條例）第六條第一項第一款或第二款所定死後器官捐贈同意書。

三、醫院應建立器官捐贈團隊，其成員應包括醫師、臨床協調人員、社會工作人員及相關醫事人員，負責器官捐贈之勸募、評估、不施行心肺復甦術或維生醫療，或維生醫療之撤除及家屬哀傷撫慰等事項，並定期檢討相關作業程序與成果。

四、臨床醫事人員對於符合本指引第二條器官捐贈條件之病人，應通報醫院器官捐贈團隊進行評估。病人為非病死或可疑為非病死者，應停止器官捐贈作業，但捐贈眼角膜、皮膚、骨骼或其他組織項目者，不在此限。

五、執行器官捐贈者器官摘取手術及受贈者器官移植手術之醫師不得參與撤除維生醫療之過程，依移植條例第五條規定亦不得為捐贈者之死亡判定。

六、執行心臟停止死亡後器官捐贈之醫院，應訂定作業程序並報本部備查。

七、末期病人或其家屬選擇不施行心肺復甦術或維生醫療，或撤除維生醫療進行器官捐贈，醫療團隊應向家屬完整說明器官捐贈之作業流程及病人可能之反應。

八、為減少病人之不適及維持心跳停止後器官之功能，可給予必要之藥物，包括鎮靜、止痛或抗凝血劑等，但原先醫療過程中未使用體外循環機器者，不得為「維持捐贈器官之功能」而另行裝置該機器。

九、醫院之臨床協調人員，應將捐贈者之疾病史、相關血液生化檢驗結果，傳送至財團法人器官捐贈移植登錄中心及受贈醫院，檢驗項目應包括血型、nti-HIV、HBsAg、anti-HBs、anti-HBc、anti-HCV、VDRL（STS）、anti-HTLV Ⅰ+Ⅱ。

十、醫療團隊撤除末期病人維生醫療之地點，得由施行醫院視捐贈者及醫院條件規劃，但於撤除維生醫療前儘可能給予家屬與病人之告別時間。

十一、醫療團隊對不施行心肺復甦術或維生醫療，或撤除維生醫療後之病人，應觀察其收縮動脈壓（systolic blood pressure, SBP）之變化，並記錄SBP降至50mmHg之時間，此時器官開始進入溫缺血（warm ischemic time）狀態；溫缺血時間超過120分鐘者，除組織外，器官不適合繼續進行捐贈移植，應停止器官捐贈作業。

十二、不施行心肺復甦術或維生醫療，或已撤除維生醫療之病人，於其心跳自然停止（即體循環停止）後，應有5分鐘之等候觀察期；在此觀察期間，醫療團隊不得執行任何醫療行為，待確認未再出現收縮性血壓或心搏性心率，由主治醫師宣布死亡後，始得進行器官摘取及移植作業。

十三、醫療團隊應於病歷中確實記錄下列時間：

1. 撤除維生醫療之時間。
2. 溫缺血（SBP≦50mmHg）開始時間。
3. 血氧濃度（SpO2）降至50%之時間。
4. 體循環停止時間（心跳自然停止時間）。
5. 「五分鐘等候觀察期」之起迄時間。
6. 死亡宣判時間。

十四、為維持捐贈器官之可用性，於主治醫師宣判病人死亡後，醫療團隊得依捐贈器官種類及醫療專業判斷，給予必要之處置措施，如低溫設備或灌流系統等。

十五、臨床協調人員或社會工作人員應陪同各移植醫院之器官摘取團隊，於到達時或離開手術室前，向家屬致意（包括自我介紹及致謝）。

十六、器官摘取手術後，應進行捐贈者遺體傷口縫合，並以皮下縫合為原則，儘其所能維護美觀；於遺體移出手術室前，應確認完成遺體護理作業，並由手術室內最高職位者率領勸募醫院醫療團隊向捐贈者及家屬致意。

參考文獻

1. 許峻彬（2001/8/12）。死刑犯器捐，人道爭議未歇；反對意見：腦部重創開膛剖腹太殘忍；贊成意見：迫於臺灣器官來源短缺；中立意見：建議全身麻醉後，活體移植。《聯合報》，6版。
2. 楊肅民（2001/7/27）。死囚器官捐贈缺乏法源依據，暫時廢止。《中國時報》。
3. 楊哲銘（2004）。器官移植的倫理案例分析。《醫療兩難之倫理抉擇》，頁59～70。臺北：教育部。
4. 衛生福利部醫事司（2017/12/29）。心臟停止死亡後器官捐贈作業參考指引讓末期病人大愛精神永留傳。《衛生福利部新聞》。https://www.mohw.gov.tw/cp-3569-39046-1.html。

Chapter 6 護理人員法

何謂醫療輔助工作？

案例一

林護理長今天早上交班的時候，聽到護理人員報告昨天晚上的事情，實在是非常生氣，很想立刻打電話去找那個吳主任，理論這個事情。昨天晚上小美值班的時候，非常的忙碌，不但常常有病人要急救，而且病人的一些小問題也不斷。大部分病人有問題的時候，打電話給醫師，醫師都不來看，只是一味地用電話給藥。

昨天晚上有一位病人需要插導尿管，住院醫師也不願意起來操作，如果這是一位女性病人就算了，可是這是一位男性病人，護理站的同仁又很忙，而且護理站晚上值班的同仁又都是女性，跟這個醫師報告說想要請他來插尿管的時候，他還是不來。

林護理長非常的生氣，就趕快去找吳主任，跟他抱怨：「為什麼你們的值班醫師都不願意為男性病人插導尿管？」吳主任說：「哎呀，住院醫師接這麼多病人，非常的累，像這樣的事情，護理人員本來就可以做，而且雖然說是男性病人，可是護理人員也不是沒有看過男性的生殖器官啊！有什麼關係呢？」護理長聽了之後，真的是非常生氣，氣急敗壞的跟吳主任吵了一架，就跑到護理部找游主任告狀。

游主任聽了這樣的情形之後，就嘆了一口氣說：「現在這個情形，護理人員真是越來越難做了，很多本來是醫師做的工作，都要我們來做，以前我還在當護理長的時候，都是醫師要負責打針抽血的，現在都要我們來做了，而且住院醫師一缺，更多的事情就推到我們頭上，SARS的時候都是護士進去隔離病房，我一定要再去找院長抗議。」

案例二

〈本案例改編自「臺灣高等法院刑事判決92年度醫上訴字第5號」〉

上訴人即自訴人：戊方

代理人：乙方

被告：C方、D方、E方、F方、A方、B方六人

右上訴人因過失致死等案件，不服地方法院第一審判決，提起上訴，本院判決如下：

主文

上訴駁回。

理由

一、自訴意旨略以：被告A方、B方分別為星星醫院之院長、副院長，被告C方係被害人骨科主治醫師，被告D方為骨科病房當日凌晨時之值班醫師，被告E方、F方為星星醫院骨科病房當日凌晨時之值班護士，被害人甲方為星星醫院骨科之病患，於當日凌晨二時二十分，當被告E方夜間巡病房時發現心電圖顯示已經心跳歸零前無人發現，認被告C方係被害人骨科主治醫師，為被害人裝設無警報器之心電圖監視器致未能及時發現急救，被告D方值班時未及時參與前來病房急救，被告E方、F方於醫師不在場自行急救時違背規定為插管侵入性急救行為不當，被害人嗣經急救無效後死亡，認被告等六人涉有過失致死罪嫌，另被告E方病歷資料記載，被告D方於凌晨二時三十分插管及所附心電圖時間與心電圖紀錄不符，均係為隱匿及企圖矇混被告D方遲至病房急救，以便脫責，認被告E方、F方、D方另犯偽造文書罪嫌云云。

二、自訴人上訴意旨略以：

㈠被害人因左大腿骨折於九十年七月三十日住院開刀，被告C方係主治醫師，被害人於開完刀後，被告C方，明知被害人九十歲高齡且有心臟病史，係患有重症心律不整之病人，考慮裝設心臟節律器，可預見被害人隨時可能心跳停止，對於被害人特殊身體狀況，有裝設警報器之心電圖監視器之必要，以防止病患突然心跳不正常時警報器可立即發出聲響，提醒醫護人員注意能及時搶救，被告C方為被害人裝設之心電圖監視器並無警報器，被害人心跳歸零停止心跳時無人知悉，嗣於九十年八月十日凌晨二時二十分始被發現，無法及時急救而死亡，不能以被害人高齡，身體器官處於自然老化而不尊重生命生存之價值，被告C方未謹慎從事業務上之行為，顯有過失。

㈡被害人於九十年八月十日凌晨二時二十分心跳歸零時，自訴代理人乙方（即被害人孫女）與被害人媳婦丙方，接獲看護丁方電話後立即從住家騎機車，約於凌晨二時三十分到達星星醫院病房，且乙方立即另以電話轉知自訴人後前來約凌晨二時三十五分，乙方到達醫院時值班護士表示已經call被告（即值班醫師）D方，當自訴人等人到達時，並無醫師在場僅見值班護士被告E方、F方，為被害人心臟按摩並插管進行侵入性急救，違反護理人員法第二十四條第一項第四款規定，被告D方遲於二時四十分到達參與急救，被害人經急救無效宣告死亡，不論被告D方當晚是否在醫院值班，惟其未立即趕到病房怠忽職守致延誤急救無效，被告E方、F方、D方，顯有過失致死。被告E方於病歷上登載：「2：30被告D方予on endo（插管）」，以及病歷資料所附心電圖時間與心電圖紀錄不符，均係為隱匿及企圖矇混被告D方遲至病房急救，以便脫責，認被告E方、F方、D方另犯偽造文書罪嫌。被告A方、B方分別為星星醫院院長、副院長，負責管理醫院行政事務，監督醫護人員適法醫療行為，對被告C方、E方、F方、D方上開行為，監督不周，亦屬有過失。

㈣原審認事用法，顯有未洽，請求撤銷原判決，更為適法之判決。

三、按犯罪事實應依證據認定之，無證據不得推定其犯罪事實；不能證明被告犯罪者，應諭知無罪之判決，刑事訴訟法第一百五十四條、第三百零一條第一項分別定有明文。又犯罪事實之證明，必須達於一般人均可得確信其為真實之程度，而無合理之懷疑存在時，始得為被告有罪之認定。如果犯罪事實之證明，尚未達到此一程度，仍有合理之懷疑存在時，即不能為被告有罪之認定。又自訴人之自訴，本以使被告受刑事訴追為目的，故其陳述是否與事實相符，自應調查其他證據，以資審認，苟其所為攻擊之詞，尚有瑕疵，則在此瑕疵未予究明以前，即不能遽採為斷罪之基礎。按刑法第二百七十六條之過失致死罪，必須以行為人有應注意、能注意而不注意之過失行為且該行為與被害人死亡結果間有因果關係為成立要件。按因果關係乃指行為與結果間必要之原因與結果之連鎖關係；又刑法上之過失，其過失行為與結果間，在客觀上有「相當因果關係」始得成立。所謂「相當因果關係」，係指依經驗法則，綜合行為當時所存在之一切事實，為客觀之事後審查，認為在一般情形下，有此環境、有此行為之同一條件，均可發生同一之結果者，則該條件即為發生結果之相當條件，行為與結果即有相當之因果關係。反之，若在一般情形下，有此同一條件存在，而依客觀之審查，認為不必皆發生此結果者，則該條件與結果不相當，不過為偶然之事實而已，則其行為與結果間即無相當因果關係。

四、訊據被告A方、B方、D方、E方、F方均堅決否認有何過失致死犯行，被告D方、E方、F方堅決否認有何偽造文書犯行。被告A方、B方辯稱：病患是否應裝設心電圖監視器，屬於醫療專業，由醫師決定；關於急救，並不是一定要由何人來急救，其要求護士要有急救之能力，如果有緊急狀況，一般是由護士先急救，然後再聯絡值班醫師，值班醫師應盡速有所回應，被告D方、E方、F方對被害人甲方之急救處置均合於規定，其並無監督不周；被告C方辯稱：被害人在加護病房內心跳已經穩定恢復達開刀前情形，並且會診心臟內科，在普通病房無須裝設心電圖監視器，因考慮被害人高齡及身體情形特別加裝，以利方便觀察；被告D方辯稱：其於接獲通知確認後，隨即趕赴病床參與急救，並無遲延；被告E方、F方辯稱：被害人應否裝置具警報器之心電圖監視器，係由主治醫師C方決定；其於得悉被害人之情況後，迅即採取緊急且必要之急救措施，且被告F方業經受過高級心臟救命術之訓練，並取得證照，自得為被害人插管急救以搶救生命；被告E方另辯稱：被害人之病歷係其就急救過程中每十分鐘評估狀況後據實記錄，並無登載不實等語。

五、經查：

㈠被害人係高齡、瘦弱、罹患心律不整之病人，於九十年七月三十日因左大腿骨折住院開刀前平日心跳五十至六十次／分，被告C方為被害人開刀後，安排被害人住加護病房觀察開刀後恢復情形，另關於被害人罹患心臟宿疾，被告C方並會診心臟內科醫師H方，經會診後建議自訴人為被害人裝設心律調整器，雖自訴人已簽具裝置心律調整器同意書，惟自訴人復因考慮被害人高齡及安裝費用等因素，另又表示要再考慮中而未安排裝設心律調節器，此經自訴人陳明在卷，並有診斷書附卷可查，又被害人於九十年八月八日上午十一時轉入普通病房時意識清醒且心跳已經穩定恢復至開刀前之情形，又被害人住普通病房期間，每隔二小時，值班護士巡病房，均可直接依據心電圖數值，觀看並記錄被害人心跳，足認當時被告C方係考慮被害人高齡及有心臟病史所為特別為被害人安裝心電圖，以利觀察，且被害人在普通病房，心跳情形，迄至九十年八月十日凌晨一時三十分，依規定前往查巡病房時被害人心跳（七十次／分），均維持與平常相同數值（即五十至六十次／分）以上，並無異常之事證如下：

1.自訴人於本院準備程序時陳明：「我以前照顧我母親（即被害人），她大都維持在六十下上下（即六十次／分）。她這次住在加護病房的時候也是六十下左右，平常我幫她記錄，大都是六十上下」；證人丁方於本院證述：「我是八月九日晚上七點接班，我擔任看護已經十多年了，晚上七點多，被害人孫女（即自訴代理人乙方）來的時候，因我會看心電圖，我有跟她說被害人的心電圖五十—六十情形（即五十—六十次／分），被害人孫女說有五十—八十就已經很好ㄋ，八、九點有送牛奶，我有幫她灌半瓶，大約花四、五分鐘」、「被害人是否很瘦小？」「是的，而且年齡已經九十幾歲」、「十二點多被害人兒子（即自訴人）有到醫院，大概一點鐘，我看到被害人心跳五、六十，期間被告曾（即值班護士E方）進來巡房我也知道，有兩次以上，護士都會看心電圖」。

2.被害人自九十年八月三日起至同年月八日止在加護病房期間，依據GCS指數神經學評估，均係在十一分至十五分，同年八月九日清晨六點，GCS指數十一分，同日九點五十分GCS指數十二分，顯示被害人均係屬於清醒，此外血壓、呼吸、飲食各項均屬正常，且有護理紀錄表原本及影本在卷可查；核與自訴人陳述，自訴人前往病房探視被害人時，被害人均由看護工餵食流質，被害人躺在床上休息時，可以講一、二句話，自訴人並告知忍耐一點，過幾天就好了，我帶你去拜拜，她會點頭等情節相符。

3.被害人，女性，九十歲，體重三十公斤，經星星醫院急診內科住院，經診治為充血性心衰竭合併病竇症候群（以陣發性心房顫動及心搏過慢表現），此後在該院內科門診服用抗心律不整藥物，惟該心律不整並未能良好控制，曾有五次因陣發性心房顫動合併心搏過速（一四〇～一五〇次／分）至急診求診。也曾住院治療，於該次治療期間因發生左大腿骨折而接受骨科手術。又因心搏過慢（三二次／分）而再度住院曾接受臨時心臟節律器的治療。出院後則繼續服用該心律不整之藥物。後因左大腿復發骨折而住院，並接受人工關節置換手術，術後病程大致平穩。惟心搏較為偏慢為五〇～六〇次／分。心臟內科醫師建議病人接受人工心律調節器植入手術，以治療該心律問題。被害人在經過七天外科加護病房的照顧後，由於病情穩定而轉至普通病房繼續接受後續治療。在普通病房中並有心電圖監視器監視，心跳約五六～八〇次／分，並無特別慢的紀錄，於當日凌晨一時三十分時心跳速度為七〇～八〇次／分，而於凌晨二時二十分被發現心跳停止，經二小時急救無效，宣布死亡等情。此有行政院衛生福利部醫事審議委員會參酌被害人病歷，敘述於鑑定書之案情概要欄內。

4.按加護病房患者，家屬或看護人員原則上不得隨時進入探視，為便於醫護隨時監控並房內全部病人當應安裝具警報器心電圖監視器隨時提醒，惟在普通病房病人家屬、看護等人可以隨時探視，且病房內其他病人仍需較為清靜之休息，若安置具警報器監視器隨時發出聲音，深夜期間必會嚴重影響同房病人休息養病，顯非外科普通病房內應設醫療設備，況且案發時與被害人同房內另有病患住院，此經該同房病患結證屬實，並有星星醫院函在卷可查，又被害人自住在加護病房時起已經屬於清醒狀態，且自住進普通病房迄至當日凌晨一時三十分，被害人神識亦屬清醒，並且心跳確實已經恢復至開刀前狀態，另被害人血壓、呼吸、飲食各項均屬正常之事實，甚為明確，則被告C方認當時在被害人在加護病房，關於被害人心臟宿疾，經會診心臟內科醫師檢查被害人心臟問題，並認同被害人可住進普通病房治療，自屬有據。另被害人當時在呈現穩定情形下在普通病房原無須加裝心電圖監視器，惟被告C方另考慮被害人高齡且有心律不整身體之病況，特別從內科借用閒置之心電圖監視器為被害人裝設，以便經由螢幕可直接持續觀察被害人心跳情形，被告C方為被害人裝設此監視器，明顯改善護士夜間二小時巡病房觀察被害人心跳時不影響被害人睡眠，並利於看護人員或被害人家屬隨時在場觀察了解，則被告C方所辯，當屬可採，並足以證明被害人經裝設心電圖監視器觀察持續觀察結果被害人心跳迄至當日凌晨一時三十分止均無其他異常，則被告C方在普通病房內為被害人裝設心電圖監視器，已經盡其應注意義務，且無疏未注意之情事，當可認定。

5.此外，復經行政院衛生福利部鑑定認為：「心電圖監視器之使用，對於在普通病房之病患照護，並非必備之儀器。因此，該病患自轉入普通病房後即接受心電圖監視，表示醫護人員已盡到注意之義務。具警示功能的監視器並非每個病房均有，一般多在心臟專科病房或加護病房才會有。若該病患所住之病房無該項設備，則醫護人會盡力給予並會最佳之監視。病患經過七日的加護病房照顧，病程穩定，無特殊之心律問題出現，故七日後轉至普通病房也屬合理之處置」。因此，被告為被害人裝設未具警報器之心電圖監視器之處置，並無違反醫療上之注意義務，此有鑑定報告在卷可查亦同此認定，則自訴人主張，被告C方為被害人所裝設心電圖監視器並未具警報器無法及時於被害人心跳異常時發出警訊通知醫護人員急救致被害人心跳停止時未能即時發現，認有過失，應無可採。

㈡被告D方案發當晚，並無證據顯示當時未在醫院內值班而擅離職守，當被告E於九十年八月十日凌晨二時二十分巡病房發現被害人心電圖顯示心跳歸零，立即呼叫被告（即值班護士）F方參與協助，且立即call被告值班D醫師，當自訴代理人乙方趕至病房後，被告E方、F方先採取緊急插管急救進行中，被告D方當確認值班護士呼叫得知上情後隨即於自訴人到場前到場，並且立即接續執行插管急救行為，彼等所採取緊急救治行為，尚無何延誤不當之事證如下：

1.按夜間值班醫師人手不足，醫院內外隨時有緊急患者待處理，值班醫師若有急需暫時離開醫院之必要，理當先行商請其他值班醫師暫時代理，並且告知值班護士以備緊急狀況時聯絡及支援，否則極易發生醫療糾紛，應為醫護人員戒慎小心，以免失誤，此為一般專業人員所明知之事項，被告D方於九十年八月九日晚上負責夜間門診，於門診期間十時三十分許，為病患醫療處置，另被告D於翌日負責病房值班時，於凌晨一時三十分許（即案發前一小時），也為病患為醫療處置，此有病歷資料在卷可查，參以證人（即急診值班醫師）G方於原審證述伊一人當晚擔任急診部值班醫師，被告D方負責病房值班，護士十二點交班後有看到被告D方，值班室沒有固定，當晚並沒有接獲骨科病房支援之電話等情，按當時情形甚為緊急，設若被告（即值班護士）F方發現上情若不能call被告（即負責病房值班醫師）D方，應會立即呼叫其他值班醫師，為必要之處理，則依據被告F方處理方式，堪認當時確實有call被告（即負責病房值班醫師）D方，當然無須另行呼叫在急診值班醫師G方，足證，被告D方當時並無擅離醫院，當堪認定。

2.又查值班醫師值班期間隨時需處理任何緊急事故，當接獲護理站呼叫，應先行以電話與護理站確認，決定事務緩急先後，甚且電話中判斷如何處理亦可，並非接獲呼叫不分何事務均應趕往護理站，自訴代理人乙方從事護士工作，當知悉上情，參以自訴代理人乙方指訴，當其趕到病房時，被告E、F二人均在病房內，則被告D方主張當時接獲呼叫後第一次打電話至護理站沒有人接，所辯尚非顯屬無據，此外，被告D方確實於自訴代理人乙方到達後不久，並且係在自訴人到達病房之前已經趕來病房參與急救被害人之事實，迭據證人（即被害人看護）於原審及本院一致證述：「D方在乙方到達之後沒多久就到病房，且在戊方（即自訴人）來之前」，堪認被告D方所辯，再次接獲呼叫而得知上情前立即趕往急救並無延誤等語，自屬可信。

3.雖自訴人主張被告當時未在醫院內值班而擅離職守，並以自訴人約凌晨二時三十五分，而被告D方遲至凌晨二時四十分到達，提出自稱看護「阿花」名義出具證明一紙，惟查案發當晚被害人看護係罔市並非「阿花」，而罔市有自行簽名之能力，上開證明文件上「阿花」簽名筆順與罔市簽名明顯不同，且上開證明書上又說明「當時二名護士和隔壁床看護也在幫忙，我有看到」，惟當時同病房患者係開痔瘡，沒有請看護之事實，則自訴人提出該書證內容，與本院調查之上開事實，顯不吻合，並與到庭應訊之罔市上開證述不符，自無可採。此外自訴人並未提出任何其他積極證據足以證明被告D方當時擅離職守，自訴人空言主張，自屬無據。

4.按心跳停止，真正有效的急救程序是插管及做心臟按摩，此經證人（急診室值班醫師）G方於原審結證在卷，又緊急救命情形下，任何有急救能力之人均可參與急救以挽救命危，此為衆所知悉之道理，被告F方完成高級心臟救命術訓練課程，此有中華民國急救加護醫學會出具證明書，附卷可查，雖乙方趕至病房時，值班醫師被告D方尚未到場，惟被告F方、E方當時係進行插管及心臟按摩，被告D亦立即趕來，查被告F方係值班護理人員，又具備上開急救能力，當時立即執行正確急救，責無旁貸，且被告D方當時亦趕來病房，並立即予以接手急救，足認被告F方、E方所為上開先行採取插管、心臟按摩正確緊急救治，無可責難，被告D方接續上開搶救過程，亦應無何耽誤，且均無何可議之處，自訴人主張被告E方、F方自行先行插管急救過程不當，被告D方延誤急救，亦無可採。

㈢被告A方、B方分別為星星醫院之院長、副院長，僅負責醫院行政業務，對於是否對被害人裝設具警報器之心電圖監視器，事屬專業之醫療行為，本非院長、副院長所得監督，況且是否對被害人裝設具警報器之心電圖監視器，亦非由被告E方、F方所得決定，故被告A方、B方自無過失行為可言。

㈣再查被害人心律不整宿疾，應加裝心臟節律器，經心臟內科醫師H方建議使用心臟節律器，惟被害人於住加護病房期間，被害人家屬拒絕心臟內科醫師建議，自訴人雖嗣後出具治療同意書同意裝節律器，並經自訴代理人乙方於本院陳述：「有簽具同意書，後來我們還考慮中，所以醫院沒有裝。裝了要花十幾萬元，因為醫療費用，而且被害人已經連續開刀二次，我們怕裝心臟調節器，讓她開第三次刀會危險，所以考慮中，沒有請醫生裝」在卷，則自訴人應知悉，被害人心臟舊疾呈現心律不整，應裝設心臟調節器治療改善，此為自訴人明確知悉，惟迄至被害人心跳停止死亡前遲未安裝，均係自訴人另有所考慮，亦與被告六人毫無何關係，至甚明確。

㈤況參以「病患於二時二十分被發現心電圖監視器上心跳為零，顯示該時已有『心跳停止』。可能造成『心跳停止』的原因，涵蓋各類心、肺疾病、電解質異常、代謝異常等，甚至非疾病造成之自然死亡時（如器官老化，造成功能喪失），也是會有『心跳停止』。故具有警報功能之監視器，只能及早告訴醫護人員心律異常，及早給予急救，但不能改變造成心跳停止之疾病的病程，因此未裝具警報功能之監視器與病患之死亡，並無因果關係」，亦有上開鑑定書附卷可參。揆之上開說明，在不能排除「及早予以急救仍不能改變造成心跳停止之疾病的病程」可能之情況下，揆之上開要旨，關於被告C方就被害人裝設未具警報器之心電圖監視器之醫療處置及被告D方、F方、E方所為詳如前述所為之急救過程，均尚難認定與被害人死亡間有相當因果關係。

㈥末查：自訴人代理人乙方上開主張，自訴人戊方於二時三十五分到達，被告D方遲至「二時四十分進入病房插管」云云，顯失其據，詳如前述，則自訴人片面認被告E方於病歷上登載：「2：30被告D方予on endo（插管）」係不實，自無其據，又心電圖監視器若未持續插電使用，則顯示時間並無正確，則被告辯稱本案為被害人裝設心電圖監視器，使用當時未調整時間，致心電圖紀錄紙列印時間順序、間隔與被告E方紀錄不符，所辯尚屬可能，自堪採信，況且依該心電圖紀錄紙所示，被害人正被施以電擊急救，此與事實並無不符，亦難認被告E方有故意登載不實之犯意。

六、綜上各節，原審認自訴人所指各節尚難認定被害人死亡結果與被告六人間執行業務有相當因果關係之事證，另自訴人主張被告六人有過失致死及被告D方、F方、E方涉有偽造文書罪嫌，均不能證明犯罪，而為無罪之諭知，認事用法並無違誤及不當，自訴人仍執前詞，認原判決違誤而提起上訴，為無理由，應予駁回。

據上論斷，應依刑事訴訟法第三百四十三條、第三百六十八條、第三百七十一條，判決如主文。

問題討論

1. 醫師和護理人員工作的分際在哪裡？醫師和專科護理師工作的分際呢？
2. 請舉實例說明醫師的工作和護理人員的工作。
3. 有沒有醫師的工作和護理人員的工作權責劃分不清的例子。
4. 何謂「醫療行爲」？
5. 何謂「醫療輔助行爲」？
6. 護理人員可不可以執行插氣管內管？如果是專科護理師，可以執行醫療行爲嗎？

7. 如果說醫師執行醫療行為，護理人員執行醫療輔助行為，那其他的醫事人員執行什麼行為？
8. 如果你值班的時候，遇到同時有不同的病人需要你，你可以怎麼辦？
9. 案例中的情形發生時，醫院的院長有什麼責任？

參考法規

醫師法（民國111年6月22日總統令修正公布）

第 28 條 未取得合法醫師資格，執行醫療業務，除有下列情形之一者外，處六個月以上五年以下有期徒刑，得併科新臺幣三十萬元以上一百五十萬元以下罰金：

一、在中央主管機關認可之醫療機構，於醫師指導下實習之醫學院、校學生或畢業生。

二、在醫療機構於醫師指示下之護理人員、助產人員或其他醫事人員。

三、合於第十一條第一項但書規定。

四、臨時施行急救。

五、領有中央主管機關核發效期內之短期行醫證，且符合第四十一條之六第二項所定辦法中有關執業登錄、地點及執行醫療業務應遵行之規定。

六、外國醫事人員於教學醫院接受臨床醫療訓練或從事短期臨床醫療教學，且符合第四十一條之七第四項所定辦法中有關許可之地點、期間及執行醫療業務應遵行之規定。

護理人員法（民國112年6月21日總統令修正公布）

第 7-1 條 護理師經完成專科護理師訓練，並經中央主管機關甄審合格者，得請領專科護理師證書。

前項專科護理師之甄審，中央主管機關得委託各相關專科護理學會辦理初審工作。領有護理師證書並完成相關專科護理師訓練者，均得參加各該專科護理師之甄審。

專科護理師之分科及甄審辦法，由中央主管機關定之。

第 24 條 護理人員之業務如下：

一、健康問題之護理評估。

二、預防保健之護理措施。

三、護理指導及諮詢。

四、醫療輔助行爲。

前項第四款醫療輔助行爲應在醫師之指示下行之。

專科護理師及依第七條之一接受專科護理師訓練期間之護理師，除得執行第一項業務外，並得於醫師監督下執行醫療業務。

前項所定於醫師監督下得執行醫療業務之辦法，由中央主管機關定之。

專科護理師於醫師監督下執行醫療業務辦法（民國106年5月8日衛生福利部令修正發布）

第 1 條 本辦法依護理人員法（以下稱本法）第二十四條第四項規定訂定之。

第 2 條 本法第二十四條第三項所稱監督，指由專科護理師及接受專科護理師訓練期間之護理師（以下稱專師及訓練專師），執行醫療業務前或過程中，醫師對其所爲之指示、指導或督促。

前項監督，不以醫師親自在場爲必要。

第 3 條 專師及訓練專師於醫師監督下得執行之醫療業務（以下稱監督下之醫療業務），其範圍如下：

一、涉及侵入人體者：

㈠傷口處置。

㈡管路處置。

㈢檢查處置。

㈣其他處置。

二、未涉及侵入人體者：

㈠預立特定醫療流程所需表單之代為開立。

㈡檢驗、檢查之初步綜合判斷。

㈢非侵入性醫療處置。

㈣相關醫療諮詢。

前項二款醫療業務之項目，規定如附表。

傳染病防治法（民國112年6月28日總統令修正公布）

第 28 條 主管機關規定之各項預防接種業務、因應疫情防治實施之特定疫苗管理、使用及接種措施，得由受過訓練且經認可之護理人員施行之，不受醫師法第二十八條、藥事法第三十七條及藥師法第二十四條規定之限制。

前項預防接種施行之條件、限制與前條預防接種紀錄檢查、補行接種及其他相關事項之辦法，由中央主管機關定之。

行政院衛生署公告

發文日期：中華民國九十年三月十二日

發文字號：衛署醫字第○九○○○一七六五五號

主　　旨：修訂護理人員法第二十四條第一項第四款所稱醫療輔助行為之範圍。

說　　明：

一、護理人員法第二十四條第一項第四款所稱醫療輔助行為之範圍，前經本署八十二年六月二十九日衛署醫字第八二四六○三四號公告在案。

二、前項公告醫療輔助行為之範圍，修訂如下：

㈠輔助施行侵入性檢查。

㈡輔助施行侵入性治療、處置。

㈢輔助各項手術。

㈣輔助分娩。

㈤輔助施行放射線檢查、治療。

㈥輔助施行化學治療。

㈦輔助施行氧氣療法（含吸入療法）、光線療法。

㈧輔助藥物之投與。

㈨輔助心理、行爲相關治療。

㈩病人生命徵象之監測與評估。

⑪其他經中央衛生主管機關認定之醫療輔助行爲。

三、護理人員除執行前項醫療輔助行爲外，對於住院人仍應依病人病情需要，提供適當之護理服務。

行政院衛生署公告

發文日期：中華民國九十年九月七日

發文字號：衛署醫字第〇九〇〇〇五六九一六號函

主　　旨：所詢養護中心之護理人員可否在醫師指示下執行插管病患照護工作乙案，復請查照。

說　　明：

一、復貴中心九十年八月二十五日信函。

二、查本署八十八年九月九日衛署醫字第八八〇五六四八二號函示：對老人執行插管照護，得由護理人員依醫師指示或醫囑爲之。

三、副本抄送內政部，有關老人養護機構可否收容照護插管老人，檢附來函影本一份，請參處。

行政院衛生署公告

發文日期：中華民國九十年十月十六日

發文字號：衛署醫字第〇九〇〇〇四三七八四號函

主　　旨：所詢拆除縫線是否爲僅醫師始得爲之之醫療行爲，或護士得在醫師指示下所為之醫療輔助行為乙案，復請查照。

說　明：

一、復貴局九十年七月九日院賓刑毅字第一○九七三號函。

二、按凡以治療、矯正或預防人體疾病、傷害殘缺或保健為直接目的，所為的診察、診斷及治療；或基於診察或診斷結果，以治療為目的，所為的處方、用藥、施術或處置等行為的全部或一部，總稱為醫療行為。

三、醫療行為可以區分需由醫師親自執行之醫療行為，及得由醫療機構輔助人員，在醫師指導下執行之醫療行為。若係手術後之拆除縫線，因仍有相當程度之危險，宜由醫師親自為之，但簡易傷口之拆線，如經醫師診察，判斷傷口癒合情形良好，則可指示護理人員為之。本署八十九年十二月十八日第○八九○○三一三二六號函說明二後段「拆除縫線係屬手術連續過程之一環，應由醫師親自執行」，意旨未明，應予補充。

行政院衛生署公告

發文日期：中華民國九十一年四月十八日

發文字號：衛署醫字第○九一○○一八三○二號函

主　旨：有關貴會建議醫院護士抽血應認屬醫療輔助行為乙案，復請查照。

說　明：

一、依據行政院秘書處九十一年二月二十七日院臺衛移字第○九一○○八三二五號函移文單轉貴會九十一年二月八日私地協九一○○三號函辦理。

二、查護理人員法第二十四條規定：「護理人員之業務如左：㈠健康問題之護理評估。㈡預防保健之護理措施。㈢護理指導及諮詢。㈣醫療輔助行為，前項第四款醫療輔助行為應在醫師之指示下行之。」

三、抽血得由醫事檢驗人員或護理人員依醫師處方或檢驗單為之，前經本署八十六年三月二十六日衛署醫字第八六○一二○七二號函釋在案。本案醫院護理人員至院外爲民衆抽血乙節，應依前開規定辦理。

參考文獻

1. 臺灣高等法院刑事判決92年度醫上訴字第5號。
2. 蘇嘉宏、吳秀玲（2023）。《醫事護理法規概論》（十五版）。臺北：三民。
3. 曾育裕（2024）。《醫護法規》（十版）。臺北：五南。
4. 邱慧洳（2014）。《醫護法規案例解析》。臺北：元照。
5. 陳櫻琴、黃于玉、顏忠漢（2003）。《醫療法律》。臺北：五南。
6. 林萍章（2001）。論「護理人員在醫師指示下不可為病患拆線」之合法性。《醫事法學》，第9卷第2期：頁35～39。
7. 李聖隆（2006）。《醫護法規概論》（五版）。臺北：華杏。

Chapter 7 藥事法

第一節　藥的種類

案 例

老王的母親最近因為心臟衰竭住院，老王為了要照顧母親，一天到晚就在花花醫院進進出出。母親的病情時好時壞，而且必須限制水分，但尿也不多，身體越來越浮腫，最近這幾天看起來病況又不太好，老王特別請假在醫院裡面陪母親，也想等主治醫師溫醫師來的時候，問問他，到底有沒有比較好的方法？

在溫醫師查房的時候，溫醫師跟老王詳細的解釋其母親的病情。不過老王問溫醫師：「溫醫師啊，是不是健保的藥比較不好呢？沒有關係，我們願意自己花錢，如果有比較好又有用的藥的話，就請你幫我母親使用，我們自己付錢沒有關係。」溫醫師就安慰老王：「其實健保的藥也還可以啦，不過當然，有些藥還是有效力的差別。那這樣子好了，如果你願意自己花錢，我跟你說，你母親現在用的這種利尿劑，雖然有健保可以使用的藥，不過都是國產的藥，效力不是很好，如果你真的考慮自己花錢的話，可以考慮買外國原廠的，根據我的經驗，效果都是比較好。」老王一聽就說：「那好啊，那是不是就請溫醫師幫我媽媽用這樣的藥？」溫醫師就說：「可是這個藥我們醫院沒有啊，我也沒有辦法幫你開，你可以自己去外面買。」老王接著就問溫醫師：「可是我們又不太懂藥，也不知道哪裡可以買，這個藥到處都買得到嗎？」溫醫師跟老王說：「你只要從我們醫院走出向右轉，走大概兩三分鐘，就會碰到一家康康藥局，你只要跟老闆講，就可以買得到。」老王一聽就趕快跑出去，到了康康藥局跟老闆說要買溫醫師跟他提的這種藥，可是康康藥局的老闆跟他說：「好，沒有問題，這種藥是我們藥局銷路最好的利尿劑，不過因為銷路太好，現在沒有貨，你明天再來，我一定可以幫你把貨調到。」老王一聽，一方面要康康藥局的老闆幫他調貨，不過一方面他又心想，可是媽媽急著要用這種藥啊！這樣一直等不是辦法，萬一明天沒有藥怎麼辦，他就趕快在附近找找看有沒有比較大的藥局也在賣這樣的藥。結果，他在附近看到了一家博士藥局，他就進去問問看有沒有同樣的藥。

沒想到他一開口向這間藥局的負責藥師說要買這樣的藥時，這藥局的負責藥師就先問老王說：「先生，你要買這樣的藥，請問你有沒有醫師的處方箋？」老王說：「處方箋？為什麼要處方箋？花花醫院的醫師跟我說我可以直接在外面的藥局買得到，為什麼要處方箋呢？」這時候這個藥師就說：「不行，這是醫師處方才能用的藥，我不能夠就這樣賣你這樣的藥。」老王說：「不對吧，醫師跟我說要買這樣的藥，你有沒有記錯。」藥師回答說：「不可能，我絕對沒有記錯。」老王說：「可是我媽媽生病急需要用這樣的藥，溫醫師明明說，在外面就可以買得到。」這時候博士藥局的藥師說：「這個藥是不可以的，這樣子好了，如果你急需要用，我幫你介紹另一種藥，這個藥的利尿效果也不錯，應該對你母親的病情有幫助。」老王心想，既然都已經出來買藥了，又有藥師推薦，就買買看吧。所以他又花了一筆錢，跟博士藥局買了另外一種品牌的利尿劑。

第二天，老王就在溫醫師查房的時候，把新買的藥給溫醫師看，並對溫醫師說：「溫醫師，我昨天到你介紹的藥局去買藥，可是他說現在沒有貨，要去調貨。所以我就在附近的藥局找到了另一種據說是很有效的利尿劑。你看看這是不是可以給我媽媽使用？」溫醫師看了一下就說：「這個藥你是怎麼買到的？」老王就說：「這是藥師介紹的啊。」

不過溫醫師卻說：「藥師介紹的藥，裡面的成分效果怎樣，我不是很清楚。像這樣來路不明的藥，還是不要使用的好，你如果還是願意自己花錢買藥的話，就等一下，用我跟你說的那種藥吧。」老王心想，那也沒辦法，就只好照溫醫師說的去做了。不過老王越想越奇怪，為什麼溫醫師說的藥，藥房說要處方才可以給，可是藥房開的藥，溫醫師又說可能藥效不是很好，那買這些利尿劑到底要不要醫師處方才可以啊？結果，因為他實在很疑惑，就打電話問他一個在衛生局工作的朋友：「我們在藥房買藥，到底要不要醫師處方啊？」

衛生局工作的這個朋友跟他說：「哎呀，這要看是什麼藥啊。有些藥需要醫師處方，有些藥不需要啊。有些藥只要藥師或醫師的指示，沒有處方也可以購買，這就是指示用藥。」老王一聽心想，也許那天後來藥師推薦給他的就是指示用藥吧。不過這天，老王再到康康藥局去問問看他媽媽要用的利尿劑來了沒有的時候，老王突然覺得有點感冒，就想說那也買一些藥來服用好了。當時康康藥局的老闆非常的忙碌，就跟老王說：「王先生，我現在很忙，我們前面擺的感冒藥非常的多，你看看你喜歡哪一種，自己選就好啦。」老王一眼望去，果然非常的多，不過他心裡覺得非常的奇怪，有些藥不需要醫師處方，只要醫師或藥師的指示就可以購買啊，問題是，前面櫃子的藥這麼多種，他叫我自己去選一選，跟買糖果一樣，這些藥真的都可以這樣買嗎？

問題討論

1. 何謂「處方藥品、指示藥品、成藥及固有成方製劑」？
2. 應不應該叫病人自己去買藥？有沒有違法？
3. 叫病人或是家屬自己去買藥要注意哪些事情？
4. 使用病人自己買的藥，病歷上要不要記載？
5. 你的醫院允不允許叫病人或是家屬自己去買藥？

參考法規

藥事法（民國107年1月31日總統令修正公布）

第 8 條 本法所稱製劑，係指以原料藥經加工調製，製成一定劑型及劑量之藥品。

製劑分為醫師處方藥品、醫師藥師藥劑生指示藥品、成藥及固有成方製劑。

前項成藥之分類、審核、固有成方製劑製售之申請、成藥及固有成方製劑販賣之管理及其他應遵行事項之辦法，由中央衛生主管機關定之。

第 9 條 本法所稱成藥，係指原料藥經加工調製，不用其原名稱，其摻入之藥品，不超過中央衛生主管機關所規定之限量，作用緩和，無積蓄性，耐久儲存，使用簡便，並明示其效能、用量、用法，標明成藥許可證字號，其使用不待醫師指示，即供治療疾病之用者。

第 50 條 須由醫師處方之藥品，非經醫師處方，不得調劑供應。但下列各款情形不在此限：

一、同業藥商之批發、販賣。

二、醫院、診所及機關、團體、學校之醫療機構或檢驗及學術研究機構之購買。

三、依中華藥典、國民處方選輯處方之調劑。

前項須經醫師處方之藥品，由中央衛生主管機關就中、西藥品分別定之。

參考文獻

1. 黃丁全（2000）。《醫事法》。臺北：元照。
2. 朱懷祖（1997）。《藥物責任與消費者保護》。臺北：五南。

第二節　醫藥分業

案　例

仁愛醫學大學的同學們，在畢業十年後，終於要召開第一次的同學會。同學們都非常久沒有碰面了，所以總是有說不完的話。不過因為大家都才升上主治醫師沒多久，各有不同的生涯發展，也有很多人離開了醫院，自己開業。所以呢，談話內容都離不開開業所遇到的一些問題，楊醫師便發牢騷說：「要開業實在很不容易，自己要處理很多的問題，光是怎樣配合醫藥分業就實在非常的頭痛，是要自己內聘一個藥師呢？還是釋出處方箋？實在是非常的困難，不知道怎麼決定，而且做起來也有很多地方不是很順利。」林醫師聽同學這麼講，心中原本無處宣洩的牢騷，也就開始爆發出來：「就別提這個事情了，我最近呢，被健保署跟衛生局查到說我違反了醫藥分業，他們現在正在查我呢，實在是完全沒有道理！」於是大家就很關心的問林醫師到底發生了什麼事情。林醫師是個皮膚科醫師，自己開了一間診所，他是讓病人到隔壁的藥房去領藥，也就是把處方箋釋出。他跟藥局達成了一個協議，只要藥局把他皮膚科所有的藥都準備好，他就會指示病人都到那間藥局去。這樣他跟藥局原本都相安無事，不過最近健保署來了一個公文說，林醫師有虛報並且詐領處方釋出費用的嫌疑。因為有一天健保署來查訪的時候，發現他的診所正在營業，但是隔壁的藥局卻掛了一個牌子寫著：「今日公休，下午五點之後才會開始營業。」因此健保署認為藥局當天下午報的這些皮膚科用藥都是浮報。

林醫師實在氣不過，認為這是強人所難，尤其現在開業不容易，其實藥局經營也不容易。藥師自己開了一家藥局，但是藥師也不可能每天都守著藥局。「我們開業很辛苦啊，幾乎每天都要看診，不能亂跑也不能夠休假，如果有緊急的事情，其實也很難找到代班的人。那天我合作藥局的藥師就是因為有緊急事情，需要離開，所以那個下午他就沒有開門。雖然我的診所還是繼續開門，我自己也有準備一些常用藥，如果需要我就先發給病人，這樣子也只是一時的權宜之計。其實也只有偶爾才發生這樣的事情，我們平常都有按照規定在做，這樣子就對我們處罰停業以及罰款，實在太不公平了。」聽到林醫師談到這樣的事情，大家紛紛談起自己開業遭遇到的有關領藥以及怎樣安排藥師的問題，同學會也在大家一片撻伐醫藥分業聲中，快樂的結束了。

問題討論

1. 何謂「醫藥分業」？
2. 為什麼要醫藥分業？有何優缺點？
3. 藥師的職權和醫師有何不同？
4. 醫師在什麼狀態下才可以調劑？
5. 何謂「健保特約藥局」？
6. 你服務的醫院需不需要釋出處方？有沒有釋出處方？
7. 大部分醫師贊成還是反對醫藥分業？為什麼？
8. 大部分藥師贊成還是反對醫藥分業？為什麼？
9. 大部分民眾贊成還是反對醫藥分業？為什麼？

參考法規

藥事法（民國107年1月31日總統令修正公布）

第 102 條　醫師以診療為目的，並具有本法規定之調劑設備者，得依自開處方，親自為藥品之調劑。

全民健康保險實施二年後，前項規定以在中央或直轄市衛生主管機關公告無藥事人員執業之偏遠地區或醫療急迫情形為限。

全民健康保險法（民國112年6月28日總統令修正公布）

第 40 條 保險對象發生疾病、傷害事故或生育時，保險醫事服務機構提供保險醫療服務，應依第二項訂定之醫療辦法、第四十一條第一項、第二項訂定之醫療服務給付項目及支付標準、藥物給付項目及支付標準之規定辦理。

前項保險對象就醫程序、就醫輔導、保險醫療服務提供方式及其他醫療服務必要事項之醫療辦法，由主管機關定之。保險對象收容於矯正機關者，其就醫時間與處所之限制，及戒護、轉診、保險醫療提供方式等相關事項之管理辦法，由主管機關會同法務部定之。

第 66 條 醫事服務機構得申請保險人同意特約為保險醫事服務機構，得申請特約為保險醫事服務機構之醫事服務機構種類與申請特約之資格、程序、審查基準、不予特約之條件、違約之處理及其他有關事項之辦法，由主管機關定之。

前項醫事服務機構，限位於臺灣、澎湖、金門、馬祖。

第 71 條 保險醫事服務機構於診療保險對象後，應交付處方予保險對象，於符合規定之保險醫事服務機構調劑、檢驗、檢查或處置。

保險對象門診診療之藥品處方及重大檢驗項目，應存放於健保卡內。

全民健康保險醫事服務機構特約及管理辦法（民國101年12月28日行政院衛生署令修正發布）

第 3 條 符合附表所定，領有開業執照之醫事機構，於向保險人申請特約為保險醫事服務機構時，應檢具該附表所定相關文件。

保險人應於受理前項申請後三十日內完成審查，必要時得延長三十日，並應通知申請人。

聯合診所以外之基層醫療單位，其負責醫師具有醫師、中醫師或牙醫師多重醫事人員資格者，僅得依其執業執照登記之類別，申請特約。

中央健康保險局公告

發文日期：中華民國八十七年二月四日

發文字號：健保醫字第八七〇〇一二七七號

主　　旨：有關同一住址或相鄰之房舍分設特約基層診所與特約藥局，於作業上未交付病患處方，是否符合醫藥分業之規定，而由本局給付醫師交付處方費及特約藥局藥事服務費乙案，請依說明段辦理，請查照轉知。

說　　明：

一、依據行政院衛生署八十七年一月九日衛署藥字第八六〇七三九二九號函辦理。

二、同一住址內或相鄰之房舍分設特約基層診所與特約藥局，作業上仍應由醫師交付處方予病患，確認民眾可持有處方箋，自由選擇調劑處所，以尊重民眾選擇調劑處所之權利。若作業上未依規定交付處方予病患，而有直接將處方箋交予或以電腦連線、傳眞機傳給特約藥局調劑之情事，本局不給付醫師交付處方費及特約藥局藥事服務費。

三、請即轉知各特約醫療院所及藥局配合辦理，嗣後若有類此情事而向本局申報費用，應以虛報費用論處。

行政院衛生署公告

發文日期：中華民國八十七年五月六日

發文字號：衛署藥字第八七〇一七一〇六號

主　　旨：有關貴處函轉南投縣醫師公會詢問「醫藥分業」相關問題乙案，復請查照。

說　　明：

一、復貴處八十七年三月二十六日衛四字第八七〇〇一四八五九號函。

二、政府推動醫藥分業，係提供民眾有「知所服藥物」與「自由選擇調劑處所」之權利，現行法規雖未強制規定醫師「應釋出處方箋」，惟為尊重消費者之權利，仍請醫師公會輔導會員交付處方予病患，以便民眾持處方箋，自由選擇調劑處所，尊重民眾權利。

三、醫師診察後將處方箋交付病人，並依病患之要求，以電腦連線傳真至病患指定之特約藥局，再由藥事人員調劑後，將藥品送至診所交付病患，並取回原處方箋；或由病患指定之藥事人員至診所收取病患交付之處方箋帶回特約藥局調劑，藥事人員再將藥品送至診所或病患住所交給病人，以上程序，若均係由醫師交付處方箋予病患，且由藥事人員調劑及交付藥品，尚符合藥事法相關規定。

參考文獻

1. 全民健康保險局。《全民健康保險醫務管理法規解釋彙編》（民國88年12月版）。臺北：衛生署。
2. 蔡煒東、徐茂銘（2004）。他山之石——關於日本的醫藥分業。《臺灣醫界》，第47卷第3期。
3. 陳櫻琴、黃于玉、顏忠漢（2003）。《醫療法律》。臺北：五南。
4. 黃丁全（2000）。《醫事法》。臺北：元照。

第三節　藥物不良反應與藥害救濟

案　例

〈本案例改編自「臺北高等行政法院判決92年度訴字第623號」〉

原告：乙君

被告：行政院衛生福利部

右當事人間因藥害救濟法事件，原告不服行政院訴願決定，提起行政訴訟。本院判決如下：

主文

原告之訴駁回。

訴訟費用由原告負擔。

事實

一、事實概要：

原告於民國（下同）九十一年一月五日以其母甲因皮膚病於九十年十一月十三日至美美皮膚專科診所就診，經診斷為結節癢疹並使用Methotrexate，使用二天後，於九十年十一月十八日產生白血球過低之藥物不良反應，經入住西奈山綜合醫院及轉診榮民醫院治療，仍因骨髓抑制導致敗血症，於同年月二十八日死亡云云，向被告申請藥害救濟。案經被告所屬藥害救濟審議委員會審議結果，不予救濟。被告即以九十一年七月二十三日衛署醫字第〇九一〇〇四三五〇三號函（下稱原處分）函送會議紀錄及審議結果，並請財團法人藥害救濟基金會依審議結果辦理。該基金會據以九十一年七月二十四日藥害（霖）字第九一〇三一九號函知原告，略以所請藥害救濟一案，經被告所屬藥害救濟審議委員會審議結果，因個案之死亡為敗血症所造成，與使用之藥品無直接相關，且其藥品之使用未在藥品許可證所列之適應症範圍內，不符藥害救濟之要件等語。原告不服，提起訴願，經遭決定駁回，遂提起行政訴訟。

二、兩造聲明：

㈠原告聲明：

訴願決定、原處分均撤銷。

被告應准許給付原告新臺幣（下同）二百萬元整及自本訴狀繕本送達翌日起至清償日止按年利率百分之五計算利息。

㈡被告聲明：如主文所示。

三、兩造之爭點：

㈠原告主張之理由：

按藥害救濟法第一條明定「為使正當使用合法藥物而受害者獲得及時救濟，特制定本法；本法未規定者，適用其他有關法律之規定。」同法第三條本法用詞定義如下：「一、藥害：指因藥物不良反應致死亡、障礙或嚴重疾病。二、合法藥物：指領有主管機關核發藥物許可證，依法製造、輸入或販賣之藥物。三、正當使用：指依醫藥專業人員之指示。」依據藥害救濟基金會調查報告，明指原告之母甲之死亡原因，依相關專科醫師及被告所屬藥害救濟審議委員會之意見認為，為白血球減少導致之敗血性休克致死，白血球減少則是由藥品MTX所致骨髓抑制所引起，與榮民醫院出具之死亡診斷證明書內容相符。藥害救濟基金會卻又以「個案之死亡為敗血症所造成與使用之藥品無直接相關」函覆原告，顯與事實證據不符。依藥害救濟法係政府為保護大眾人民法益之法規，但經原告依該法第一條至第四條各款規定請求救濟時，卻遭相關主管機關以該法第三章條款來排除前開救濟之規定，亦即以第十三條第八款「未依藥物許可證所載之適應症或效能而為藥物之使用。」牴觸同法第三條第三款「正當使用：指依醫藥專業人員之指示。」來否決原告之救濟請求。被告違反藥害救濟法第十六條規定逾期審理，且藥害救濟基金會未依事實函知原告，違反誠信。

㈡被告主張之理由：

原告起訴狀內所述與事實不符之點如後：

1. 原告主張被告所屬藥害救濟審議委員會之審議結果為「本案藥品之使用為OFF-LABEL USED，本案未以其他方法治療即使用MTX，在學理上使用之時機有待澄清，不建議給予救濟」云云，殊屬誤解。蓋上開意見僅為某一位審查醫師之個人見解，而非被告所屬藥害救濟審議委員會開會討論定案之最終意見。而依被告所屬藥害救濟審議委員會設置要點第五條規定「……本會委員會議，委員應親自出席，其決議應有全體委員過半數之出席，出席委員過半數之同意，可否同數時，取決於主席。」可知，審議委員會係以多數決產生會議結論，自應以會議結論為最終審議結果。

2. 因原告誤解審定結果為何，進而誤認藥害救濟基金會九十一年七月二十四日藥害（霖）字第九一〇三一九號函文內容「本案審定結果因個案之死亡為敗血症所造成，與使用之藥品無直接相關，且其藥品之使用不在藥品許可證所列之適應症範圍內，故不符藥害救濟之要件。」不實。實則該函文內容與前述所述之審議結果確屬相符。

3. 審議意見中「MTX該藥可以用來治療牛皮癬，但由於病人為尿毒症，應非常小心使用。病人發生這些變化可以是該藥物引起的不良反應，間接引起死亡」，亦為某一位初審醫師之個人見解，況該初審醫師亦表明「是否合乎藥害救濟，吾人並不明白此項規定之內容，請複審委員裁奪」，故原告主張藥害救濟基金會上開回函內容違反該審議意見云云，亦有誤解。

4. 本件原告之母甲使用藥品後發生不良事件時，因不良事件之發生與藥品之相關性判定向來困難，其間涉及用藥時間與不良事件發生時間之相符性，故應就病患發生不良事件前之用藥歷史與就醫歷史加以清查，俾以研判可能與不良事件相關之藥品或藥品交互作用。再者病人本身原有之疾病症狀亦常與不良事件之症狀難以區別，是若僅以藥害救濟申請人所檢送之簡要病歷摘要資料為據，實難判定不良事件之發生與藥品之相關性。為求確實保障民衆及繳納藥害救濟徵收金廠商之權益，被告即依據藥害救濟法第六條規定之授權，捐助成立藥害救濟基金會，委託其辦理藥害救濟案件之收件、審查，以及案例調查、文獻搜尋與初步案例分析等行政作業，俟調查報告完成後，才由藥害救濟基金會將申請書及相關完整之案例調查資料，正式移送被告進行審議作業。而依藥害救濟法第十六條規定「審議委員會受理藥害救濟案件後，應於收受之日起三個月內作成審定。……」因被告所屬藥害救濟審議委員會對於藥害救濟案件之受理，係以藥害救濟基金會案例調查完整後，移送被告所屬藥害救濟審議委員會審議之日為認定基準。以本件而言，被告所屬藥害救濟審議委員會係自九十一年五月十三日受理藥害救濟案件，至藥害救濟基金會九十一年七月二十四日函覆原告本案審定結果，審議期間並未逾藥害救濟法第十六條所規定之三個月期限，原告主張已逾期審議云云，應屬無據。

5. 按藥害救濟法第四條第一項規定「因正當使用合法藥物所生藥害，得依本法規定請求救濟。」亦即藥害之結果應與使用藥物間有直接關係始得請求救濟。惟查，原告之母甲之死亡原因，相關專科醫師及藥害救濟審議委員會之意見認為係白血球減少導致之敗血性休克致死，白血球減少則是由藥品Methotrexate所致骨髓抑制所引起。故，渠母之死亡雖與Methotrexate藥品有相關性，但其間之相關性係屬間接關係，亦即非由Methotrexate藥品直接產生之不良反應而導致其死亡，實與上開規定不符，自不得申請藥害救濟。

6. 申請藥害救濟，除應符合藥害救濟法第四條所定因正當使用合法藥物所生藥害之積極要件外，尚需無同法第十三條所列各款之消極要件，始得請領，惟查：原告之母甲所使用處方之Methotrexate二·五公絲錠劑藥品，係為奈米化學製藥股份有限公司產製之衛署藥製〇二五五二〇號證美力特錠二·五公絲，該藥品依被證二號審查委員之意見可知，應使用於第二線之治療，亦即應俟病人無法接受其他治療時方予使用，故該審查委員亦敘明「無法瞭解在第一時間選擇MTX治療，而不採用其他治療方式治療之理由。」再者，依被告核定之該藥品說明書注意事項中刊載有「禁忌：肝、腎、骨髓機能不全之患者」內容，惟原告之母甲既為一尿毒症洗腎病患，自不宜使用該藥品，況首次因牛皮癬而至美美皮膚科診所，醫師應先採用其他治療方式治療，且使用Methotrexate其劑量應當減少，並必須配合血液透析時程，故美美皮膚科診所醫師未做治療前評估，其用藥之正當性自有不足。故本案應有符合藥害救濟法第十三條第一款「有事實足以認定藥害之產生應由……醫師或其他之人負其責任」規定之情形，自不得申請藥害救濟。

7. 被告核發該藥品之許可證上，已載明其適應症為白血病、絨毛性腫瘍（絨毛上皮腫、破壞奇胎、胞狀奇胎）之緩解，並未及於牛皮癬、乾癬之治療，本案以之使用於牛皮癬、乾癬等症，顯未依藥物許可證所載適應症而為藥物使用，則依藥害救濟法第十三條第八款「未依藥物許可證所載之適應症或效能而為藥物之使用」規定，亦不得申請藥害救濟。至於原告主張以Methotrexate小劑量治療難以控制之牛皮癬，已被教科書列為標準療法云云，並不影響本案未依藥物許可證所載適應症使用藥物之認定。況查，被告早於九十年三月六日發函各醫師公會轉告所屬會員醫師略謂醫師處方藥品時應依衛生福利部核准之適應症，否則將不被准予藥害救濟之意旨，故本案確實不符藥害救濟之要件。

理由

原告起訴時，被告之代表人……。

二、按「本法用詞定義如下：……三、正當使用：指依醫藥專業人員之指示或藥物標示而為藥物之使用。……」「因正當使用合法藥物所生藥害，得依本法規定請求救濟。」「有下列各款情事之一者，不得申請藥害救濟：一、有事實足以認定藥害之產生應由……醫師或其他之人負其責任。……八、未依藥物許可證所載之適應症或效能而為藥物之使用。……」藥害救濟法第三條第三款、第四條第一項、第十三條第一款、第八款分別定有明文。準此，藥害之結果應與使用藥物間有直接關係始得請求救濟，且申請藥害救濟除應符合藥害救濟法第四條所定因正當使用合法藥物所生藥害之積極要件外，尚需無同法第十三條所列各款之消極要件，始得請領，而其中第一款為重申無醫師應為藥害之產生負其責任之要件，第八款為重申正常使用合法藥物之要件，明文將有醫師應為藥害之產生負其責任及未依主管機關核准之藥物許可證所載適應症或效能而為藥物之使用者，排除於適用範圍之外。

三、原告之母甲因皮膚病於九十年十一月十三日至美美皮膚專科診所就診，經診斷為結節癢疹並使用Methotrexate，使用二天後，於九十年十一月十八日產生白血球過低之藥物不良反應，經入住西奈山綜合醫院及轉診榮民醫院治療，仍因骨髓抑制導致敗血症，於同年月二十八日死亡，原告乃向被告申請藥害救濟，經被告所屬藥害救濟審議委員會審議結果，不予救濟，被告即以原處分函送審議結果及會議紀錄，並請財團法人藥害救濟基金會依審議結果辦理，該基金會據以九十一年七月二十四日藥害（霖）字第九一○三一九號函知原告，略以所請藥害救濟一案，經被告所屬藥害救濟審議委員會審議結果，因個案之死亡為敗血症所造成，與使用之藥品無直接相關，且其藥品之使用未在藥品許可證所列之適應症範圍內，不符藥害救濟之要件等語，以上事實有行政院衛生福利部藥害救濟申請書、被告所屬藥害救濟審議委員會之會議紀錄、審議結果、原處分、財團法人藥害救濟基金會九十一年七月二十四日藥害（霖）字第九一○三一九號函附原處分卷可稽，並為原告所不爭，堪信屬實。

四、原告雖主張：被告所屬藥害救濟審議委員會初審委員及榮民醫院專科醫師均認其母係因服用Methotrexate引起骨髓抑制無法製造白血球進而導致敗血症，且由上開醫院出具之死亡證明書及診斷證明書所載發病至死亡之期間及症狀演進推算，益見其母發病與上開用藥直接相關，雖該藥品之核定適應症未包含牛皮癬之治療，然以Methotrexate小劑量治療難以控制之牛皮癬，確已被教科書列為標準療法，其母係依專業醫師之指示正當使用合法藥物而導致藥害，符合藥害救濟法第三條第三款及第四條規定之請求救濟要件云云。惟查：

㈠原告之母甲於九十年十一月十三日至美美皮膚專科診所就診，經醫師診斷為牛皮癬、乾癬，並於處方中使用Methotrexate二．五分絲錠製，該項藥品為奈米化學製藥股份有限公司所產製，被告所核發之衛署藥製字第○二五五二○號許可證載明其適應症為白血病、絨毛性腫瘍（絨毛上皮腫、破壞奇胎、胞狀奇胎）之緩解，並未及於牛皮癬、乾癬之治療，依被告核定之奈米化學製藥股份有限公司對該藥品說明書所載之適應症與被告所核發之許可證所載完全相同，有被告核准許可證查詢資料、奈米化學製藥股份有限公司藥品說明書附原處分卷可憑。原告主張以Methotrexate小劑量治療難以控制之牛皮癬，已被教科書列為標準療法云云，並不影響本案未依藥物許可證所載適應症使用藥物之認定。

是本件藥品以之使用於牛皮癬、乾癬等症，顯未依藥物許可證所載適應症而為藥物使用，依藥害救濟法第十三條第八款規定，不得申請藥害救濟。

㈡依被告核定之奈米化學製藥股份有限公司對該藥品說明書注意事項中刊載有「禁忌：肝、腎、骨髓機能不全之患者」內容，有奈米化學製藥股份有限公司藥品說明書注意事項足按。且被告亦於九十年三月六日發函各醫師公會轉告所屬會員醫師略謂醫師處方藥品時應依被告核准之適應症，有行政院衛生福利部函在卷可稽，醫師處方時自難諉為不知。惟甲既為一尿毒症洗腎病患，有西奈山綜合醫院病歷可證，自不宜使用該藥品，況首次因牛皮癬而至美美皮膚科診所，醫師應先採用其他治療方式治療，且使用Methotrexate其劑量應當減少，並必須配合血液透析時程，故美美皮膚科診所醫師未做治療前評估，其用藥之正當性自有不足。因此，本件應有符合藥害救濟法第十三條第一款「有事實足以認定藥害之產生應由……醫師或其他之人負其責任」規定之情形，不得申請藥害救濟。原告並陳明已對上開診所相關醫師提起民事訴訟請求損害賠償，現於地方法院繫屬中，附此敘明。

㈢原告之母甲之死亡原因，依相關專科醫師及被告所屬藥害救濟審議委員會之審議意見認為係白血球減少導致之敗血性休克致死，白血球減少則是由藥品Methotrexate所致骨髓抑制所引起，有榮民醫院函、診斷證明書、死亡證明書、被告所屬藥害救濟審議委員會九十一年六月四日第十八次會議會議紀錄及審議結果附原處分卷可稽，足見其死亡雖與Methotrexate藥品有相關性，但係屬間接關係，亦即非由Methotrexate藥品直接產生之不良反應而導致其死亡，自與藥害救濟法第四條規定藥害之結果應與使用藥物間有直接關係始得請求救濟之立法意旨不符。

㈣依被告所屬藥害救濟審議委員會設置要點第五條規定「……本會委員會議，委員應親自出席，其決議應有全體委員過半數之出席，出席委員過半數之同意，可否同數時，取決於主席。」可知被告所屬藥害救濟審議委員會係以多數決產生會議結論，應以會議結論為最終審議結果，即「個案藥品之使用為OFF-LABEL USED，且個案之死亡為敗血症所造成，與使用之藥品無關。另本案未先以其他方法治療即使用Metho-trexate，不符藥害救濟之要件」。原告主張本件審議結果為「本案藥品之使用為OFF-LABEL USED，本案未以其他方法治療即使用MTX，在學理上使用之時機有待澄清，不建議給予救濟」云云，係其中一位審查委員之個人見解，而非審議委員會開會討論定案之最終意見，原告認係審議結果，殊屬誤解。

㈤按「主管機關為辦理藥害救濟業務，得委託其他機關（構）或團體辦理……；必要時，並得捐助成立財團法人，委託其辦理：……三、其他與藥害救濟業務有關事項。」「主管機關為辦理藥害救濟及給付金額之審定，應設藥害救濟審議委員會……；其組織及審議辦法，由主管機關定之。」「審議委員會受理藥害救濟案件後，應於收受之日起三個月內作成審定；必要時，得延長之。但延長期限不得逾一個月。」藥害救濟法第六條第一項、第十五條第一項及第十六條定有明文。又按「（第一項）藥害救濟申請人（以下簡稱申請人）應向本署所委託之機關（構）或團體提出救濟之申請。該機關（構）或團體於進行調查、完成報告後，再連同證據資料送交行政院衛生福利部藥害救濟審議委員會（以下簡稱審議委員會）審議。（第二項）審議委員會受理藥害救濟案件後，應於收受之日起三個月內作成審定；必要時，得延長一個月。」行政院衛生福利部藥害救濟審議委員會審議辦法第二條定有明文，為主管機關依據上述法律而對藥害救濟程序為技術性、細節性之規定，非增加法律所無之限制，自屬適法。職是，被告即依據藥害救濟法第六條第一項規定之授權，捐助成立藥害救濟基金會，委託其辦理藥害救濟案件之收件、審查，以及案例調查、文獻搜尋與初步案例分析等行政作業，俟調查報告完成後，才由藥害救濟基金會將申請書及相關完整之案例調查資料，正式移送被告進行審議作業。而依藥害救濟法第十六條規定「審議委員會受理藥害救濟案件後，應於收受之日起三個月內作成審定。……」被告所屬藥害審議委員會對於藥害救濟案件之受理，以藥害救濟基金會案例調查完整後，移送藥害審議委員會審議之日為認定基準，與法尚無不合。查本件被告所屬藥害審議委員會係自九十一年五月十三日受理藥害救濟案件，至藥害救濟基金會九十一年七月二十四日函覆原告本案審定結果，審議期間並未逾藥害救濟法第十六條所規定之三個月期限，原告主張已逾期審議云云，尚屬無據。

五、從而，原處分否准本件藥害救濟之申請，其認事用法既無違誤，訴願決定予以維持，亦無不合。原告訴請撤銷訴願決定及原處分，判命被告應准許給付原告二百萬元及自本訴狀繕本送達翌日起至清償日止按年利率百分之五計算利息，為無理由，應予駁回。

據上論結，本件原告之訴為無理由，爰依行政訴訟法第九十八條第三項前段，判決如主文。

問題討論

1. 何謂「off label use」？「off label use」可否獲得藥害救濟？
2. 何謂「藥物不良反應」？
3. 病人產生嚴重藥物不良反應？醫師應該有哪些後續動作？
4. 何謂「藥害」？
5. 「藥物不良反應」和「藥害」有何異同？
6. 你的病人如果有藥害，應該建議他如何獲得救濟？
7. 病人如果獲得藥害救濟，可以再要求醫師賠償嗎？
8. 病人如果無法獲得藥害救濟，可以要求醫師賠償嗎？

參考法規

藥事法（民國107年1月31日總統令修正公布）

第 45-1 條　醫療機構、藥局及藥商對於因藥物所引起之嚴重不良反應，應行通報；其方式、內容及其他應遵行事項之辦法，由中央衛生主管機關定之。

嚴重藥物不良反應通報辦法（民國93年8月31日行政院衛生署令訂定發布）

第 4 條 本辦法所稱之嚴重藥物不良反應，係指因使用藥物致生下列各款情形之一者：

一、死亡。

二、危及生命。

三、造成永久性殘疾。

四、胎嬰兒先天性畸形。

五、導致病人住院或延長病人住院時間。

六、其他可能導致永久性傷害需做處置者。

第 5 條 醫療機構及藥局應於得知前條第一款及第二款之嚴重藥物不良反應之日起七日內，依第三條規定辦理通報，並副知持有藥物許可證之藥商。

前項通報資料如未檢齊，應於十五日內補齊。

第一項通報資料如需持有藥物許可證之藥商提供產品相關資料，藥商不得拒絕。

藥害救濟法（民國109年1月15日總統令修正公布）

第 3 條 本法用詞定義如下：

一、藥害：指因藥物不良反應致死亡、障礙或嚴重疾病。

二、合法藥物：指領有主管機關核發藥物許可證，依法製造、輸入或販賣之藥物。

三、正當使用：指依醫藥專業人員之指示或藥物標示而為藥物之使用。

四、不良反應：指因使用藥物，對人體所產生之有害反應。

五、障礙：指符合身心障礙者保護法令所定障礙類別、等級者。但不包括因心理因素所導致之情形。

六、嚴重疾病：指主管機關參照全民健康保險重大傷病範圍及藥物不良反應通報規定所列嚴重不良反應公告之疾病。

第 4 條 因正當使用合法藥物所生藥害，得依本法規定請求救濟。

前項救濟分為死亡給付、障礙給付及嚴重疾病給付；其給付標準，由主管機關另定之。

第一項救濟，主管機關於必要時，得考量藥害救濟基金財務狀況，依藥害救濟急迫程度，分階段實施之。

第 7 條 藥物製造業者及輸入業者應於主管機關規定期限內，依其前一年度藥物銷售額一定比率，繳納徵收金至藥害救濟基金。

前項徵收金一定比率，於基金總額未達新臺幣三億元時，定為千分之一；基金總額達新臺幣三億元時，由主管機關視實際情形，衡酌基金財務收支狀況，於千分之零點二至千分之二範圍內，調整其比率。

藥物製造業者或輸入業者無前一年度銷售額資料者，應就其當年度估算之銷售額繳納徵收金。估算銷售額與實際銷售額有差異時，應於次年度核退或追繳其差額。

藥物製造業者或輸入業者所製造、輸入之藥物造成藥害，並依本法為給付者，主管機關得調高其次年度徵收金之收取比率至千分之十，不受第二項規定之限制。

第 13 條 有下列各款情事之一者，不得申請藥害救濟：

一、有事實足以認定藥害之產生應由藥害受害人、藥物製造業者或輸入業者、醫師或其他之人負其責任。

二、本法施行前已發見之藥害。

三、因接受預防接種而受害，而得依其他法令獲得救濟。

四、同一原因事實已獲賠償或補償。但不含人身保險給付在內。

五、藥物不良反應未達死亡、障礙或嚴重疾病之程度。

六、因急救使用超量藥物致生損害。

七、因使用試驗用藥物而受害。

八、未依藥物許可證所載之適應症或效能而為藥物之使用。但符合當時醫學原理及用藥適當性者，不在此限。

九、常見且可預期之藥物不良反應。

十、其他經主管機關公告之情形。

第 14 條 藥害救濟之請求權，自請求權人知有藥害時起，因三年間不行使而消滅。

第 15 條 主管機關為辦理藥害救濟及給付金額之審定，應設藥害救濟審議委員會（以下簡稱審議委員會）；其組織及審議辦法，由主管機關定之。

前項審議委員會置委員十一人至十七人，由主管機關遴聘醫學、藥學、法學專家及社會公正人士擔任之，其中法學專家及社會公正人士人數不得少於三分之一。

第 20 條 藥害救濟之申請人對救濟給付之審定如有不服，得依法提起訴願及行政訴訟。

行政院衛生署公告

發文日期：中華民國一百年十月七日

發文字號：署授食字第一〇〇一四〇四五〇五號

主　　旨：核釋藥害救濟法第十三條第一項第九款之「常見且可預期之藥物不良反應」，不得申請藥害救濟。其中「常見（common）」一詞，本署以國際歸類定義，係指發生率大於或等於百分之一。

行政院衛生署公告

發文日期：中華民國一百年九月二十八日

發文字號：衛署醫字第一〇〇一四〇三〇七一號

主　　旨：訂定「適應症外使用藥品之審議原則」，並自即日起生效。

「適應症外使用藥品之審議原則」

一、藥害發生於藥害救濟法修正生效日（中華民國一百年五月六日）後，適用修正後規定。

二、藥害救濟法第十三條第八款所稱「符合當時醫學原理及用藥適當性者不在此限」，其審議原則如下：

㈠有「藥品查驗登記審查準則」所稱十大醫藥先進國家已經核准之適應症，而我國尚未核准之情形，列爲符合醫學原理之參考文獻之一。

㈡所治療疾病已收載於國內外專科醫學會或政府機關出版之臨床診治指引。

㈢屬於傳統治療方法，且已廣爲臨床醫學教學書籍收載列爲治療可選用藥物（drugs of choice），並符合目前醫學常規等。另，必要時可由本署藥害救濟審議委員會請相關專科醫學會提供專業治療指引。

三、符合前項原則之案件，仍應由行政院衛生署藥害救濟審議委員會視整體個案情形判斷之。

參考文獻

1. 臺北高等行政法院判決92年度訴字第623號。

Chapter 8

管制藥品管理條例

第一節　什麼藥品該管制？

案　例

【本報記者芝芝報導】

俗稱RU486的墮胎藥從上市至今，一直都是一種極為爭議的藥品。RU486這種以非手術方法來墮胎的藥品對於現代婦女來說，無疑是一大福音，許多意外懷孕的青少女以及婦女們，可以對於自己是否要生下小孩有更大的自主權，但是RU486也因為它的方便性，十分容易造成民眾，尤其是青少女濫用的情形，因此對於是否納管至今爭議依然不斷。

RU486之所以列入管制並不是因為它具有成癮性，而是因為RU486十分容易因為婦女私下服用而造成許多的後遺症以及藥物濫用的情形。不過，RU486雖是屬於管制藥品，但衛生福利部卻允許藥局享有調劑權，也就是說，只要領有管制藥品登記的藥局，可以依法申請販賣管制藥品。不過，即使藥局有販售，還是需要在醫師面前服下，所以藥局私自販賣RU486還是不合法的。

但是，對於這樣的措施，始終都有兩種聲音存在。有些人認為，不論RU486是列入管制藥品或是毒品，要購買RU486都必須要登記購買者的姓名以及身分證字號，因此不管如何都只適用於有合法墮胎權的婦女，對於那些沒有合法墮胎權的青少女以及對於墮胎隱私十分在意的女性而言，都情願選擇私下購買非法的RU486或是其他的事後避孕丸。因此對於解決台灣嚴重的少女非法墮胎的問題，並沒有太大的幫助。甚至民眾因為買不到合法的RU486，進而轉向網路或是其他藥局購買其他違法的RU486，反而更易造成身體的不適或是將來不孕等其他的後遺症。因此，是否應該讓RU486的管制變得較為寬鬆，甚至將此列為非處方用藥，讓民眾較為方便取得，以確實解決目前越來越趨於地下化的青少女墮胎問題。

不過，也有些人認為，RU486在列入管制藥品之後，已經有許多民眾因為自行服藥而產生了許多後遺症，如果再將RU486的管制標準放寬，那民眾濫用的情形將會更為嚴重，甚至會發生將RU486當作避孕藥來吃的情形產生。因此，若將RU486的管制放寬，而使得民眾不在醫師的監管之下服藥，造成出血等後遺症，反而賠上了婦女的健康。所以甚至有部分醫師主張應只限醫院與診所可以供給RU486，以解決目前民眾私下取得RU486的情形。

問題討論

1. 管制藥品爲什麼要管制？如何分類？
2. 你常使用哪些管制藥品？屬於第幾類？
3. RU486應該管制嗎？
4. 具有什麼樣資格的醫師才可以使用RU486？
5. 何謂「管制藥品管理人」？有何責任？
6. 醫院的管制藥品管理人和醫院的負責人是否是同一人？
7. 你的醫院的管制藥品管理人是誰？
8. 醫師可不可以擔任管制藥品管理人？

參考法規

管制藥品管理條例（民國106年6月14日總統令修正公布）

第 3 條 本條例所稱管制藥品，指下列藥品：

一、成癮性麻醉藥品。

二、影響精神藥品。

三、其他認爲有加強管理必要之藥品。

前項管制藥品限供醫藥及科學上之需用，依其習慣性、依賴性、濫用性及社會危害性之程度，分四級管理；其分級及品項，由中央衛生主管機關設置管制藥品審議委員會審議後，報請行政院核定公告，並刊登政府公報。

第 14 條 醫療機構、藥局、醫藥教育研究試驗機構、獸醫診療機構、畜牧獸醫機構、西藥製造業、動物用藥品製造業、西藥販賣業、動物用藥品販賣業使用或經營管制藥品，應置管制藥品管理人管理之。

管制藥品管理人之資格，除醫療機構、藥局應指定醫師、牙醫師或藥師擔任外，其餘由中央衛生主管機關定之。

醫療機構、藥局購用之管制藥品不含麻醉藥品者，得指定藥劑生擔任管制藥品管理人。

第 15 條 有下列情形之一者，不得充任管制藥品管理人；已充任者，解任之：

一、違反管制藥品相關法律，受刑之宣告，經執行完畢未滿三年者。

二、受監護或輔助宣告尚未撤銷或藥癮者。

第 27 條 管制藥品減損時，管制藥品管理人應立即報請當地衛生主管機關查核，並自減損之日起七日內，將減損藥品品量，檢同當地衛生主管機關證明文件，向食品藥物署申報。其全部或一部經查獲時，亦同。

前項管制藥品減損涉及遺失或失竊等刑事案件，應提出向當地警察機關報案之證明文件。

第 38 條 違反第二十條或第二十六條第一項規定者，處新臺幣十五萬元以上七十五萬元以下罰鍰。

違反第二十六條第一項規定者，其管制藥品管理人亦處以前項之罰鍰。

第 39 條 未依第十六條第二項規定領有管制藥品登記證而輸入、輸出、製造、販賣、購買第三級、第四級管制藥品，或違反第六條、第七條、第八條第一項、第二項、第十條第一項、第三項、第十二條、第二十一條、第二十四條、第二十七條、第二十八條第一項、第二十九條、第三十一條或第三十二條規定，或受檢者違反第三十三條規定或違反中央衛生主管機關依第三十六條所爲之處分者，處新臺幣六萬元以上三十萬元以下罰鍰，受檢者違反第三十三條規定者，並得予以強制檢查。

違反第二十一條、第二十四條、第二十八條第一項、第三十一條或第三十二條規定者，其管制藥品管理人亦處以前項之罰鍰。

違反第六條、第八條第一項、第二項、第十條第一項、第三項、第二十七條規定，或違反中央衛生主管機關依第三十六條所爲之處分者，其所屬機構或負責人亦處以第一項之罰鍰。

違反第十二條規定者，其行爲人亦處以第一項之罰鍰。

違反第六條、第七條或第十二條規定者，除依第一項規定處罰外，其情節重大者，並得由原核發證書、執照機關廢止其管制藥品登記證、醫師證書、牙醫師證書、獸醫師證書、獸醫佐證書或管制藥品使用執照。

第 40 條 未依第十四條第一項規定置管制藥品管理人，或未依第七條第二項、第十六條第三項規定辦理變更登記，或違反第十條第二項、第十一條、第十六條第四項、第二十三條、第二十五條、第二十六條第二項或第二十八條第二項規定者，處新臺幣三萬元以上十五萬元以下罰鍰。

違反第二十八條第二項規定者，其管制藥品管理人亦處以前項之罰鍰。

違反第十條第二項或第二十六條第二項規定者，其所屬機構或負責人亦處以第一項之罰鍰。

行政院衛生署公告

發文日期：中華民國九十年四月十七日

發文字號：衛署醫字第○九○○○二五三七七號

主　　旨：施用Mifepristone，係屬優生保健法所稱之施行人工流產，依同法第五條規定，應於合於「施行人工流產或結紮手術醫師指定辦法」所定資格之醫師，始得為之。

參考文獻

1. 陳惠惠（2004/4/1）。RU486仍列第四級管制藥品，醫界人士指不盡合理；民眾自行服用、找醫師善後，問題仍在。《聯合報》，A6版。
2. 劉郁青（2004/1/11）。熱線追蹤——RU486墮胎，六成服用非法藥；專家建議：RU486管理，回歸優生保健法。《民生報》，A8版
3. 夏念慈（2001/9/25）。RU486氾濫，墮胎潮隱匿。《中時晚報》。

第二節　管制藥品就是毒品嗎？

案　例

【本報記者芝芝報導】

有一名開業醫師專門提供附近的黑道毒品而遭到逮捕，醫師跟毒品

怎麼會扯上關係？

「毒品危害防制條例」新修訂施行，新制的一大特點就是與「管制藥品管理條例」互為一體之兩面，建立一樣的分級管制制度。「毒品危害防制條例」中的「四級毒品」就是「管制藥品管理條例」的「四級管制藥品」，也就是說「管制藥品管理條例」和「毒品危害防制條例」是相對應的法律，合法使用的管制藥品，非法使用就是毒品，常見的一級毒品如嗎啡，一般的鎮靜安眠藥都是第四級毒品。

今後違法使用「管制藥品」，除了依「管制藥品管理條例」罰鍰數十萬元，情節重大者，並得由原核發證書、執照機關撤銷其管制藥品登記證、醫師證書、牙醫師證書或管制藥品使用執照。意圖販賣而持有第一級毒品者，還會依「毒品危害防制條例」處無期徒刑或十年以上有期徒刑，得併科新臺幣七百萬元以下罰金。最輕的第四級毒品也要判處一年以上七年以下有期徒刑，得併科新臺幣一百萬元以下之罰金。判刑確定者永遠不能再當醫師，因為依醫師法第五條第二款規定：「曾犯品毒危害防制條例之罪，經判刑確定，不得充醫師；其已充醫師者，撤銷或廢止其醫師證書。」

「毒品危害防制條例」新制上路後，醫師固然要更加小心，但最受一般民眾非議的則是RU486頓時成為第四級毒品，非法使用RU486會被視為吸毒犯，引起婦產科界和女權運動者一片譁然。因為RU486到底要怎麼用還牽涉到優生保健法，爭議本來就大，為因應輿情，法務部毒品審議委員會趕緊特別開會，將RU486排除在毒品行列之外，不過還是依然列在管制藥品之列。這樣做固然解決了單一藥品的問題，但卻破壞了「管制藥品管理條例」和「毒品危害防制條例」的連動關係，衛生福利部內部正在思考是否將RU486改以藥事法的「毒劇藥品」管理，依規定西藥販賣業者及西藥製造業者，應將毒劇藥品名稱、數量，詳列簿冊，以備檢查；此外，毒劇藥品也需要醫師處方始得調劑、供應。

問題討論

1. 何謂「管制藥品」？
2. 何謂「毒品」？
3. 何謂「毒劇藥品」？
4. 管制藥品是不是毒品？
5. 管制藥品是不是毒劇藥品？
6. 管制藥品是毒品對醫療人員有何優缺點？

參考法規

藥事法（民國107年1月31日總統令修正公布）

第 12 條 本法所稱毒劇藥品，係指列載於中華藥典毒劇藥表中之藥品；表中未列載者，由中央衛生主管機關定之。

第 59 條 西藥販賣業者及西藥製造業者，購存或售賣管制藥品及毒劇藥品，應將藥品名稱、數量，詳列簿冊，以備檢查。管制藥品並應專設櫥櫃加鎖儲藏。

管制藥品及毒劇藥品之標籤，應載明警語及足以警惕之圖案或顏色。

第 60 條 管制藥品及毒劇藥品，須有醫師之處方，始得調劑、供應。

前項管制藥品應憑領受人之身分證明並將其姓名、地址、統一編號及所領受品量，詳錄簿冊，連同處方箋保存之，以備檢查。

管制藥品之處方及調劑，中央衛生主管機關得限制之。

管制藥品管理條例（民國106年6月14日總統令修正公布）

第 3 條 本條例所稱管制藥品，指下列藥品：

一、成癮性麻醉藥品。

二、影響精神藥品。

三、其他認爲有加強管理必要之藥品。

前項管制藥品限供醫藥及科學上之需用，依其習慣性、依賴性、濫用性及社會危害性之程度，分四級管理；其分級及品項，由中央衛生主管機關設置管制藥品審議委員會審議後，報請行政院核定公告，並刊登政府公報。

第 10 條 醫師、牙醫師、藥師或藥劑生調劑第一級至第三級管制藥品，非依醫師、牙醫師開立之管制藥品專用處方箋，不得爲之。

前項管制藥品，應由領受人憑身分證明簽名領受。

第一級、第二級管制藥品專用處方箋，以調劑一次爲限。

第 36 條 醫師、牙醫師、藥師、藥劑生、獸醫師及獸醫佐違反本條例規定受罰鍰處分者，中央衛生主管機關得視其情節輕重，自處分之日起，停止其處方、使用或調劑管制藥品六個月至二年。違反毒品危害防制條例規定經起訴者，自起訴之日起，暫停其處方、使用或調劑管制藥品；其經無罪判決確定者，得申請恢復之。

毒品危害防制條例（民國111年5月4日總統令修正公布）

第 2 條 本條例所稱毒品，指具有成癮性、濫用性、對社會危害性之麻醉藥品與其製品及影響精神物質與其製品。

毒品依其成癮性、濫用性及對社會危害性分爲四級，其品項如下：

一、第一級海洛因、嗎啡、鴉片、古柯鹼及其相類製品（如附表一）。

二、第二級罌粟、古柯、大麻、安非他命、配西汀、潘他唑新及其相類製品（如附表二）。

三、第三級西可巴比妥、異戊巴比妥、納洛芬及其相類製品（如附表三）。

四、第四級二丙烯基巴比妥、阿普唑他及其相類製品（如附表四）。

前項毒品之分級及品項，由法務部會同衛生福利部組成審議委員會，每三個月定期檢討，審議委員會並得將具有成癮性、濫用性、對社會危害性之虞之麻醉藥品與其製品、影響精神物質與其製品及與該等藥品、物質或製品具有類似化學結構之物質進行審議，並經審議通過後，報由行政院公告調整、增減之，並送請立法院查照。

醫藥及科學上需用之麻醉藥品與其製品及影響精神物質與其製品之管理，另以法律定之。

第 5 條 意圖販賣而持有第一級毒品者，處無期徒刑或十年以上有期徒刑，得併科新臺幣七百萬元以下罰金。

意圖販賣而持有第二級毒品者，處五年以上有期徒刑，得併科新臺幣五百萬元以下罰金。

意圖販賣而持有第三級毒品者，處三年以上十年以下有期徒刑，得併科新臺幣三百萬元以下罰金。

意圖販賣而持有第四級毒品或專供製造、施用毒品之器具者，處一年以上七年以下有期徒刑，得併科新臺幣一百萬元以下罰金。

醫師法（民國111年6月22日總統令修正公布）

第 5 條 有下列各款情事之一者，不得充醫師；其已充醫師者，撤銷或廢止其醫師證書：

一、曾犯肅清煙毒條例或麻醉藥品管理條例之罪，經判刑確定。

二、曾犯毒品危害防制條例之罪，經判刑確定。

三、依法受廢止醫師證書處分。

第 19 條 醫師除正當治療目的外，不得使用管制藥品及毒劇藥品。

第 29 條 違反第十一條至第十四條、第十六條、第十七條或第十九條至第二十四條規定者，處新臺幣二萬元以上十萬元以下罰鍰。但醫師違反第十九條規定使用管制藥品者，依管制藥品管理條例之規定處罰。

參考文獻

1. 黃靜宜（2004/1/12）。熱線追蹤——RU486以第四級毒品列管，法部決議RU486不列入毒品；衛署擬改以毒劇藥品管理，醫師用藥仍應符合優生法。《民生報》，A7版。
2. 高添富（2004）。呼籲醫師會員注意：謹慎使用第四級管制藥品以免誤蹈法網。《臺灣醫界》，第47卷第10期。

Chapter 9

傳染病防治法

後疫情傳染病防治

案 例

【本報記者芝芝報導】

在SARS肆虐之前，原本的傳染病防治法將傳染病分為四類，第一類傳染病包括了霍亂、鼠疫、狂犬病、伊波拉病毒出血熱等，而第二類傳染病包括了炭疽熱、小兒麻痺症、桿菌型痢疾、白喉、傷寒、開放性肺結核等十數種，第三類則有登革熱、瘧疾、麻疹、流行性感冒、淋病、梅毒、急性病毒性肝炎等，至於第四類則是其他傳染病或新感染症。

不過，在2003年遭遇到了SARS的衝擊之後，為了避免SARS再次捲土重來造成疫情，因此衛生福利部對傳染病防治法做了大幅的修正，將原本四類的法定傳染病，分為五大類，將SARS（嚴重急性呼吸道症候群）以及炭疽病分到第一類，並將第四類改為指定傳染病，指前三款以外已知之傳染病。而新增第五類為新感染症，新感染症指未知之新興傳染病，也就是在SARS之後的若再出現嚴重新傳染病將屬第五類，因此原本的四類修正後變成了五類。

根據新修正的規定，第一類傳染病病人，應該強制隔離，而罹患第二類以及第三類者則視情況得以強制隔離。另外鑑於隔離措施對人身自由的侵犯，新版也規範不論是要強制隔離或是隔離期限已滿，都需要於三日內發出隔離通知書以及解除隔離通知書，隔離每超過三十天應請專科醫師重新鑑定是否仍有隔離需要。

修正後的傳染病防治法也對於在SARS期間許多的不實報導的流竄做出了回應，規定媒體、醫師等若發表的訊息有錯誤或不實的，應該立即更正。除此之外，在SARS期間，民眾因為害怕而對於疑受感染者許多不公的舉動，在修正過的規定中也提到，若不是基於公共防治的理由，不可以無故拒絕其就學、就業等，以免除不公的對待。而媒體也不能在未經受感染者同意下，對其錄音、錄影或攝影。

SARS後的修法到了2020年又面臨嚴厲的考驗，2020年1月15日我國正式將「嚴重特殊傳染性肺炎（COVID-19）」列為第五類法定傳染病，以強化嚴重特殊傳染性肺炎的疾病監測及防治。疫情延燒一直到2023年5月1日，國內疫情持續穩定且處於低點，且國際間亦朝向調降防疫等級，行政院才宣布自5月1日起，「嚴重特殊傳染性肺炎」調整為第四類傳染病。

問題討論

1. 傳染病分爲幾類？
2. 傳染病爲什麼要分類？
3. 你如果發現傳染病該怎麼辦？
4. 各類傳染病的報告時限爲何？哪些傳染病人需要強制隔離治療？
5. 如果記者想採訪你有關傳染病的情形，你該注意哪些事項？

參考法規

傳染病防治法（民國112年6月28日總統令修正公布）

第 3 條 本法所稱傳染病，指下列由中央主管機關依致死率、發生率及傳播速度等危害風險程度高低分類之疾病：

一、第一類傳染病：指天花、鼠疫、嚴重急性呼吸道症候群等。

二、第二類傳染病：指白喉、傷寒、登革熱等。

三、第三類傳染病：指百日咳、破傷風、日本腦炎等。

四、第四類傳染病：指前三款以外，經中央主管機關認有監視疫情發生或施行防治必要之已知傳染病或症候群。

五、第五類傳染病：指前四款以外，經中央主管機關認定其傳染流行可能對國民健康造成影響，有依本法建立防治對策或準備計畫必要之新興傳染病或症候群。

中央主管機關對於前項各款傳染病之名稱，應刊登行政院公報公告之；有調整必要者，應即時修正之。

第 8 條 傳染病流行疫情、疫區之認定、發布及解除，由中央主管機關爲之；第二類、第三類傳染病，得由地方主管機關爲之，並應同時報請中央主管機關備查。

中央主管機關應適時發布國際流行疫情或相關警示。

第 9 條 利用傳播媒體發表傳染病流行疫情或中央流行疫情指揮中心成立期間防治措施之相關訊息，有錯誤、不實，致嚴重影響整體防疫利益或有影響之虞，經主管機關通知其更正者，應立即更正。

第 11 條 對於傳染病病人、施予照顧之醫事人員、接受隔離治療者、居家檢疫者、集中檢疫者及其家屬之人格、合法權益，應予尊重及保障，不得予以歧視。

非經前項之人同意，不得對其錄音、錄影或攝影。

第 12 條 政府機關（構）、民間團體、事業或個人不得拒絕傳染病病人就學、工作、安養、居住或予其他不公平之待遇。但經主管機關基於傳染病防治需要限制者，不在此限。

第 39 條 醫師診治病人或醫師、法醫師檢驗、解剖屍體，發現傳染病或疑似傳染病時，應立即採行必要之感染管制措施，並報告當地主管機關。

前項病例之報告，第一類、第二類傳染病，應於二十四小時內完成；第三類傳染病應於一週內完成，必要時，中央主管機關得調整之；第四類、第五類傳染病之報告，依中央主管機關公告之期限及規定方式爲之。

醫師對外說明相關個案病情時，應先向當地主管機關報告並獲證實，始得爲之。

醫事機構、醫師、法醫師及相關機關（構）應依主管機關之要求，提供傳染病病人或疑似疫苗接種後產生不良反應個案之就醫紀錄、病歷、相關檢驗結果、治療情形及解剖鑑定報告等資料，不得拒絕、規避或妨礙。中央主管機關爲控制流行疫情，得公布因傳染病或疫苗接種死亡之資料，不受偵查不公開之限制。

第一項及前項報告或提供之資料不全者，主管機關得限期令其補正。

第 44 條 主管機關對於傳染病病人之處置措施如下：

一、第一類傳染病病人，應於指定隔離治療機構施行隔離治療。

二、第二類、第三類傳染病病人，必要時，得於指定隔離治療機構施行隔離治療。

三、第四類、第五類傳染病病人，依中央主管機關公告之防治措施處置。

主管機關對傳染病病人施行隔離治療時，應於強制隔離治療之次日起三日內作成隔離治療通知書，送達本人或其家屬，並副知隔離治療機構。

第一項各款傳染病病人經主管機關施行隔離治療者，其費用由中央主管機關編列預算支應之。

第 45 條 傳染病病人經主管機關通知於指定隔離治療機構施行隔離治療時，應依指示於隔離病房內接受治療，不得任意離開；如有不服指示情形，醫療機構應報請地方主管機關通知警察機關協助處理。

主管機關對於前項受隔離治療者，應提供必要之治療並隨時評估：經治療、評估結果，認爲無繼續隔離治療必要時，應即解除其隔離治療之處置，並自解除之次日起三日內作成解除隔離治療通知書，送達本人或其家屬，並副知隔離治療機構。

地方主管機關於前項隔離治療期間超過三十日者，應至遲每隔三十日另請二位以上專科醫師重新鑑定有無繼續隔離治療之必要。

參考文獻

1. 劉郁青（2003/11/8）。SARS衝擊，傳染病防治法修正後分類，改分5大類，第一類增SARS、炭疽熱，須在24小時內強制隔離，對民眾隱瞞病史、遺體火化及媒體報導均做規範。《民生報》，A15版。
2. 衛生福利部（2020/1/5）。「嚴重特殊傳染性肺炎」列為臺灣第五類法定傳染病。《COVID-19防疫關鍵決策時間軸》。https://covid19.mohw.gov.tw/ch/cp-4822-53437-205.html。
3. 衛生福利部疾病管制署（2023/4/25）。2023年5月1日起防疫降階，「嚴重特殊傳染性肺炎（COVID-19）」調整為第四類傳染病，指揮中心同日解編，由衛福部主政繼續整備應變工作。《衛生福利部疾病管制署新聞稿》。https://www.cdc.gov.tw/Bulletin/Detail/W65sFwVgfFn8ak3VVoh57Q?typeid=9。

Chapter 10
人類免疫缺乏病毒傳染防治及感染者權益保障條例

病人權益與醫療人員工作權

案　例

方方醫院的王院長，最近遇到一件非常頭痛的事情，他接到性病防治所的通知，醫院裡面的小毛醫師，已經確定感染了愛滋病。王院長聽到這個消息，趕忙找小毛醫師來問個究竟。小毛醫師表示，他也不曉得怎麼回事，為什麼會得愛滋病，可能是工作的時候被針扎到，才會得到愛滋病。王院長聽到這樣的說法，就問：「你什麼時候照顧到愛滋病的病人，怎麼沒有趕快通知院方呢？」小毛醫師就說他本來也沒有注意到，想說大概沒什麼關係。雖然王院長對這樣的說法半信半疑，不過不管怎麼說，小毛醫師已經證實得了愛滋病。

於是王院長就問小毛醫師：「那你接下來有什麼打算？」小毛醫師聽到王院長這麼講，就立刻板起臉問王院長這是什麼意思？王院長回答道：「也沒有什麼特別的意思，當然你要接受治療，同時對於工作這些你有沒有什麼看法？」小毛醫師說：「我當然要繼續工作啦，我還要繼續賺錢來養活我自己還有我的家人啊。」王院長說：「可是這樣你還適合繼續工作嗎？」小毛醫師就說：「為什麼不適合？院長你是歧視得愛滋病的人嗎？」王院長趕忙說：「沒有，沒有，只是我們從事醫療工作的人要接觸很多病人，本身就很容易受感染，也很容易感染給病人，你覺得你這樣還適合繼續工作嗎？」小毛醫師很生氣的說：「院長，你這樣講是不打算讓我繼續工作了，你這樣是剝奪我的工作權。院長你知道愛滋病病人的工作權是受到法律保障的，你不可以叫我不工作，這是對我的歧視，我會爭取到底的。」院長說：「沒有沒有，只是我們必須考慮到病人的安全，還有對你自己的身體怎樣才是最好的。」小毛醫師接著說：「院長，你不能在我們醫護人員得了愛滋病時，就用這種藉口搪塞我們，你有沒有想過，當我們醫院有愛滋病病人的時候，我們是不是也可以用這種理由來拒絕照顧他們呢？當醫院有愛滋病病人時，叫我們學著照顧他們的病，可是現在我得了病，卻對我這樣的歧視，那這我們的工作權在哪裡？不能拒絕愛滋病病人，自己變成愛滋病病人又會被剝奪工作權，對我們一點尊重也沒有。」王院長聽到小毛醫師越講越激動，就對小毛醫師說：「小毛醫師，你不要這麼激動，我看這件事我們還要從長計議，我看你就一方面治療一方面先繼續工作，看有什麼問題我們再討論。」

問題討論

1. 愛滋病的病人有什麼樣的權利？
2. 愛滋病的病人有什麼樣的義務？
3. 愛滋病的帶原者看病時要透露自己帶原嗎？如果發現病人刻意隱瞞，該怎麼辦？
4. 醫師可以拒絕愛滋病的病人嗎？
5. 得愛滋病的醫療人員可以繼續醫療工作嗎？

參考法規

人類免疫缺乏病毒傳染防治及感染者權益保障條例（民國110年1月20日總統令修正公布）

第 3 條 本條例所稱人類免疫缺乏病毒感染者（以下簡稱感染者），指受該病毒感染之後天免疫缺乏症候群患者及感染病毒而未發病者。

第 4 條 感染者之人格與合法權益應受尊重及保障，不得予以歧視，拒絕其就學、就醫、就業、安養、居住或予其他不公平之待遇，相關權益保障辦法，由中央主管機關會商中央各目的事業主管機關訂定之。

中央主管機關對感染者所從事之工作，爲避免其傳染於人，得予必要之執業執行規範。

非經感染者同意，不得對其錄音、錄影或攝影。

第 9 條 主管機關爲防止人類免疫缺乏病毒透過共用針具、稀釋液或容器傳染於人，得視需要，建立針具提供、交換、回收及管制藥品成癮替代治療等機制；其實施對象、方式、內容與執行機構及其他應遵行事項之辦法，由中央主管機關定之。

因參與前項之機制而提供或持有針具或管制藥品，不負刑事責任。

第 12 條 感染者有提供其感染源或接觸者之義務；就醫時，應向醫事人員告知其已感染人類免疫缺乏病毒。但處於緊急情況或身處隱私未受保障之環境者，不在此限。

主管機關得對感染者及其感染源或接觸者實施調查。但實施調查時不得侵害感染者之人格及隱私。

感染者提供其感染事實後，醫事機構及醫事人員不得拒絕提供服務。

第 13 條 醫事人員發現感染者應於二十四小時內向地方主管機關通報；其通報程序與內容，由中央主管機關訂定之。

主管機關為防治需要，得要求醫事機構、醫師或法醫師限期提供感染者之相關檢驗結果及治療情形，醫事機構、醫師或法醫師不得拒絕、規避或妨礙。

第 14 條　主管機關、醫事機構、醫事人員及其他因業務知悉感染者之姓名及病歷等有關資料者，除依法律規定或基於防治需要者外，對於該項資料，不得洩漏。

第 16 條　感染者應至中央主管機關指定之醫療機構接受人類免疫缺乏病毒感染治療及定期檢查、檢驗。

感染者拒絕前項規定之治療及定期檢查、檢驗者，直轄市、縣（市）主管機關得施予講習或輔導教育。

感染者自確診開始服藥後二年內，以下費用由中央主管機關予以全額補助：

一、人類免疫缺乏病毒門診及住院診察費等治療相關之醫療費用。

二、抗人類免疫缺乏病毒之藥品費。

三、抗人類免疫缺乏病毒藥品之藥事服務費。

四、病毒負荷量檢驗及感染性淋巴球檢驗之檢驗費。

五、其他經中央主管機關指定之項目。

前項費用於感染者確診開始服藥二年後，全民健康保險保險對象應自行負擔之費用及依全民健康保險法未能給付之檢驗及藥物，應由中央主管機關編列預算支應之。

前兩項補助之對象、程序、廢止及其他應遵行事項之辦法，由中央主管機關定之。

第 21 條　明知自己為感染者，隱瞞而與他人進行危險性行為或有共用針具、稀釋液或容器等之施打行為，致傳染於人者，處五年以上十二年以下有期徒刑。

明知自己為感染者，而供血或以器官、組織、體液或細胞提供移植或他人使用，致傳染於人者，亦同。但第十一條第二項但書所定情形，不罰。

前二項之未遂犯罰之。

危險性行爲之範圍，由中央主管機關參照世界衛生組織相關規定訂之。

第 23 條 違反第十一條第三項、第十二條、第十四條、第十五條第一項及第四項、第十五條之一或第十七條者，處新臺幣三萬元以上十五萬元以下罰鍰。但第十二條第一項但書所定情形，不罰。

醫事人員違反第十三條規定者，處新臺幣九萬元以上四十五萬元以下罰鍰。

違反第四條第一項或第三項、醫事機構違反第十二條第三項規定者，處新臺幣三十萬元以上一百五十萬元以下罰鍰。

第一項及前項之情形，主管機關於必要時，得限期令其改善；屆期未改善者，按次處罰之。

醫事人員有第一項至第三項情形之一而情節重大者，移付中央主管機關懲戒。

參考文獻

1. 潘彥妃（2001/12/8）。衛生署統計，愛滋患者11人是醫事人員、4名是醫生，臺灣感染病例每年增逾一成，速度之快令人憂心。《聯合報》，6版。
2. 李樹人（2001/12/7）。衛署：愛滋醫生執業無法可管。《聯合報》，3版。
3. 李樹人（2001/12/7）。國內出現7愛滋醫師、護士。《聯合報》，1版。
4. 李樹人（2001/12/7）。他有工作權，我沒生命權？《聯合報》，3版。

Chapter 11

優生保健法

第一節　未成年少女的墮胎問題

案　例

優生婦產科診所的王醫師最近很頭痛，雖然現在有很多未成年少女都會偷偷的私下找婦產科診所把小孩子拿掉，但是王醫師對於殘害生命的事情是很反感的，所以私底下幫少女墮胎以賺取較高的費用這種事情，王醫師從來都是拒之門外的。不過，王醫師最近遇到了一個病患，小美。小美是一個十七歲的高中生，跟時下許多少女一樣，一個不小心，跟男友發生關係之後懷孕了。小美當然不敢讓父母知道，而且男朋友也擺明了要小美打掉小孩，小美在萬般害怕之下，還是來到了優生診所尋找王醫師的協助。依照一般的情況，王醫師是會很快的拒絕小美，不過，王醫師在幫小美檢查之下，發現其實小美腹中的胎兒是一個畸形兒，按照優生保健法，小美是可以合法墮胎的，只是還是得要有法定代理人的同意。也因為是畸形兒，小美也就不停的說服王醫師：「如果你不幫我，生下來反正也是畸形，小孩生下也只是受苦，你不幫我也只是因為缺了一張父母的同意書，其實沒人會知道啊，拜託嘛，你就幫幫我吧！」王醫師在小美的遊說以及同情小美的情況下，就同意幫小美做墮胎的手術。在準備手術的時候，診所裡的護士突然跟王醫師表示他們不參與這個手術，他們表示到王醫師這邊來工作就是因為王醫師不做墮胎手術，今天突然要做而且又是替未成年少女手術，他們沒有辦法配合。

王醫師眼見護士們態度堅決，就表示他自己就可以完成這個手術不需要他們協助，後來也獨力幫小美順利的完成人工流產。

但是，過了一個月後，小美的父母親還是知道了小美懷孕的事情，小美的母親對於小美的男朋友十分的憤怒，打算要告他，於是小美的母親便找上王醫師，要求王醫師開診斷書給她當證據，但是王醫師因為害怕這樣墮胎的事情會被發現，因此也要求小美的母親補簽人工流產志願書，小美的媽媽也同意了，不過在小美的父母告上法庭之後，王醫師違法墮胎的事情還是被發現了。

問題討論

1. 墮胎有沒有罪？
2. 墮胎如果沒有罪，是爲什麼？
3. 未成年人墮胎一定要父母同意嗎？
4. 你贊不贊成未成年人墮胎不需要父母同意？爲什麼？
5. 你贊不贊成RU486只要加警語就可以當成藥販售？爲什麼？
6. 何謂「優生」？爲什麼要提倡優生？
7. 何謂「優生保健醫師」？

參考法規

中華民國刑法（民國112年12月27日總統令修正公布）

第 288 條 懷胎婦女服藥或以他法墮胎者，處六月以下有期徒刑、拘役或三千元以下罰金。

懷胎婦女聽從他人墮胎者，亦同。

因疾病或其他防止生命上危險之必要，而犯前二項之罪者，免除其刑。

第 289 條 受懷胎婦女之囑託或得其承諾，而使之墮胎者，處二年以下有期徒刑。

因而致婦女於死者，處六月以上五年以下有期徒刑；致重傷者，處三年以下有期徒刑。

第 290 條 意圖營利而犯前條第一項之罪者，處六月以上五年以下有期徒刑，得併科一萬五千元以下罰金。

因而致婦女於死者，處三年以上十年以下有期徒刑，得併科一萬五千元以下罰金；致重傷者，處一年以上七年以下有期徒刑，得併科一萬五千元以下罰金。

第 291 條 未受懷胎婦女之囑託或未得其承諾，而使之墮胎者，處一年以上、七年以下有期徒刑。

因而致婦女於死者，處無期徒刑或七年以上有期徒刑；致重傷者，處三年以上、十年以下有期徒刑。

第一項之未遂犯罰之。

第 292 條 以文字、圖畫或他法，公然介紹墮胎之方法或物品，或公然介紹自己或他人爲墮胎之行爲者，處一年以下有期徒刑、拘役或科或併科三萬元以下罰金。

優生保健法（民國98年7月8日總統令修正公布）

第 5 條 本法規定之人工流產或結紮手術，非經中央主管機關指定之醫師不得爲之。

前項指定辦法，由中央主管機關定之。

第 6 條 主管機關於必要時，得施行人民健康或婚前檢查。

前項檢查除一般健康檢查外，並包括左列檢查：

一、有關遺傳性疾病檢查。

二、有關傳染性疾病檢查。

三、有關精神疾病檢查。

前項檢查項目，由中央主管機關定之。

第 9 條 懷孕婦女經診斷或證明有下列情事之一，得依其自願，施行人工流產：

一、本人或其配偶患有礙優生之遺傳性、傳染性疾病或精神疾病者。

二、本人或其配偶之四親等以內之血親患有礙優生之遺傳性疾病者。

三、有醫學上理由，足以認定懷孕或分娩有招致生命危險或危害身體或精神健康者。

四、有醫學上理由，足以認定胎兒有畸型發育之虞者。

五、因被強制性交、誘姦或與依法不得結婚者相姦而受孕者。

六、因懷孕或生產，將影響其心理健康或家庭生活者。

未婚之未成年人或受監護或輔助宣告之人，依前項規定施行人工流產，應得法定代理人或輔助人之同意。有配偶者，依前項第六款規定施行人工流產，應得配偶之同意。但配偶生死不明或無意識或精神錯亂者，不在此限。

第一項所定人工流產情事之認定，中央主管機關於必要時，得提經優生保健諮詢委員會研擬後，訂定標準公告之。

第 12 條 非第五條所定之醫師施行人工流產或結紮手術者，處一萬元以上三萬元以下罰鍰。

第 13 條 未取得合法醫師資格，擅自施行人工流產或結紮手術者，依醫師法第二十八條懲處。

優生保健法施行細則（民國101年4月5日行政院衛生署令修正發布）

第 15 條 人工流產應於妊娠二十四週內施行。但屬於醫療行為者，不在此限。

妊娠十二週以內者，應於有施行人工流產醫師之醫院診所施行；逾十二週者，應於有施行人工流產醫師之醫院住院施行。

施行人工流產或結紮手術醫師指定辦法（民國81年3月18日行政院衛生署令修正發布）

第 2 條 具有第三條或第四條規定資格之醫師，爲得施行人工流產或結紮手術之指定醫師。

第 3 條 施行人工流產手術之醫師，應具下列資格之一：

一、領有婦產科專科醫師證書者。

二、依法登記執業科別爲婦產科者。

第 4 條 施行結紮手術之醫師，應具下列資格之一：

一、領有婦產科、外科或泌尿科專科醫師證書者。

二、依法登記執業科別爲婦產科、外科或泌尿科者。

第 5 條 依本辦法規定得施行人工流產或結紮手術之指定醫師，對施行人工流產或結紮手術者，應於手術前及手術後，給予適當之諮詢服務。

參考文獻

1. 郭振遠（1999/12/28）。為少女墮胎，醫師被起訴。《中國時報》。

2. 張黎文（2004/6/27）。「夾娃娃」，護士無奈。《中國時報》。

3. 文衍正（2000）。《看診法門：醫療倫理與法律》。臺北：永然。

第二節　已婚婦女的墮胎權

案　例

【本報記者芝芝報導】

根據衛生福利部官員指出，衛福部原先有意推動「生育保健法」草案，以修改現行的「優生保健法」，草案中取消法條中有礙優生等有歧視意味的字眼，只強調有遺傳性疾病、傳染性疾病、精神疾病會影響生育健康者，醫療人員應建議進一步診斷、治療或諮詢。不過，此項草案在行政院還沒通過就已撤回，引起婦女團體的不滿。

在現行的優生保健法中規定，已婚婦女若要施行人工流產手術，需要另一半的同意，而在行政院原本的草案中是有意將此一項規定改為已婚婦女若要施行人工流產，不需要經過先生同意，改為需告知先生即可。原先衛生福利部的看法是，婦女必須承受懷孕的風險以及懷孕期間身心的一切變化，而且往往小孩出生後的照顧與撫養等責任，都落在婦女身上，因此，站在尊重體諒婦女的立場，決定墮胎與否，應由女性擁有自主權，當夫妻兩者意見不一致時，以婦女的意見為優先。但也為了避免此法修正後，墮胎風氣更盛，婦女輕易就施以人工流產，想要墮胎的已婚女性，需經過三天的思考期，並且經過醫師的輔導諮商，才可以進行手術。而進行人工流產手術的醫師也必須接受衛生福利部的輔導諮詢訓練之後，拿到證明，才可進行人工流產的手術，以達到尊重生命的本意。

此項草案已引起了社會輿論以及宗教團體的質疑，一旦已婚婦女墮胎不需要老公的同意，可以逕行決定，對於婚姻與家庭勢必會有一定的影響，而且此種方便婦女墮胎的規定，只會增加不必要的許多流產，是一種極度不尊重胎兒生命權的舉動。因此，宗教團體對於此項草案，是極度的不贊成。

不同於宗教團體，婦權人士則認為成年婦女本就應有對自己身體以及胎兒的自主權，成年婦女對於要不要墮胎都是會經過深思熟慮的，因此，墮胎本就不需要他人同意，若夫妻不合，卻又硬要婦女生下孩子，對於婦女而言是極為不公平的，她們甚至認為，三天的思考期也太長了。

因為此項草案的爭議太大，所以衛生福利部主動撤回了此項草案，打算再邀集相關團體，進行討論之後，再決定要如何訂定該項草案。

問題討論

1. 太太墮胎爲什麼一定要先生同意？
2. 太太自然流產不完全，需要進行子宮刮除術，可是先生出國中，一定得等先生回來才能進行嗎？
3. 何謂「因懷孕或生產將影響其心理健康或家庭生活」？
4. 你覺得政府需不需強制要求婦女三思而後才能墮胎？
5. 你覺得「生殖權」和「墮胎權」相不相等？

參考法規

優生保健法（民國98年7月8日總統令修正公布）

第 9 條 懷孕婦女經診斷或證明有下列情事之一，得依其自願，施行人工流產：

一、本人或其配偶患有礙優生之遺傳性、傳染性疾病或精神疾病者。

二、本人或其配偶之四親等以內之血親患有礙優生之遺傳性疾病者。

三、有醫學上理由，足以認定懷孕或分娩有招致生命危險或危害身體或精神健康者。

四、有醫學上理由，足以認定胎兒有畸型發育之虞者。

五、因被強制性交、誘姦或與依法不得結婚者相姦而受孕者。

六、因懷孕或生產，將影響其心理健康或家庭生活者。

未婚之未成年人或受監護或輔助宣告之人，依前項規定施行人工流產，應得法定代理人或輔助人之同意。有配偶者，依前項第六款規定施行人工流產，應得配偶之同意。但配偶生死不明或無意識或精神錯亂者，不在此限。

第一項所定人工流產情事之認定，中央主管機關於必要時，得提經優生保健諮詢委員會研擬後，訂定標準公告之。

參考文獻

1. 宋豪麟（2003/10/1）。優生保健法草案，改名為生育保健法；婦女墮胎，告知老公即可。《聯合報》，A11版。
2. 蘇秀慧、黃靜宜（2003/8/28）。優生保健法修正案衛署撤回；已婚婦女人工流產及已婚男女結紮不須配偶同意，引發外界質疑，衛署主動喊停，將再集會尋求共識。《民生報》，A15版。
3. 黃靜宜（2003/8/26）。醫師未受諮商訓練不能為人墮胎，政院新版本強制婦女在人工流產前須經專人輔導。《民生報》，A11版。
4. 文衍正（2000）。《看診法門：醫療倫理與法律》。臺北：永然。

Chapter 12

安寧緩和醫療條例及病人自主權利法

醫師我可以安樂死嗎？

案例

林太太一家人是非常虔誠的佛教徒，在各種佛教的志工組織都非常活躍，跟師兄師姊們討論有關人性的哲理以及人生存的價值，都相當的有心得，全家過著一種非常宗教式的生活。很不幸的是，林先生在前一段時間發現患有鼻咽癌，雖然經過了治療，最近又復發了。這次的復發，治療效果並不好，即使如此，林先生還是非常的堅強，靠著家裡的親情跟宗教力量的支持，林先生也安詳的在跟病魔做最後的對抗，雖然還是希望保有一線生機，但也已經做最壞的打算。林先生幾次進出醫院治療他復發的鼻咽癌，雖然狀況一直變壞，但因為早有心理準備，於是他就跟主治醫師陳醫師有很多次的討論，有關他最後如果已經沒有辦法靠他自己的力量維持生命時，該怎麼辦？陳醫師當然跟他解釋了各式各樣的可能，林先生跟林太太也經過了家人的多次商討，決定最後他們不要有任何的插管。如果在最後危機時，他們希望不要做任何的插管，希望能夠安詳的離開人世間。那麼，陳醫師也跟他們表達會尊重他們的意願。

林先生狀況越來越不好，這一次住院，感覺上情況又比較危險，陳醫師因為知道林先生對於最後治療有這樣的一個期待，於是在這次住院之後，陳醫師便交待住院醫師周醫師來處理，跟周醫師說明了林先生的病情，也跟周醫師表達了林先生一家人都不希望在最後做太過侵入性的急救，所以要趕快把文件準備好，讓林先生可以按照他希望的方式接受治療。周醫師聽了之後，連忙稱是，不過周醫師在陳醫師走了之後，才想到，到底要做什麼文件的準備？他從來沒有做過這樣子的相關文件準備啊，他想要問比較資深的醫師或護理站的同仁，不過當時已經接近下班時間，大家都在交班，比較混亂，看起來林先生也不會一下子就發生危險，明天再說吧。所以，周醫師做完最後的工作也就離開了。

很不幸的，林先生當天晚上因為鼻腔的分泌物太多而阻塞了呼吸道，產生窒息的情況，這時護理站的同仁緊急通知值班的醫師過來，值班醫師就快速進行急救，也趕快通知家屬過來。當家屬趕到醫院時，赫然發現林先生身上已經插滿了管子，包括氣管內管、中央靜脈導管等，林先生這時剛被送進加護病房，正靠著呼吸器維持，意識已經喪失。林太太看到這樣的情況，非常的不忍，開始嚎啕大哭，林先生的兒子非常憤怒的質問加護病房的醫師：「為什麼我們已經說不要做這樣的急救，你們還是把我爸搞成這樣子？」

問題討論

1. 周醫師應該準備什麼樣的文件呢？
2. 這些文件在你的醫院如何取得？
3. 安寧緩和醫療和不施行心肺復甦術一樣嗎？
4. 在台灣安樂死合法嗎？
5. 安寧緩和醫療是不是安樂死？
6. 病人或家屬如果想安寧緩和醫療，你應該告知哪些事情？
7. 這個案例可以適用病人自主權利法嗎？

參考法規

安寧緩和醫療條例（民國110年1月20日總統令修正公布）

第 3 條 本條例專用名詞定義如下：

一、安寧緩和醫療：指爲減輕或免除末期病人之生理、心理及靈性痛苦，施予緩解性、支持性之醫療照護，以增進其生活品質。

二、末期病人：指罹患嚴重傷病，經醫師診斷認爲不可治癒，且有醫學上之證據，近期內病程進行至死亡已不可避免者。

三、心肺復甦術：指對臨終、瀕死或無生命徵象之病人，施予氣管內插管、體外心臟按壓、急救藥物注射、心臟電擊、心臟人工調頻、人工呼吸等標準急救程序或其他緊急救治行爲。

四、維生醫療：指用以維持末期病人生命徵象，但無治癒效果，而只能延長其瀕死過程的醫療措施。

五、維生醫療抉擇：指末期病人對心肺復甦術或維生醫療施行之選擇。

六、意願人：指立意願書選擇安寧緩和醫療或作維生醫療抉擇之人。

第 4 條 末期病人得立意願書選擇安寧緩和醫療或作維生醫療抉擇。

前項意願書，至少應載明下列事項，並由意願人簽署：

一、意願人之姓名、國民身分證統一編號及住所或居所。

二、意願人接受安寧緩和醫療或維生醫療抉擇之意願及其內容。

三、立意願書之日期。

意願書之簽署，應有具完全行爲能力者二人以上在場見證。但實施安寧緩和醫療及執行意願人維生醫療抉擇之醫療機構所屬人員不得爲見證人。

第 5 條 成年且具行爲能力之人，得預立第四條之意願書。

前項意願書，意願人得預立醫療委任代理人，並以書面載明委任意旨，於其無法表達意願時，由代理人代為簽署。

第 7 條 不施行心肺復甦術或維生醫療，應符合下列規定：

一、應由二位醫師診斷確為末期病人。

二、應有意願人簽署之意願書。但未成年人簽署意願書時，應得其法定代理人之同意。未成年人無法表達意願時，則應由法定代理人簽署意願書。

前項第一款之醫師，應具有相關專科醫師資格。

末期病人無簽署第一項第二款之意願書且意識昏迷或無法清楚表達意願時，由其最近親屬出具同意書代替之。無最近親屬者，應經安寧緩和醫療照會後，依末期病人最大利益出具醫囑代替之。同意書或醫囑均不得與末期病人於意識昏迷或無法清楚表達意願前明示之意思表示相反。

前項最近親屬之範圍如下：

一、配偶。

二、成年子女、孫子女。

三、父母。

四、兄弟姐妹。

五、祖父母。

六、曾祖父母、曾孫子女或三親等旁系血親。

七、一親等直系姻親。

末期病人符合第一項至第四項規定不施行心肺復甦術或維生醫療之情形時，原施予之心肺復甦術或維生醫療，得予終止或撤除。

第三項最近親屬出具同意書，得以一人行之；其最近親屬意思表示不一致時，依第四項各款先後定其順序。後順序者已出具同意書時，先順序者如有不同之意思表示，應於不施行、終止或撤除心肺復甦術或維生醫療前以書面為之。

第 8 條 醫師應將病情、安寧緩和醫療之治療方針及維生醫療抉擇告知末期病人或其家屬。但病人有明確意思表示欲知病情及各種醫療選項時，應予告知。

第 9 條 醫師應將第四條至前條規定之事項，詳細記載於病歷；意願書或同意書並應連同病歷保存。

病人自主權利法（民國110年1月20日總統令修正公布）

第 1 條 為尊重病人醫療自主、保障其善終權益，促進醫病關係和諧，特制定本法。

第 3 條 本法名詞定義如下：

一、維持生命治療：指心肺復甦術、機械式維生系統、血液製品、為特定疾病而設之專門治療、重度感染時所給予之抗生素等任何有可能延長病人生命之必要醫療措施。

二、人工營養及流體餵養：指透過導管或其他侵入性措施餵養食物與水分。

三、預立醫療決定：指事先立下之書面意思表示，指明處於特定臨床條件時，希望接受或拒絕之維持生命治療、人工營養及流體餵養或其他與醫療照護、善終等相關意願之決定。

四、意願人：指以書面方式為預立醫療決定之人。

五、醫療委任代理人：指接受意願人書面委任，於意願人意識昏迷或無法清楚表達意願時，代理意願人表達意願之人。

六、預立醫療照護諮商：指病人與醫療服務提供者、親屬或其他相關人士所進行之溝通過程，商討當病人處於特定臨床條件、意識昏迷或無法清楚表達意願時，對病人應提供之適當照護方式以及病人得接受或拒絕之維持生命治療與人工營養及流體餵養。

七、緩和醫療：指為減輕或免除病人之生理、心理及靈性痛苦，施予緩解性、支持性之醫療照護，以增進其生活品質。

第 9 條 意願人為預立醫療決定，應符合下列規定：

一、經醫療機構提供預立醫療照護諮商，並經其於預立醫療決定上核章證明。

二、經公證人公證或有具完全行為能力者二人以上在場見證。

三、經註記於全民健康保險憑證。

意願人、二親等內之親屬至少一人及醫療委任代理人應參與前項第一款預立醫療照護諮商。經意願人同意之親屬亦得參與。但二親等內之親屬死亡、失蹤或具特殊事由時，得不參與。

第一項第一款提供預立醫療照護諮商之醫療機構，有事實足認意願人具心智缺陷或非出於自願者，不得為核章證明。

意願人之醫療委任代理人、主責照護醫療團隊成員及第十條第二項各款之人不得為第一項第二款之見證人。

提供預立醫療照護諮商之醫療機構，其資格、應組成之諮商團隊成員與條件、程序及其他應遵循事項之辦法，由中央主管機關定之。

行政院衛生署公告

發文日期：中華民國一〇二年五月十五日

發文字號：衛署醫字第一〇二〇二〇六一二五號

主　　旨：公告修正「預立安寧緩和醫療暨維生醫療抉擇意願書」、「不施行心肺復甦術同意書」、「不施行維生醫療同意書」、「醫療委任代理人委任書」及「撤回預立安寧緩和醫療暨維生醫療抉擇意願聲明書」等五種表單參考範例，如附件。

衛生福利部令

發文日期：中華民國一〇七年十月三日

發文字號：衛部醫字第一〇七一六六六四三三號

附　　件：附「預立醫療決定書」

參考文獻

1. 陳榮基（2001）。不予及撤除治療的法律及倫理層面的探討。《醫事法學》，第9卷第1期：頁15～17。
2. 文衍正（2000）。《看診法門：醫療倫理與法律》。臺北：永然。

Chapter 13

全民健康保險法

第一節　支付核定的救濟程序

案例

林小姐是一位在大大醫院工作的醫院管理人員，主要的工作是進行保險申報。保險申報的工作內容很多，主要是向全民健康保險署申報上個月所發生的醫療費用。除了申報醫療費用之外，還要準備健保署審查醫療費用適當性所進行的抽審，抽審是一個很大的工作，必須影印很多的病歷送到健保署去。不過，抽審的工作固然很繁忙，麻煩的還不只如此而已，如果病例被健保署核減不支付的話，後面還要進行申復的工作，如果申復還是不行的話，最後還要進行爭議的工作 。

這些日常的行政工作固然很麻煩，但是最麻煩的還不是這個問題，最麻煩的是在準備這些給健保署的資料時跟醫師接觸的過程。比如說在抽審的時候，必須把所有的病歷資料準備得非常完全，中間如果有遺漏的地方，就要問醫師是不是有需要補充的地方。現在因為有醫學影像系統PACS就還好，否則以前找X光片是一件很痛苦的事情，常常找不到，因為可能被某些醫師收藏起來當作教學片，可是抽審時又需要這些片子，所以她們就必須翻箱倒櫃地找尋這些片子。

如果案子被核減時，就要進行申復，在申復的時候還要請主治醫師針對很多的治療還有病人的情況多做說明，這時候要怎樣來跟醫師溝通，也是一件很難的工作。林小姐最怕去找主治醫師了，固然有許多主治醫師很配合，但也有一些主治醫師每次看到林小姐就像在躲貓貓一樣，拼命地躲她，再不然就跟她說沒有空，請她想辦法找別人做這件事情。

如果只是這樣，態度良好的也就罷了，有些醫師對於所謂抽審的結果感到非常的不滿，甚至對健保署一些的作業都感到不滿，所以有些會當著她的面先臭罵健保署一頓，甚至在要填寫的申復意見書寫上一句「健保署枉顧人命，請專審醫師回去多唸書」。這樣的申復說明書怎麼拿的出去啊！這時候林小姐又要到處去哀求，請各科的主任出面來解決這樣的事情。

如果申復還是沒有成功的話，那就更慘了，這案子就要進入爭議。林小姐一樣必須準備很多的補充資料，向爭議審議委員會來說明。進行爭議時還是需要醫師們的幫忙，可是醫師們對什麼是爭議根本就不了解，這時候，因為已經進行了申復的過程，要再找主治醫師幫忙就更困難了。很多主治醫師會跟她們說：「我認了可不可以，妳們不要再來煩我好不好。」可是怎麼能就這麼輕易的認了，因為這關係到醫院整體的營運，還有醫療適當性的問題，評鑑的時候，又會考慮醫院的核減率高不高，所以還是得四處拜託主治醫師幫忙這個事情。

大部分的案件到了爭議之後都會告一段落，不過也還好，醫院的管理階層也都不要求她們再進一步，否則真要把她們搞死了。不過她聽說有很多基層醫師還把這些爭議審議的結果再繼續打行政訴訟，看來醫院確實也可以這麼做，謝天謝地，還好院長沒有想這麼做，不然日子一定更痛苦不堪了。

問題討論

1. 何謂「申復」？
2. 何謂「爭議」？
3. 你的醫院是誰負責申復？誰負責爭議？

4. 申復是向誰申復？爭議是向誰爭議？
5. 爭議的決定如果對醫院還是不利，接下來該怎麼辦？
6. 何謂「專業審查」？何謂「程序審查」？

參考法規

全民健康保險法（民國112年6月28日總統令修正公布）

第 6 條 本保險保險對象、投保單位、扣費義務人及保險醫事服務機構對保險人核定案件有爭議時，應先申請審議，對於爭議審議結果不服時，得依法提起訴願或行政訴訟。

前項爭議之審議，由全民健康保險爭議審議會辦理。

前項爭議事項審議之範圍、申請審議或補正之期限、程序及審議作業之辦法，由主管機關定之。

全民健康保險爭議審議會應定期以出版公報、網際網路或其他適當方式，公開爭議審議結果。

前項公開，應將個人、法人或團體資料以代碼、匿名、隱藏部分資料或其他方式，達無從辨識後，始得爲之。

第 63 條 保險人對於保險醫事服務機構辦理本保險之醫療服務項目、數量及品質，應遴聘具有臨床或相關經驗之醫藥專家進行審查，並據以核付費用；審查業務得委託相關專業機構、團體辦理之。

前項醫療服務之審查得採事前、事後及實地審查方式辦理，並得以抽樣或檔案分析方式爲之。

醫療費用申報、核付程序與時程及醫療服務審查之辦法，由主管機關定之。

第一項得委託之項目、受委託機構、團體之資格條件、甄選與變更程序、監督及權利義務等有關事項之辦法，由保險人擬訂，報主管機關核定發布。

第 64 條 醫師開立處方交由其他保險醫事服務機構調劑、檢驗、檢查或處置，經保險人核定不予給付，且可歸責於醫師時，該費用應自該醫師所屬之醫療機構申報之醫療費用核減之。

全民健康保險醫療費用申報與核付及醫療服務審查辦法（民國107年3月14日衛生福利部令修正發布）

第 1 條 本辦法依全民健康保險法（以下稱本法）第六十三條第三項規定訂定之。

第 2 條 本辦法所定醫療費用申報及核付，包括醫療費用申報、暫付、抽查、核付、申復等程序及時程。

本辦法所定醫療服務審查，包括程序審查、專業審查、事前審查、實地審查及檔案分析。

第 18 條 保險人應就保險醫事服務機構申報之醫療費用案件，依下列項目進行程序審查：

一、保險對象資格。

二、保險給付範圍。

三、醫療服務給付項目及支付標準、藥物給付項目及支付標準正確性之核對。

四、申報資料填載之完整性及正確性。

五、檢附資料之齊全性。

六、論病例計酬案件之基本診療項目。

七、事前審查項目。

八、其他醫療費用申報程序審查事項。

保險醫事服務機構申報之醫療費用案件，經前項審查發現有違反本法相關規定者，應不予支付該項費用，並註明不予支付內容及理由。

第 19 條 保險醫事服務機構申報非屬於住院診斷關聯群（以下稱診斷關聯群）之案件，經審查有下列情形之一者，應不予支付不當部分之費用，並載明理由：

一、治療與病情診斷不符。

二、非必要之連續就診。

三、治療材料之使用與病情不符。

四、治療內容與申報項目或其規定不符。

五、非必要之檢查或檢驗。

六、非必要之住院或住院日數不適當。

七、病歷記載不完整，致無法支持其診斷與治療內容。

八、病歷記載內容經二位審查醫藥專家認定字跡難以辨識。

九、用藥種類與病情不符或有重複。

十、用藥份量與病情不符。

十一、未依臨床常規逕用非第一線藥物。

十二、用藥品項產生之交互作用不符臨床常規。

十三、以論病例計酬案件申報，不符合保險給付規定。

十四、以論病例計酬案件申報，其醫療品質不符專業認定。

十五、論病例計酬案件之診療項目，移轉至他次門、住診施行。

十六、論病例計酬案件不符出院條件，而令其出院。

十七、其他違反相關法令或醫療品質不符專業認定。

行政訴訟法（民國111年6月22日總統令修正公布）

第 8 條 人民與中央或地方機關間，因公法上原因發生財產上之給付或請求作成行政處分以外之其他非財產上之給付，得提起給付訴訟。因公法上契約發生之給付，亦同。

前項給付訴訟之裁判，以行政處分應否撤銷爲據者，應於依第四條第一項或第三項提起撤銷訴訟時，併爲請求。原告未爲請求者，審判長應告以得爲請求。

參考文獻

1. 陳櫻琴、黃于玉、顏忠漢（2003）。《醫療法律》。臺北：五南。
2. 黃文鴻等（1994）。《全民健保法入門》。臺北：景泰。

第二節　特約醫事服務機構的行政訴訟權

案　例

〈本案例改編自「大法官會議解釋釋字第533號」〉

抄聲請書

茲依司法院大法官審理案件法第七條第一項第二款及第八條第二項之規定，聲請統一解釋法律或命令，並將有關事項敘明如左。

緣聲請人因全民健康保險事件由臺灣高等法院臺中分院民事裁定為行政處分不予受理。行政法院則裁定為非行政處分而不受理。聲請人無所適從，故有必要統一解釋，以便當事人及行政、司法機關有所遵從。

聲請人與中央健康保險局（簡稱健保局）於民國八十三年三月三十一日簽立全民健康保險特約醫事服務機構合約，惟健保局於民國八十五年二月二十七日以聲請人有健保不給付為由向病患收取醫療費用，又以「肛門瘻管切除或切開併痔瘡切除」、「內外痔完全切除」等手術項目，向健保局申報醫療費用，乃以健醫字第八五〇〇四〇九四號函依全民健康保險法第七十二條規定處以罰鍰，並依全民健康保險醫事服務機構特約及管理辦法第三十四條第七款及全民健康保險醫事服務機構合約第二十九條第一項規定予以停止特約二個月。惟聲請人並無健保局所指稱之情事，爰依民事訴訟法聲請假處分，惟臺灣高等法院臺中分院民事裁定：此係健保局依法律及辦法對聲請人所為之單方面公法上之行政行為，即行政處分，非私權法上法律之爭執，自不適於為民事訴訟標的。聲請人依民法求訴無門，乃轉訴願、再訴願及行政訴訟，惟行政法院以全民健康保險醫事服務機構，對爭議案件審議，依全民健康保險法第五條第三項之規定，既無其得提起訴願及行政訴訟之規定，自屬不得提起訴願及行政訴訟。從而原告復提起行政訴訟，自非合法，應予駁回。

據上結論：臺灣高等法院臺中分院民事庭裁定此為健保局之單方面公法上之行政行為即行政處分；行政法院則依全民健康保險法裁定，不得提起訴願及行政訴訟。究此為行政處分或非行政處分，聲請人認為臺灣高等法院臺中分院認定「健保局所為之單方面公法上之行政行為」，即行政處分，應是無誤。至於行政法院所謂依全民健康保險法第五條第三項之規定，「既無其得提起訴願及行政訴訟之規定，自屬不得提起訴願及行政訴訟」，此者差矣。此條之規定並無禁止提起訴願及行政訴訟，故依法應可提起訴願及行政訴訟，尚祈大法官統一解釋，儘速澄清，至為德便。

解釋文

憲法第十六條規定，人民之訴訟權應予保障，旨在確保人民於其權利受侵害時，得依法定程序提起訴訟以求救濟。中央健康保險局依其組織法規係國家機關，為執行其法定之職權，就辦理全民健康保險醫療服務有關事項，與各醫事服務機構締結全民健康保險特約醫事服務機構合約，約定由特約醫事服務機構提供被保險人醫療保健服務，以達促進國民健康、增進公共利益之行政目的，故此項合約具有行政契約之性質。締約雙方如對契約內容發生爭議，屬於公法上爭訟事件，依中華民國八十七年十月二十八日修正公布之行政訴訟法第二條：「公法上之爭議，除法律別有規定外，得依本法提起行政訴訟。」第八條第一項：「人民與中央或地方機關間，因公法上原因發生財產上之給付或請求作成行政處分以外之其他非財產上之給付，得提起給付訴訟。因公法上契約發生之給付，亦同。」規定，應循行政訴訟途徑尋求救濟。保險醫事服務機構與中央健康保險局締結前述合約，如因而發生履約爭議，經該醫事服務機構依全民健康保險法第五條第一項所定程序提請審議，對審議結果仍有不服，自得依法提起行政爭訟。

理由書

憲法第十六條規定，人民之訴訟權應予保障，旨在確保人民於其權利受侵害時，得依法定程序提起訴訟並受公平審判，以獲得適當之救濟。具體案件之訴訟，究應循普通訴訟程序抑或依行政訴訟程序為之，應由立法機關衡酌訴訟案件之性質及既有訴訟制度之功能等而為設計。我國關於民事訴訟與行政訴訟之審判，依現行法律之規定，分由不同性質之法院審理，係採二元訴訟制度。除法律別有規定外，關於因私法關係所生之爭執，由普通法院審判；因公法關係所生之爭議，則由行政法院審判之（本院釋字第四六六號解釋參照）。

行政機關基於法定職權，為達成行政目的，得以行政契約與人民約定由對造為特定用途之給付，俾有助於該行政機關執行其職務，而行政機關亦負相對之給付義務（行政程序法第一百三十七條第一項第一款及第二款參照）。國家為辦理全民健康保險，提供醫療保健服務，以增進國民健康（全民健康保險法第一條參照），依全民健康保險法第三條、第六條規定，由行政院衛生署設中央健康保險局為保險人，以辦理全民健康保險業務，並由中央健康保險局依全民健康保險法第五十五條規定，與保險醫事服務機構締結全民健康保險特約醫事服務機構合約，於保險對象在保險有效期間，發生疾病、傷害、生育事故時，由特約保險醫事服務機構依全民健康保險法第三十一條及全民健康保險醫療辦法，給予門診或住院診療服務，以為中央健康保險局之保險給付（全民健康保險法第二條）。按全民健康保險為強制性之社會保險，攸關全體國民福祉至鉅，具公法之性質，業經本院釋字第五二四號、第四七三號、第四七二號解釋闡釋甚明。中央健康保險局與保險醫事服務機構締結之全民健康保險特約醫事服務機構合約，該合約既係由一方特約醫事服務機構提供就醫之保險對象醫療服務，而他方中央健康保險局支付其核定之醫療費用為主要內容，且依全民健康保險特約醫事服務機構合約第一條之規定意旨，中央健康保險局之費用給付目的，乃在使特約醫事服務機構依照全民健康保險法暨施行細則、全民健康保險醫事服務機構特約及管理辦法、全民健康保險醫療辦法等公法性質之法規提供醫療服務，以達成促進國民健康、增進公共利益之行政目的。又為擔保特約醫事服務機構確實履行其提供醫療服務之義務，以及協助中央健康保險局辦理各項保險行政業務，除於合約中訂定中央健康保險局得為履約必要之指導外，並為貫徹行政目的，全民健康保險法復規定中央健康保險局得對特約醫事服務機構處以罰鍰之權限，使合約當事人一方之中央健康保險局享有優勢之地位，故此項合約具有行政契約之性質。締約雙方如對契約內容發生爭議，自屬公法上爭訟事件。依八十七年十月二十八日修正公布之行政訴訟法第二條：「公法上之爭議，除法律別有規定外，得依本法提起行政訴訟。」第三條：「前條所稱之行政訴訟，指撤銷訴訟、確認訴訟及給付訴訟。」第八條第一項：「人民與中央或地方機關間，因公法上原因發生財產上之給付或請求作成行政處分以外之其他非財產上之給付，得提起給付訴訟。因公法上契約發生之給付，亦同。」等規定，訴訟制度已臻完備，本件聲請人特約醫事服務機構，如對其與中央健康保險局所締結之合約內容發生爭議，既屬公法上事件，經該特約醫事服務機構依全民健康保險法第五條第一項所定程序提請審議，對審議結果仍有不服時，自得依法提起行政爭訟。

全民健康保險法制定於八十三年八月九日，其第五條第一項規定：「為審議本保險被保險人、投保單位及保險醫事服務機構對於保險人核定之案件發生爭議事項，應設全民健康保險爭議審議委員會。」第三項規定：「被保險人及投保單位對爭議案件之審議不服時，得依法提起訴願及行政訴訟。」就保險醫事服務機構，於不服全民健康保險爭議審議委員會審議結果，應循何種訴訟途徑救濟未設規定，中央健康保險局於前開全民健康保險特約醫事服務機構合約中與特約醫事服務機構合意定民事訴訟管轄法院（本院釋字第四六六號解釋參照），固非可議，惟行政訴訟新制實施之後，自應循行政爭訟程序解決。

協同意見書（大法官吳庚）

「民事事件與行政事件之劃分，在普通法院之外，另設行政法院之國家恆為困難之問題」（引自本院釋字第八十九號解釋三位大法官之不同意見書），此項困難於今尤烈。蓋在行政訴訟新制及行政程序法實施之前，行政機關所作成對外發生法效之個別行為，非行政處分即私法契約，公法契約（行政契約）之存在，國內學者固無人否認，但既無涉訟之救濟途徑可循，殊少實益可言，契約行為之涉訟不深究其為公法抑私法，通常皆由民事法院審判，「公法遁入私法」（Flucht in das Privatrecht）可謂名正言順。新頒行政訴訟法及行政程序法先後施行，前述現象自難延續，民事法院與行政法院今後勢將嚴格的依法自行認定其審判權之有無，類似本件之審判權衝突事件，想必方興未艾，故本件解釋實具指標意義。

本件解釋意旨認為依全民健康保險法，中央健康保險局與醫事服務機構締結之「全民健康保險特約醫事服務機構合約」係屬行政程序法第一百三十七條之雙務契約，俾解決相關之審判權爭議，對如何判別行政契約、如何使其與私法契約加以分辨未多加論斷，就此而言，當屬一次一案的司法極簡主義（One Case at a Time: Judicial Minimalism）（註一）之表現，本席自亦贊同。惟鑑於行政契約作為行政作用方式之一種，既可避免行政處分單方及片面決定的色彩，又可相當程度滿足相對人之參與感，未來將日益普遍，爰對行政主體與人民間行政契約（行政主體相互間或私人間之行政契約暫不討論）之判斷基準，作扼要敘述，以供各方參考。歸納目前通說（註二），辨別此類行政契約，首須契約之一造為代表行政主體之機關，其次，凡行政主體與私人締約，其約定內容亦即所謂契約標的，有下列四者之一時，即認定其為行政契約：㈠作為實施公法法規之手段者，質言之，因執行公法法規，行政機關本應作成行政處分，而以契約代替，㈡約定之內容係行政機關負有作成行政處分或其他公權力措施之義務者，㈢約定內容涉及人民公法上權益或義務者，㈣約定事項中列有顯然偏袒行政機關一方或使其取得較人民一方優勢之地位者。若因給付內容屬於「中性」，無從據此判斷契約之屬性時，則應就契約整體目的及給付之目的為斷，例如行政機關所負之給付義務，目的在執行其法定職權，或人民之提供給付目的在於促使他造之行政機關承諾依法作成特定之職務上行為者，均屬之。至於締約雙方主觀願望，並不能作為識別契約屬性之依據，因為行政機關在不違反依法行政之前提下，雖有選擇行為方式之自由，然一旦選定之後，行為究屬單方或雙方，適用公法或私法，則屬客觀判斷之問題（註三），由此而衍生之審判權之歸屬事項，尤非當事人之合意所能變更。

查中央健康保險局並非財團法人，又不屬公司組織，係具有行使公權力權能之國家機關，不因其首長及服務人員不適用一般行政機關公務人員之職稱、官等、職系、俸給而有異。醫事服務機構依合約之規定，負有代替中央健康保險局對被保險人提供醫療服務之給付義務，而被保險人受領給付，則係基於與中央健康保險局間所發生之公法關係（參照本院釋字第五二四號解釋），是故中央健康保險局與醫事服務機構間之前述合約，係以人民公法上權益為契約內容，且觀其約定條款多屬重複「全民健康保險醫事服務機構特約及管理辦法」之規定，並使中央健康保險局之一方顯然享較優勢之地位（參照合約第二十六條、第二十七條），甚至將法律所定之行政罰訂為違約之罰則。衡諸前開判別基準，要屬行政契約無疑。

當代法律哲學家R. Dworkin曾謂法律乃解釋性之概念（interpretive concepts），而解釋法律則有三種態度，所謂因襲主義（conventionalism或譯慣例主義）、實用主義（pragmatism）及整體性（integrity）（註四）。本件系爭之合約，依德國法系之制度，醫師、醫療院所、藥房作為保險給付提供者（Leistungserbringer）與具公法組織性質的保險人訂立之合約（即所謂Leistungserbringungsvertrage），乃典型公法契約之一種（註五），本件解釋為公法契約，頗合因襲主義之觀點。在公法爭訟制度未臻完備之際，系爭合約之涉訟循民事途徑解決，或有其不得已之原因，就目前法制情形而言，無論基於實用性或整體性之考量，使同一法律同一條文所規定之爭議，歸於相同之法院審判，法理上自屬正當。否則因訴訟程序不同，造成裁判兩歧，亦非正常現象，尤其醫事服務機構之違約行為，既常與觸犯全民健康保險法之罰則競合，則違約涉訟與行政罰分屬民事法院及行政法院審理，徒增裁判分歧之機率，允宜在制度設計上盡量避免。

如前所述，訴訟事件之審判權歸屬，在採民事訴訟與行政訴訟分離之國家，恆屬難題，各國法制多設有解決衝突之機制。我國現行民事訴訟法對此未加規定，行政訴訟法之規定亦未周全（參照該法第一百七十八條），以致於迭生爭議，徒增人民訟累，本件聲請案件亦係由此而起。行政訴訟新制實施，訴訟種類與民事訴訟且多雷同，行見今後因審判權而生之衝突，有增無減，據聞目前即有案件因民事法院與行政法院均以無審判權競相駁回，而延宕多時未獲救濟。本件解釋原可仿外國立法例以指示簡明之法則（註六），而消弭審判權衝突，多數同仁斤斤於訴訟法上之技術問題，未能針對此項涉及人民權利保障至關重要之事項，提出解決途徑，殊屬遺憾。

註一：One Case at a time: Judicial Minimalism on the Supreme Court為美國憲法學者Cass R. Sunstein撰寫之書名，商周出版社最近有中譯本發行。

註二：H. Maurer, Allgemeines Verwaltungsrecht, 13. Aufl., 2000, S. 355 ff. 並參照拙著，行政法之理論與實用，增訂七版，三九八至四〇〇頁。

註三：Maurer, a. a. O., S. 356.

註四：R. Dworkin, Law's Empire (Cambridge, Mass., 1986), pp. 94-96. 並參照顏厥安，基礎規則與法律詮釋，載戴東雄教授六秩華誕祝壽論文集，六九二頁以下。

註五：Siehe Volker Schlette, Die Verwaltung als Vertragspartner, 2000, S. 307f.

註六：此項解決途徑仿德國法院組織法第十七條之一之意旨，作如下之釋示即可達成目的：「訴訟事件之審判權歸屬發生爭執，在未有相關法律規定前，當事人向普通法院或行政法院起訴，受理之法院認其無受理訴訟之權限者，應依職權以裁定將訴訟移送至有受理訴訟權限之管轄法院，替代逕行駁回之裁定。移送之裁定確定時，受移送之法院認其亦無受理訴訟權限者，應以裁定停止訴訟程序，並聲請本院大法官爲適用法規之統一解釋。受移送之法院經本院大法官解釋無受理訴訟權限者，應再行移送至有受理訴訟權限之管轄法院」。

問題討論

1. 本案例爲什麼需要釋憲？
2. 何謂「公法」？何謂「私法」？
3. 健保爭議審議的決定是公法還是私法上的爭議？
4. 何謂「行政契約」？
5. 「全民健康保險特約醫事服務機構合約」是何種性質的契約？
6. 經過本次釋憲之後，醫療機構可以做什麼事？

參考法規

全民健康保險法（民國112年6月28日總統令修正公布）

第 6 條 本保險保險對象、投保單位、扣費義務人及保險醫事服務機構對保險人核定案件有爭議時，應先申請審議，對於爭議審議結果不服時，得依法提起訴願或行政訴訟。

前項爭議之審議，由全民健康保險爭議審議會辦理。

前項爭議事項審議之範圍、申請審議或補正之期限、程序及審議作業之辦法，由主管機關定之。

全民健康保險爭議審議會應定期以出版公報、網際網路或其他適當方式，公開爭議審議結果。

前項公開，應將個人、法人或團體資料以代碼、匿名、隱藏部分資料或其他方式，達無從辨識後，始得為之。

訴願法（民國101年6月27日總統令修正公布）

第 1 條 人民對於中央或地方機關之行政處分，認為違法或不當，致損害其權利或利益者，得依本法提起訴願。但法律另有規定者，從其規定。

各級地方自治團體或其他公法人對上級監督機關之行政處分，認為違法或不當，致損害其權利或利益者，亦同。

第 3 條 本法所稱行政處分，係指中央或地方機關就公法上具體事件所為之決定或其他公權力措施而對外直接發生法律效果之單方行政行為。

前項決定或措施之相對人雖非特定，而依一般性特徵可得確定其範圍者，亦為行政處分。有關公物之設定、變更、廢止或一般使用者，亦同。

第 4 條 訴願之管轄如下：

一、不服鄉（鎮、市）公所之行政處分者，向縣（市）政府提起訴願。

二、不服縣（市）政府所屬各級機關之行政處分者，向縣（市）政府提起訴願。

三、不服縣（市）政府之行政處分者，向中央主管部、會、行、處、局、署提起訴願。

四、不服直轄市政府所屬各級機關之行政處分者，向直轄市政府提起訴願。

五、不服直轄市政府之行政處分者，向中央主管部、會、行、處、局、署提起訴願。

六、不服中央各部、會、行、處、局、署所屬機關之行政處分者，向各部、會、行、處、局、署提起訴願。

七、不服中央各部、會、行、處、局、署之行政處分者，向主管院提起訴願。

八、不服中央各院之行政處分者，向原院提起訴願。

行政訴訟法（民國111年6月22日總統令修正公布）

第 2 條 公法上之爭議，除法律別有規定外，得依本法提起行政訴訟。

第 3 條 前條所稱之行政訴訟，指撤銷訴訟、確認訴訟及給付訴訟。

第 4 條 人民因中央或地方機關之違法行政處分，認爲損害其權利或法律上之利益，經依訴願法提起訴願而不服其決定，或提起訴願逾三個月不爲決定，或延長訴願決定期間逾二個月不爲決定者，得向行政法院提起撤銷訴訟。

逾越權限或濫用權力之行政處分，以違法論。

訴願人以外之利害關係人，認爲第一項訴願決定，損害其權利或法律上之利益者，得向行政法院提起撤銷訴訟。

第 8 條 人民與中央或地方機關間，因公法上原因發生財產上之給付或請求作成行政處分以外之其他非財產上之給付，得提起給付訴訟。因公法上契約發生之給付，亦同。

前項給付訴訟之裁判，以行政處分應否撤銷爲據者，應於依第四條第一項或第三項提起撤銷訴訟時，併爲請求。原告未爲請求者，審判長應告以得爲請求。

第 178 條 行政法院就其受理訴訟之權限，如與普通法院確定裁判之見解有異時，應以裁定停止訴訟程序，並聲請司法院大法官解釋。

行政程序法（民國110年1月20日總統令修正公布）

第 137 條 行政機關與人民締結行政契約，互負給付義務者，應符合下列各款之規定：

一、契約中應約定人民給付之特定用途。

二、人民之給付有助於行政機關執行其職務。

三、人民之給付與行政機關之給付應相當，並具有正當合理之關聯。

行政處分之作成，行政機關無裁量權時，代替該行政處分之行政契約所約定之人民給付，以依第九十三條第一項規定得為附款者為限。

第一項契約應載明人民給付之特定用途及僅供該特定用途使用之意旨。

參考文獻

1.大法官會議解釋釋字第533號。

2.李惠宗（2020）。《行政法要義》（八版）。臺北：元照。

3.吳庚、盛子龍（2020）。《行政法之理論與實用》（十六版）。臺北：三民。

4.翁岳生（2023）。《行政訴訟法逐條釋義》（四版）。臺北：五南。

5.蔡志方（2007）。《行政救濟法新論》（三版）。臺北：元照。

第三節　自立名目

案　例

【本報記者芝芝報導】

國內現狀，民衆看病除了部分負擔與掛號費之外，其餘皆由健保支付。不過，自從健保實施總額預算制度，對各醫院以及醫師的給付不再像從前一般，各醫院的財務都受到一定的影響。然而，上有政策，下有對策，部分醫院及醫師為了填補這個財務上的缺口，將腦筋動到了民衆自費的部分。醫院與醫師向病患超收費用的自立名目真是琳瑯滿目，常見的有超收藥費、掛號費變相提高，或是要求原本不應自費的患者自費就醫，也有醫師擔心所開藥品無法被健保署審核通過，因而叫病患自行憑醫師處方到藥房購買的情形發生。

最近有病人向消費者文教基金會投訴，他的母親腦中風，送醫院治療後，住進一間三人房，另外兩床的患者像是植物人，呼吸器的警示聲整天作響，病房裡瀕死的氣氛令人窒息，母親在這樣的環境裡意志越是消沉，他們要求換間病房，還得自付轉床費才成。他憤慨地說，醫院的一切作為不是都應該以病人能康復為考量嗎？只是胡亂塞床，完全不顧病患的身心狀態，還要患者自己花錢轉床，豈不是把收錢看得比治療病人還重要？

健保署也表示接過許多稀奇古怪的申訴案件，有健保房內擺了一台電視，本來以為是醫院服務周到，沒想到出院時多了一筆「電視費」；也有醫院說清潔工作外包要收取清潔費；還有護士跟家屬說「健保膠帶」很黏皮，請家屬去買透氣膠帶放在床頭備用；這些費用都還是小費用，有一些電腦斷層攝影掃瞄、心導管安置的支架自付的費用都比健保的費用更高。

針對此情形，健保署表示，未來對於此一情形，將會嚴加查辦。若發現有醫院以及醫師自立名目超額收費的情形，將依照醫療法對醫院以及醫師處以罰款，除此之外，也會根據醫師法，對於這些醫師處以停業、吊銷執照的懲戒。

不過，衛生福利部同時也呼籲民衆要注意自己的權益，因為健保署皆有要求醫院必須開立明細給病患，因此，病患可藉著明細知道自己是否繳交了不該繳的費用。不過，大多數的病人，常常在拿到明細之後，便輕易的將它擱置一旁，以致忽略了自己的權益。而健保署也希望民衆在自費就醫時，要弄清楚藥品的種類，弄清楚哪些是不給付的部分，以免自己的權益受損都不知道。

然而，醫界卻也反映，健保署核退太多，審核不合理，才會造成部分醫師傾向於讓患者拿著處方簽去藥局自行買藥的情形發生，面對此一情形，也不是醫師單方面想貪取費用所造成的。因此，一味的怪罪醫師，這並不公平。

問題討論

1. 何謂「給付」？
2. 何謂「支付」？
3. 何謂「支付標準」？
4. 何謂「自立名目」？何謂「自付差額」？
5. 全民健保法規定的不給付範圍有哪些？
6. 921地震和SARS疫情產生的疾病和傷害，是不是全民健保應該給付？如果不是，你覺得合理嗎？
7. 病人同意自己付費還算自立名目嗎？如果病人簽了同意書呢？
8. 如果被判定是自立名目收費，有什麼樣的後果？

參考法規

全民健康保險法（民國112年6月28日總統令修正公布）

第 1 條 為增進全體國民健康，辦理全民健康保險（以下稱本保險），以提供醫療服務，特制定本法。

本保險為強制性之社會保險，於保險對象在保險有效期間，發生疾病、傷害、生育事故時，依本法規定給與保險給付。

第 40 條 保險對象發生疾病、傷害事故或生育時，保險醫事服務機構提供保險醫療服務，應依第二項訂定之醫療辦法、第四十一條第一項、第二項訂定之醫療服務給付項目及支付標準、藥物給付項目及支付標準之規定辦理。

前項保險對象就醫程序、就醫輔導、保險醫療服務提供方式及其他醫療服務必要事項之醫療辦法，由主管機關定之。保險對象收容於矯正機關者，其就醫時間與處所之限制，及戒護、轉診、保險醫療提供方式等相關事項之管理辦法，由主管機關會同法務部定之。

第 41 條 醫療服務給付項目及支付標準，由保險人與相關機關、專家學者、被保險人、雇主及保險醫事服務提供者等代表共同擬訂，報主管機關核定發布。

藥物給付項目及支付標準，由保險人與相關機關、專家學者、被保險人、雇主、保險醫事服務提供者等代表共同擬訂，並得邀請藥物提供者及相關專家、病友等團體代表表示意見，報主管機關核定發布。

前二項標準之擬訂，應依被保險人之醫療需求及醫療給付品質爲之；其會議內容實錄及代表利益之自我揭露等相關資訊應予公開。於保險人辦理醫療科技評估時，其結果並應於擬訂前公開。

第一項及第二項共同擬訂之程序與代表名額、產生方式、任期、利益之揭露及資訊公開等相關事項之辦法，由主管機關定之。

第 42 條 醫療服務給付項目及支付標準之訂定，應以相對點數反應各項服務成本及以同病、同品質同酬爲原則，並得以論量、論病例、論品質、論人或論日等方式訂定之。

前項醫療服務給付項目及支付標準之訂定，保險人得先辦理醫療科技評估，並應考量人體健康、醫療倫理、醫療成本效益及本保險財務；藥物給付項目及支付標準之訂定，亦同。

醫療服務及藥物屬高危險、昂貴或有不當使用之虞者，應於使用前報經保險人審查同意。但情況緊急者，不在此限。

前項應於使用前審查之項目、情況緊急之認定與審查方式、基準及其他相關事項，應於醫療服務給付項目及支付標準、藥物給付項目及支付標準中定之。

第 45 條 本保險給付之特殊材料，保險人得訂定給付上限及保險醫事服務機構得收取差額之上限；屬於同功能類別之特殊材料，保險人得支付同一價格。

保險對象得於經保險醫事服務機構之醫師認定有醫療上需要時，選用保險人定有給付上限之特殊材料，並自付其差額。

前項自付差額之特殊材料品項，應由其許可證持有者向保險人申請，經保險人同意後，併同其實施日期，提健保會討論，報主管機關核定公告。

第 51 條　下列項目不列入本保險給付範圍：

一、依其他法令應由各級政府負擔費用之醫療服務項目。

二、預防接種及其他由各級政府負擔費用之醫療服務項目。

三、藥癮治療、美容外科手術、非外傷治療性齒列矯正、預防性手術、人工協助生殖技術、變性手術。

四、成藥、醫師藥師藥劑生指示藥品。

五、指定醫師、特別護士及護理師。

六、血液。但因緊急傷病經醫師診斷認爲必要之輸血，不在此限。

七、人體試驗。

八、日間住院。但精神病照護，不在此限。

九、管灌飲食以外之膳食、病房費差額。

十、病人交通、掛號、證明文件。

十一、義齒、義眼、眼鏡、助聽器、輪椅、拐杖及其他非具積極治療性之裝具。

十二、其他由保險人擬訂，經健保會審議，報主管機關核定公告之診療服務及藥物。

第 52 條　因戰爭變亂，或經行政院認定並由各級政府專款補助之重大疫情及嚴重之地震、風災、水災、火災等天災所致之保險事故，不適用本保險。

第 53 條　保險人就下列事項，不予保險給付：

一、住院治療經診斷並通知出院，而繼續住院之部分。

二、有不當重複就醫或其他不當使用醫療資源之保險對象，未依保險人輔導於指定之保險醫事服務機構就醫。但情況緊急時不在此限。

三、使用經事前審查，非屬醫療必要之診療服務或藥物。

四、違反本保險規定之有關就醫程序。

第 54 條 保險醫事服務機構對保險對象之醫療服務，經保險人審查認定不符合本法規定者，其費用不得向保險對象收取。

第 62 條 保險醫事服務機構應依據醫療服務給付項目及支付標準、藥物給付項目及支付標準，向保險人申報其所提供之醫療服務之點數及藥物費用。

前項費用之申報，應自保險醫事服務機構提供醫療服務之次月一日起六個月內爲之。但有不可抗力因素時，得於事實消滅後六個月內爲之。

保險人應依前條分配後之醫療給付費用總額及經其審查後之醫療服務總點數，核算每點費用；並按各保險醫事服務機構經審查後之點數，核付其費用。

藥品費用經保險人審查後，核付各保險醫事服務機構，其支付之費用，超出預先設定之藥品費用分配比率目標時，超出目標之額度，保險人於次一年度修正藥物給付項目及支付標準；其超出部分，應自當季之醫療給付費用總額中扣除，並依支出目標調整核付各保險醫事服務機構之費用。

第 63 條 保險人對於保險醫事服務機構辦理本保險之醫療服務項目、數量及品質，應遴聘具有臨床或相關經驗之醫藥專家進行審查，並據以核付費用；審查業務得委託相關專業機構、團體辦理之。

前項醫療服務之審查得採事前、事後及實地審查方式辦理，並得以抽樣或檔案分析方式爲之。

醫療費用申報、核付程序與時程及醫療服務審查之辦法，由主管機關定之。

第一項得委託之項目、受委託機構、團體之資格條件、甄選與變更程序、監督及權利義務等有關事項之辦法，由保險人擬訂，報主管機關核定發布。

第 64 條 醫師開立處方交由其他保險醫事服務機構調劑、檢驗、檢查或處置，經保險人核定不予給付，且可歸責於醫師時，該費用應自該醫師所屬之醫療機構申報之醫療費用核減之。

第 68 條 保險醫事服務機構對本保險所提供之醫療給付，除本法另有規定外，不得自立名目向保險對象收取費用。

第 71 條 保險醫事服務機構於診療保險對象後，應交付處方予保險對象，於符合規定之保險醫事服務機構調劑、檢驗、檢查或處置。

保險對象門診診療之藥品處方及重大檢驗項目，應存放於健保卡內。

第 82 條 保險醫事服務機構違反第六十八條之規定者，應退還已收取之費用，並按所收取之費用處以五倍之罰鍰。

全民健康保險醫事服務機構特約及管理辦法（民國101年12月28日行政院衛生署令修正發布）

第 36 條 保險醫事服務機構有下列情事之一者，由保險人予以違約記點一點：

一、未依醫事法令或本保險相關法令之規定辦理轉診業務。

二、違反第十條至第十四條、第十六條至第十七條、第二十五條、第三十二條第二項、第三十三條或第三十四條規定。

三、未依全民健康保險醫療辦法規定，核對保險對象就醫文件。但急診等緊急醫療事件於事後補繳驗保險憑證者，不在此限。

四、未依本保險規定，退還保險對象自墊之醫療費用。

五、未依本法之規定向保險對象收取其應自行負擔之費用或申報醫療費用。

六、不當招攬病人接受本保險給付範圍之醫事服務，經衛生主管機關處分。

七、不當向保險對象收取自付差額品項之費用，超過保險人所訂之差額上限者。

八、違反本法第七十三條之規定者。

九、經保險人通知應限期改善而未改善。

行政院衛生署公告

發文日期：中華民國八十四年十二月二十一日

發文字號：衛署健保字第八四〇七一四九六號

主　　旨：有關函詢健保醫療機構經患者同意簽具自願部分自付費用書，收取該項費用是否可行乙案，復如說明二，請查照。

說　　明：

一、復貴局八十四年十一月十四日八四高市衛三字第三六一九〇號函。

二、依全民健康保險法第五十八條規定，保險醫事服務機構對本保險所提供之醫療給付，除本法另有規定外，不得自立名目向保險對象收取費用。另查醫療法第十八條第二項規定，醫療機構不得違反收費標準，超額收費。故醫療機構不得以病人簽具「自願部分自付費用書」爲由，超額收費。另依醫療法第十一條規定，醫療機構設有病房收治病人者爲醫院，僅應門診者爲診所。又同法第五十條規定，醫院、診所因限於設備及專長，無法確定病人之病因或提供完整治療時，應建議病人轉診。故全民健保保險對象赴特約診所就診，經醫師診斷須住院觀察者，應依上開規定建議病人轉診。診所未設有病房，不得向全民健保保險對象收取病房費。

中央健康保險局公告

發文日期：中華民國八十五年一月十六日

發文字號：健保醫字第八五〇〇一二四八號

主　　旨：關於「病歷製作費」及「營養諮詢費」是否在本保險給付範圍乙案，復請查照。

說　　明：

一、依「全民健康保險醫療費用支付標準」通則暨相關規定，所謂「營養諮詢」非屬診療，係屬支援性醫療行為，已含括於病房費、管灌飲食費、全靜脈營養注射劑處方之藥事服務費等費用內，不另單獨計費。

二、依省市衛生主管機關所訂醫院診所收費標準，「掛號費（或稱掛號及病歷管理費）」已含「病歷製作」之費用，雖不在本保險給付範圍，醫事服務機構仍不得另立名目向民眾收費。

三、特約醫事服務機構如有前開自立名目向保險對象收費之行為，除依本保險有關規定處理外，涉及醫療法相關規定者，並應移請衛生主管機關處理。

中央健康保險局公告

發文日期：中華民國九十一年六月十日

發文字號：健保醫字第〇九一〇〇一四一一二號

主　　旨：有關特約醫療院所就保險給付（或疑似不給付項目）向保險對象收費，是否涉及自立名目向保險對象收費之疑義乙案，請依說明段辦理，請查照。

說　　明：

一、依據行政院衛生署九十一年三月二十日衛生署健保字第〇九一〇〇一八二七三號函辦理。

二、特約醫療院所就保險給付（或疑似不給付項目）向保險對象收費，是否涉及全民健康保險法第五十八條自立名目向保險對象收費之疑義乙案，請參酌下列情形審慎處理：

㈠屬本保險給付項目且符合使用規定並向保險對象收費者，不論特約醫事服務機構是否事前取得保險對象手術同意書或自願付費同意書，或事後有否退費，則屬「自立名目」（詳如附件）。

㈡屬本保險給付或不給付之界定尚有爭議，得視各項給付規定與臨床處方情形，依具體個案認定（詳如附件）。

㈢本保險不給付項目向保險對象收費者，不屬「自立名目」。

附　　件：

	類型	院所事前是否取得保險對象手術同意書或自願付費同意書	院所事後有否退費	備　　註
就健保給付項目向保險對象收費	一	是	是	就違規構成要件而論，應屬自立名目向保險對象收費。
	二	是	否	
	三	否	是	
	四	否	否	
就健保給付／不給付之界定尚有爭議之項目向保險對象收費	五	是	是	支付標準或藥品給付項目、適應症範圍等之規定，應對個案是否符合適應症之認定者
	六	是	否	
	七	否	是	
	八	否	否	
就健保不給付項目向保險對象收費	九			一、健保法第三十九條規定。 二、非屬全民健康保險醫療費用支付標準或全民健康保險藥價基準所定。 三、新科技新療法之項目。

參考文獻

1. 陳于嫣（2002/12/17）。看健保，照花錢轉床費、電視費，無奇不有，要求換床200到500元，病房擺電視，出院記得結帳，想用透氣膠帶，自己買，有的甚至另外收取清潔費。《聯合晚報》，19版。
2. 潘彥妃（2002/11/2）。衛生署：不當醫療嚴重者廢證；提醒民眾檢舉醫生確有不當則移付懲戒處分。《聯合報》，3版。
3. 民生報（2000/3/22）。醫院違規收費，申訴案件不少，健保局呼籲民眾繳費前應先看清楚收費明細。《民生報》，39版。
4. 楊珮玲（1995/4/16）。健保醫院超收費用申訴案，近兩千件；健保局首度將違法醫療院所移送法辦，葉金川希望醫院不要心存僥倖。《聯合報》，1版。
5. 陳櫻琴、黃于玉、顏忠漢（2003）。《醫療法律》。臺北：五南。
6. 林志六（2002）。違法申報健保給付之刑事責任——判例研究。《醫事法學》，第10卷第1期：頁43～46。

Chapter 14

食品安全衛生管理法

食品中毒

案例

今天下午大大醫院的急診室顯得非常清閒，急診室的劉主任在偌大的急診室裡面，走來走去跟急診室的同仁聊天，感覺非常悠哉。沒有什麼病人，只有附近國小的兩個學生因為身體不舒服來到醫院就診。正當劉主任覺得今天大概不會有什麼病人的時候，突然之間，從附近的國小來了三十幾位小病人，都有突然上吐下瀉、噁心的現象。劉主任覺得情況看起來不對，該不會跟食物有關係吧？果不其然，過了不久，接到小小國小請求醫院派救護車過去支援的電話，因為小小國小醫務室現在已經擠滿了噁心嘔吐、拉肚子的小朋友。劉主任聽了之後趕快通知緊急醫療網，陸續有許多救護車趕到小小國小。一下子整個急診室就跟菜市場一樣，到處都是人， 學生家長也都收到了通知，趕忙來照顧自己的小孩。

在這一陣慌亂之中，護理長匆匆跑進來說外面有一大堆記者要來採訪怎麼辦？因為媒體也耳聞這個消息，一直想要進急診室來採訪。劉主任就特別交代急診室的同仁，一定不能讓閒雜人等進出，因為記者都想要採訪到家長跟小孩，甚至是醫師。這時候，記者跑來問劉主任說：「劉主任，你要不要發表一些有關這次病情的訊息，還是你可不可以安排幾個老師或學生給我們採訪。」劉主任除了稍微解釋一下目前的狀況，並且也跟他們表示，因為醫院必須尊重病人的隱私，所以醫院是沒有辦法安排病人給他們採訪的。不過很多記者不死心，一直試著想從不同的角度和縫隙，看能不能拍到一點急診室裡面的情形。劉主任特別再叮囑同仁注意病人隱私，並且也想了像這樣可能是食物中毒的現象，學校那邊雖然已經通知了教育局，可是醫院這邊還是有其他通報的事項要進行，後續有很多調查的工作都要立刻展開，因此趕緊交代總醫師進行通報的工作。還好學生們的症狀都不嚴重，在急診室觀察一陣子之後，也都陸續的離開，大大醫院急診室才慢慢的恢復了平靜。

問題討論

1. 如果你遇到了急診室來了食品中毒的病人，你要怎麼辦？
2. 醫院遇到食品中毒的病人需要向主管機關通報嗎？所謂的主管機關是誰？
3. 案例中的學校校長如果希望你不要通報該怎麼辦？
4. 你在急診室遇到記者要採訪這個事件該怎麼辦？
5. 你們醫院裡面誰可以協助食品中毒通報？
6. 你們醫院裡面誰可以協助安排記者採訪？

參考法規

食品安全衛生管理法（民國108年6月12日總統令修正公布）

第 6 條　各級主管機關應設立通報系統，劃分食品引起或感染症中毒，由衛生福利部食品藥物管理署或衛生福利部疾病管制署主管之，蒐集並受理疑似食品中毒事件之通報。

醫療機構診治病人時發現有疑似食品中毒之情形，應於二十四小時內向當地主管機關報告。

醫療機構接受媒體採訪注意事項（民國90年11月1日行政院衛生署公告）

一、爲保障病人隱私與就醫權益，兼顧媒體採訪需求，特訂定本注意事項。

二、醫療機構應依法令規定，致力保護病人隱私，不得無故洩漏。

三、醫療機構應禁止訪客拍攝病人；對採訪媒體應告知不得於醫療機構任意採訪或拍攝病人。

四、醫療機構接受採訪時，應考慮對病人的病情及權益，不得藉採訪宣傳醫療業務，招徠病人。

五、接受採訪，如有揭露病人身分之虞或需安排病人接受採訪，應先徵得病人同意。對未成年人或禁治產人，並應徵得其法定代理人同意。對意識障礙或精神耗弱之病人，應徵得其配偶或家屬之同意。

六、徵詢病人同意時，宜指派社會工作人員或相關人員，告知採訪相關事項，並應明確告知病人有拒絕之權利。病人如同意時，應派人協助接受採訪；病人如拒絕時，應尊重其意願。

七、對於未成年人、精神疾病病人、性侵害及家庭暴力受害人，應依相關法律規定予以特別保護。

八、醫療機構接受採訪，應以不影響醫療作業、醫療安全或安寧秩序爲原則；並宜規劃採訪區、攝影點及採訪動線，派人維持秩序。手術室、加護病房、產房、急診室、燒燙傷中心、隔離病房、門診診察室與病房，於施行醫療作業時，不宜開放採訪，對涉及暴露病人生理隱私之畫面，並應禁止拍攝。

九、非經病人同意，不得提供其肖像、人身或生理特徵相關畫面或場景，並應隔離血腥、暴露或屍體等畫面。

十、遇有重大災害或大量傷患，應彙整傷患名單、傷亡狀況及救治情形，指派專人以定點記者會方式，對外公布說明。

十一、醫療機構平時應先訂定接受採訪作業流程，並應督導所屬人員遵守本注意事項。

參考文獻

1. 李根永、邱錦添（2017）。《食品安全衛生管理法之理論與實務》（三版）。臺北：元照。

Chapter 15
健康食品管理法

第一節　何謂健康食品？

案　例

【本報記者芝芝報導】

因為現在社會大衆越來越重視所謂「養生」的觀念，因此對於健康食品的需求也是越來越大。為了因應民衆的需求，越來越多的的食品廠商莫不爭相投入金錢與人力來研究健康食品。

現在只要媒體報導某種食品具有什麼樣的效果，許多民衆就會爭先恐後的去購買，也不先求證是否真有其事，有些民衆在不經求證的情況下買回來的食品，甚至還對身體造成了一些損害。

有些商家就利用社會大衆的這種心態，常常宣稱他們的食品含有某些成分，所以可以預防疾病或是可以達到例如減肥、美白或甚至可以治病的功能，來達成增加銷售量的目的。

一個合法的健康食品在通過認證時是需要很多工夫的，需要經過安全以及保健功能等的測試，廠商必須提出許多人體以及動物試驗的結果或是文獻來加以佐證，才可以得到健康食品的認證許可，因此民衆在購買時，可注意是否有認證許可，以避免買到不合法的健康食品。

不過，現在這些電視平面廣告充斥著不知到底是不是合法的廣告，民衆應該如何判斷哪些是所謂的健康食品，而哪些又不是呢？

其實，根據1999年實施的健康食品管理法的規定，所謂的健康食品是指「提供特殊營養素或具有特定之保健功效，特別加以標示或廣告，而非以治療、矯正人類疾病為目的之食品」。不過，自從實施以來，因為科學上或國際間並沒有公認的特殊營養素定義，在取締時很困擾，行政院決定修法將健康食品的定義改為：「具有保健功效食品，且須經中央主管機關公告者」。

健康食品，簡單的來說，就只是一種吃了可能可以降低疾病發生率或是增進身體健康的食品而已。健康食品應該只能是單純的以保健功能為主的「食品」，並不是可以治病的「藥品」，一個合格的健康食品是不可以宣稱其療效的。例如，如果上面的標示宣稱吃了之後，可以降低某些疾病的發生率，這樣是可以的；但是如果直接宣稱吃了之後，可以治療某某疾病、這樣就不是也不該屬於健康食品的範圍。所以，坊間那些宣稱可以治病、減肥等的健康食品都是不合法的。

民衆在碰到了現在醫學無法治療的疾病時，都將希望寄託於許多的健康食品。但是健康食品不是萬能的，它既不是仙丹也根本不是藥，對於治病的功效並不會比藥物好。所以民衆在生病的時候，應該還是先求助於醫師，不要把健康食品當藥吃。

問題討論

1. 你覺得有沒有所謂的「特殊營養素」？
2. 何謂「保健功效」？
3. 可以治療和矯正人類疾病的東西不是健康食品，是什麼？
4. 要符合健康食品的規定，必須經過保健功效評估和安全評估，這兩者差異何在？
5. 醫師可不可以向病人推薦健康食品？
6. 你會不會向病人推薦健康食品？

參考法規

健康食品管理法（民國109年1月15日總統令修正公布）

第 2 條 本法所稱健康食品，指具有保健功效，並標示或廣告其具該功效之食品。

本法所稱之保健功效，係指增進民眾健康、減少疾病危害風險，且具有實質科學證據之功效，非屬治療、矯正人類疾病之醫療效能，並經中央主管機關公告者。

第 3 條 依本法之規定申請查驗登記之健康食品，符合下列條件之一者，應發給健康食品許可證：

一、經科學化之安全及保健功效評估試驗，證明無害人體健康，且成分具有明確保健功效；其保健功效成分依現有技術無法確定者，得依申請人所列舉具該保健功效之各項原料及佐證文獻，由中央主管機關評估認定之。

二、成分符合中央主管機關所定之健康食品規格標準。

第一項健康食品安全評估方法、保健功效評估方法及規格標準，由中央主管機關定之。中央主管機關未定之保健功效評估方法，得由學術研究單位提出，並經中央主管機關審查認可。

第 4 條 健康食品之保健功效，應以下列方式之一表達：

一、如攝取某項健康食品後，可補充人體缺乏之營養素時，宣稱該食品具有預防或改善與該營養素相關疾病之功效。

二、敘述攝取某種健康食品後，其中特定營養素、特定成分或該食品對人體生理結構或生理機能之影響。

三、提出科學證據，以支持該健康食品維持或影響人體生理結構或生理機能之說法。

四、敘述攝取某種健康食品後的一般性好處。

參考文獻

1. 蘇秀慧（2004/5/6）。健康食品定義放寬，以具保健功效取代提供特殊營養素，健康食品管理法修正草案通過，超過許可範圍，製造或輸入業者應通知下游業者，收回市售品。《民生報》，A4版。
2. 蔡慧貞（2004/5/6）。健康食品誇大療效，連續罰。《中國時報》，社會綜合。

第二節　食品、健康食品和藥品的廣告問題

案　例

【本報記者芝芝報導】

「蜂蜜柚子茶醬，有預防感冒作用……；天然纖維錠，可以增強免疫力、減肥、排除宿便……；蟲草蜜會補肺、益腎、止咳化痰……。」看到有這麼多神奇的效果，您是不是也怦然心動？

現在在許多的有線電視、購物頻道或是報章雜誌等平面媒體，都可以輕易看到許多健康食品的廣告，不論是強身健體或是減肥美白，全都琳琅滿目、五花八門。而許多民眾看到廣告之後很容易被廣告中那些聳動的文字以及驚人的效果所折服，因而跑去購買。但是，市面上這些健康食品廣告其實有很多是不合法的，為什麼呢？

「健康食品管理法」自1999年實施，未經過衛生福利部審查核准，不得以健康食品名義販售。根據健康食品管理法的規定，只要涉及健康食品的範疇，如果要廣告的話，是不可以有宣傳療效的內容出現的，因為健康食品應是屬於「食品」，而非「藥品」，所以不得有任何涉及效能的內容出現。拿這幾年最熱門的減肥食品來說，減肥類的健康食品廣告常常會出現一些人宣稱服用了該項食品而達到的瘦身目的，即使該項

產品屬實，真的會有瘦身的功能出現，只要涉及療效的部分，宣稱可以減肥，或是其他宣稱可以治癌等的食品，都是違法的。而廣告當然也不可以有不實或是誇大的內容出現。

有鑑於市面上誇大不實的健康食品廣告非常氾濫，行政院院會通過「健康食品管理法修正草案」，將對違法的業者處以新臺幣十萬元以上、二百萬元以下的罰鍰，還可以按次連續處罰到停止廣告為止。

有些人認為衛生福利部的罰鍰其實是很輕微的懲罰，跟健康食品廣大的商機以及豐厚的利潤相比，對於這些業者來說根本是不痛不癢，對於抑止這些不肖廣告的氾濫，沒有太大的幫助。對於這些質疑點，衛生福利部也加以回應，表示雖然罰鍰的金額不是極為巨大，但是對於違規的廣告，衛生福利部是可以處以連續罰鍰的，一定會罰到業者改進為止。

即使如此，有些人還是認為，唯有禁止違法的產品不得廣告以及下架不得販賣，才可以達到嚇阻那些不肖廠商的目的，不然廠商只要撤換被罰的廣告，再重新換一個廣告，或是在廣告中避免使用太明顯的字眼，即可歸避衛生福利部的處罰。更何況坊間一堆健康食品廣告，衛生福利部是無法一一檢查與監管的。不過衛生福利部也有相關健康食品管理法的因應子法，如「舉發或緝獲違反健康食品管理法案件獎勵辦法」，依據獎勵辦法規定，舉發違法健康食品廣告屬實，會核發罰鍰額度5%的獎金給舉發人作為獎勵，以達到鼓勵舉發違法的目的。

問題討論

1. 何謂「藥食同源」？你同意嗎？
2. 食品、健康食品、藥品的界限在哪裡？
3. 食品、健康食品、藥品的主管機關是誰？
4. 食品、健康食品、藥品哪一個可以廣告？
5. 食品、健康食品、藥品的廣告需不需要先送主管機關核准？

6. 食品、健康食品、藥品的廣告如果需要事先送主管機關審查，有沒有侵犯憲法保障的言論自由？
7. 什麼樣的食品廣告用語會有混淆爲藥品或是健康食品之嫌？
8. 什麼樣的健康食品廣告用語會有混淆爲藥品之嫌？
9. 我國食品廣告及標示管理主要分爲三種層次：㈠涉及醫藥效能的詞句。㈡涉及虛僞或易生誤解的詞句。㈢未涉及誇張、易生誤解或醫療效能的詞句。你覺得這樣的分野定義清楚嗎？
10. 你還看過哪些不良的食品的廣告？

參考法規

健康食品管理法（民國109年1月15日總統令修正公布）

第 6 條 食品非依本法之規定，不得標示或廣告爲健康食品。

食品標示或廣告提供特殊營養素或具有特定保健功效者，應依本法之規定辦理之。

第 14 條 健康食品之標示或廣告不得有虛僞不實、誇張之內容，其宣稱之保健效能不得超過許可範圍，並應依中央主管機關查驗登記之內容。

健康食品之標示或廣告，不得涉及醫療效能之內容。

第 24 條 健康食品業者違反第十四條規定者，主管機關應爲下列之處分：

一、違反第一項規定者，處新臺幣十萬元以上五十萬元以下罰鍰。

二、違反第二項規定者，處新臺幣四十萬元以上二百萬元以下罰鍰。

三、前二款之罰鍰，應按次連續處罰至違規廣告停止刊播爲止；情節重大者，並應廢止其健康食品之許可證。

四、經依前三款規定處罰，於一年內再次違反者，並應廢止其營業或工廠登記證照。

傳播業者違反第十五條第二項規定者，處新臺幣六萬元以上三十萬元以下罰鍰，並應按次連續處罰。

主管機關為第一項處分同時，應函知傳播業者及直轄市、縣（市）新聞主管機關。傳播業者自收文之次日起，應即停止刊播。

傳播業者刊播違反第十五條第一項規定之廣告，或未依前項規定，繼續刊播違反第十四條規定之廣告者，直轄市、縣（市）政府應處新臺幣十二萬元以上六十萬元以下罰鍰，並應按次連續處罰。

舉發或緝獲違反健康食品管理法案件獎勵辦法（民國88年7月6日行政院衛生署令訂定發布）

第 4 條 因舉發而查獲違反本法規定者，依查獲案件所處罰金或罰鍰額度之百分之五核發獎金予舉發人，予以獎勵。

前項獎金，由各級衛生主管機關編列預算支應。

藥事法（民國107年1月31日總統令修正公布）

第 65 條 非藥商不得為藥物廣告。

第 66 條 藥商刊播藥物廣告時，應於刊播前將所有文字、圖畫或言詞，申請中央或直轄市衛生主管機關核准，並向傳播業者送驗核准文件。原核准機關發現已核准之藥物廣告內容或刊播方式危害民眾健康或有重大危害之虞時，應令藥商立即停止刊播並限期改善，屆期未改善者，廢止之。

藥物廣告在核准登載、刊播期間不得變更原核准事項。

傳播業者不得刊播未經中央或直轄市衛生主管機關核准、與核准事項不符、已廢止或經令立即停止刊播並限期改善而尚未改善之藥物廣告。

接受委託刊播之傳播業者，應自廣告之日起六個月，保存委託刊播廣告者之姓名（法人或團體名稱）、身分證或事業登記證字號、住居所（事務所或營業所）及電話等資料，且於主管機關要求提供時，不得規避、妨礙或拒絕。

第 66-1 條 藥物廣告，經中央或直轄市衛生主管機關核准者，其有效期間爲一年，自核發證明文件之日起算。期滿仍需繼續廣告者，得申請原核准之衛生主管機關核定展延之；每次展延之期間，不得超過一年。

前項有效期間，應記明於核准該廣告之證明文件。

第 67 條 須由醫師處方或經中央衛生主管機關公告指定之藥物，其廣告以登載於學術性醫療刊物爲限。

第 68 條 藥物廣告不得以下列方式爲之：

一、假借他人名義爲宣傳者。

二、利用書刊資料保證其效能或性能。

三、藉採訪或報導爲宣傳。

四、以其他不正當方式爲宣傳。

第 69 條 非本法所稱之藥物，不得爲醫療效能之標示或宣傳。

第 70 條 採訪、報導或宣傳，其內容暗示或影射醫療效能者，視爲藥物廣告。

食品安全衛生管理法（民國108年6月12日總統令修正公布）

第 28 條 食品、食品添加物、食品用洗潔劑及經中央主管機關公告之食品器具、食品容器或包裝，其標示、宣傳或廣告，不得有不實、誇張或易生誤解之情形。

食品不得爲醫療效能之標示、宣傳或廣告。

中央主管機關對於特殊營養食品、易導致慢性病或不適合兒童及特殊需求者長期食用之食品，得限制其促銷或廣告；其食品之項目、促銷或廣告之限制與停止刊播及其他應遵行事項之辦法，由中央主管機關定之。

第一項不實、誇張或易生誤解與第二項醫療效能之認定基準、宣傳或廣告之內容、方式及其他應遵行事項之準則，由中央主管機關定之。

食品及相關產品標示宣傳廣告涉及不實誇張易生誤解或醫療效能認定準則（民國110年5月24日衛生福利部修正發布）

第 1 條 本準則依食品安全衛生管理法（以下簡稱本法）第二十八條第四項規定訂定之。

第 4 條 本法第二十八條第一項食品及相關產品之標示、宣傳或廣告，表述內容有下列情形之一者，認定爲涉及不實、誇張或易生誤解：

一、與事實不符。

二、無證據，或證據不足以佐證。

三、涉及維持或改變人體器官、組織、生理或外觀之功能。

四、引用機關公文書字號或類似意義詞句。但依法令規定應標示之核准公文書字號，不在此限。

食品以「健康」字樣爲品名之一部分者，認定該品名爲易生誤解。但取得許可之健康食品，不在此限。

食品之標示、宣傳或廣告內容，得使用附件一所列通常可使用之詞句，或附件二所列營養素或特定成分之生理功能詞句；上開詞句，均不認定爲涉及不實、誇張或易生誤解。

附件一

規定
通常得使用之詞句或類似之詞句： 一、幫助牙齒骨骼正常發育。 二、幫助消化。 三、幫助維持消化道機能。 四、改變細菌叢生態。 五、使排便順暢。

六、調整體質。 七、調節生理機能。 八、滋補強身。 九、增強體力。 十、精神旺盛。 十一、養顏美容。 十二、幫助入睡。 十三、營養補給。 十四、健康維持。 十五、青春美麗。 十六、產前產後或病後之補養。 十七、促進新陳代謝。 十八、清涼解渴。 十九、生津止渴。 二十、促進食慾。 二十一、開胃。 二十二、退火。 二十三、降火氣。 二十四、使口氣芬芳。 二十五、促進唾液分泌。 二十六、潤喉。 二十七、生津解渴。

附件二

營養素或特定成分	得敘述之生理功能詞句或類似詞句
維生素A或 β-胡蘿蔔素	一、有助於維持在暗處的視覺。 二、增進皮膚與黏膜的健康。 三、幫助牙齒和骨骼的發育與生長。
維生素D	一、增進鈣吸收。 二、幫助骨骼與牙齒的生長發育。 三、促進釋放骨鈣，以維持血鈣平衡。 四、有助於維持神經、肌肉的正常生理。
維生素E	一、減少不飽和脂肪酸的氧化。 二、有助於維持細胞膜的完整性。 三、具抗氧化作用。 四、增進皮膚與血球的健康。 五、有助於減少自由基的產生。

營養素或特定成分	得敘述之生理功能詞句或類似詞句
維生素K	一、有助血液正常的凝固功能。 二、促進骨質的鈣化。 三、活化肝臟與血液中的凝血蛋白質。
維生素C	一、促進膠原蛋白的形成，有助於傷口癒合。 二、有助於維持細胞排列的緊密性。 三、增進體內結締組織、骨骼及牙齒的生長。 四、促進鐵的吸收。 五、具抗氧化作用。 六、有助於維持牙齦與皮膚的正常功能。
維生素B1	一、有助於維持能量正常代謝。 二、幫助維持皮膚、心臟及神經系統的正常功能。 三、有助於維持正常的食慾。
維生素B2	一、有助於維持能量正常代謝。 二、有助於維持皮膚的健康。
菸鹼素	一、有助於維持能量正常代謝。 二、增進皮膚、神經系統、黏膜及消化系統的健康。
維生素B6	一、有助於維持胺基酸正常代謝。 二、有助於紅血球中紫質的形成。 三、幫助色胺酸轉變成菸鹼素。 四、有助於紅血球維持正常型態。 五、增進神經系統的健康。
葉酸	一、有助於紅血球的形成。 二、有助於核酸與核蛋白的形成。 三、有助胎兒的正常發育與生長。
維生素B12	一、有助於紅血球的形成。 二、增進神經系統的健康。
生物素	一、有助於維持能量與胺基酸的正常代謝。 二、有助於脂肪與肝醣的合成。 三、有助於嘌呤的合成。 四、增進皮膚和黏膜的健康。
泛酸	一、有助於維持能量正常代謝。 二、增進皮膚和黏膜的健康。 三、有助於體脂肪、膽固醇的合成及胺基酸的代謝。

營養素或特定成分	得敘述之生理功能詞句或類似詞句
鈣	一、有助於維持骨骼與牙齒的正常發育及健康。 二、幫助血液正常的凝固功能。 三、有助於肌肉與心臟的正常收縮及神經的感應性。 四、活化凝血酶元轉變爲凝血酶，幫助血液凝固。 五、調控細胞的通透性。
鐵	一、有助於正常紅血球的形成。 二、構成血紅素與肌紅素的重要成分。 三、有助於氧氣的輸送與利用。
碘	一、合成甲狀腺激素的主要成分。 二、有助於維持正常生長、發育、神經肌肉的功能。 三、調節細胞的氧化作用。 四、有助於維持甲狀腺激素的正常分泌。 五、有助於維持正常基礎代謝。
鎂	一、有助於骨骼與牙齒的正常發育。 二、有助於維持醣類的正常代謝。 三、有助於心臟、肌肉及神經的正常功能。 四、有助於身體正常代謝。
鋅	一、爲胰島素及多種酵素的成分。 二、有助於維持能量、醣類、蛋白質與核酸的正常代謝。 三、增進皮膚健康。 四、有助於維持正常味覺與食慾。 五、有助於維持生長發育與生殖機能。 六、有助於皮膚組織蛋白質的合成。
鉻	有助於維持醣類正常代謝。
蛋白質	一、人體細胞、組織、器官的主要構成物質。 二、幫助生長發育。 三、有助於組織的修復。 四、爲肌肉合成的來源之一。 五、可用於肌肉生長。
膳食纖維	一、可促進腸道蠕動。 二、增加飽足感。 三、使糞便比較柔軟而易於排出。 四、膳食中有適量的膳食纖維時，可增加糞便量。

營養素或特定成分	得敘述之生理功能詞句或類似詞句
註一：營養素「含量」應符合「包裝食品營養宣稱應遵行事項」及「包裝維生素礦物質類之錠狀膠囊狀食品營養標示應遵行事項」之規定，方得標示、宣傳或廣告其可敘述之生理功能詞句。 註二：鉻每日最低攝取量需達6μg，方得標示、宣傳或廣告其可敘述之生理功能詞句。 註三：營養素或特定成分可敘述之生理功能詞句用於標示、宣傳或廣告時，應敘明其係屬各該營養素或特定成分之生理功能。	

大法官會議解釋釋字第414號

藥物廣告係爲獲得財產而從事之經濟活動，涉及財產權之保障，並具商業上意見表達之性質，惟因與國民健康有重大關係，基於公共利益之維護，應受較嚴格之規範。藥事法第六十六條第一項規定：藥商刊播藥物廣告時，應於刊播前將所有文字、圖畫或言詞，申請省（市）衛生主管機關核准，指在確保藥物廣告之眞實，維護國民健康，爲增進公共利益所必要，與憲法第十一條及第十五條尙屬相符。又藥事法施行細則第四十七條第二款規定：藥物廣告之內容，利用容器包裝換獎或使用獎勵方法，有助長濫用藥物之虞者，主管機關應予刪除或不予核准，係依藥事法第一百零五條之授權，就同法第六十六條相關事宜爲具體之規定，符合立法意旨，並未逾越母法之授權範圍，與憲法亦無牴觸。

參考文獻

1. 張文（1999/7/2）。健康食品禁止宣傳療效。《中國時報》。
2. 楊昇儒、李濠仲（2004/5/5）。不實食品廣告，可罰百萬，不得涉醫藥效能，否則可連續罰到停播。《聯合晚報》，8版。
3. 邱清華（2002）。兩岸食品衛生法之比較——以消費者保護觀點評論。《醫事法學》，第10卷第1期：頁6～8。
4. 朱懷祖（1999）。《食品藥物與消費者保護》。臺北：五南。

國家圖書館出版品預行編目資料

臨床案例醫療法律／楊哲銘著. -- 九版.
-- 臺北市：五南圖書出版股份有限公司,
2024.03
面；　公分

ISBN 978-626-393-047-6（平裝）

1.CST: 醫事法規　2.CST: 藥事法規

412.21　　113001356

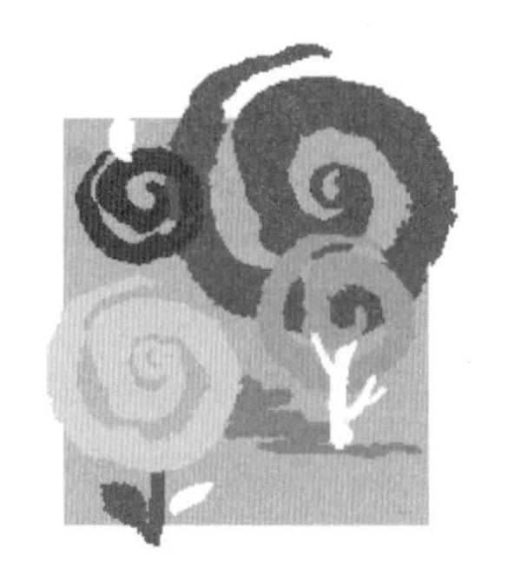

1UA9

臨床案例醫療法律

編 著 者 — 楊哲銘(314.3)
發 行 人 — 楊榮川
總 經 理 — 楊士清
總 編 輯 — 楊秀麗
副總編輯 — 劉靜芬
責任編輯 — 呂伊真、林佳瑩
封面設計 — P.Design視覺企劃、封怡彤
出 版 者 — 五南圖書出版股份有限公司
地　　址：106台北市大安區和平東路二段339號4樓
電　　話：(02)2705-5066　　傳　　真：(02)2706-6100
網　　址：https://www.wunan.com.tw
電子郵件：wunan@wunan.com.tw
劃撥帳號：01068953
戶　　名：五南圖書出版股份有限公司

法律顧問　林勝安律師

出版日期　2005年10月初版一刷
2007年 4 月二版一刷
2009年 2 月三版一刷
2010年 6 月四版一刷
2012年 1 月五版一刷
2014年 1 月六版一刷
2015年 9 月七版一刷
2020年 2 月八版一刷
2024年 3 月九版一刷

定　　價　新臺幣500元